# Introduction to Medical Imaging

## Physics, Engineering and Clinical Applications

Nadine Barrie Smith
*Pennsylvania State University*

Andrew Webb
*Leiden University Medical Center*

Introduction to Medical Imaging
Physics, Engineering and Clinical Applications
by Nadine Barrie Smith, Andrew Webb

CAMBRIDGE TEXTS IN
BIOMEDICAL
ENGINEERING

Introduction to Medical Imaging

Physics, Engineering and Clinical Applications

# 의료영상학입문


Nadine Barrie Smith / Andrew Webb 지음

구치완 · 윤의철 · 임창환 · 정영진 · 최호종 · 허윤석 옮김


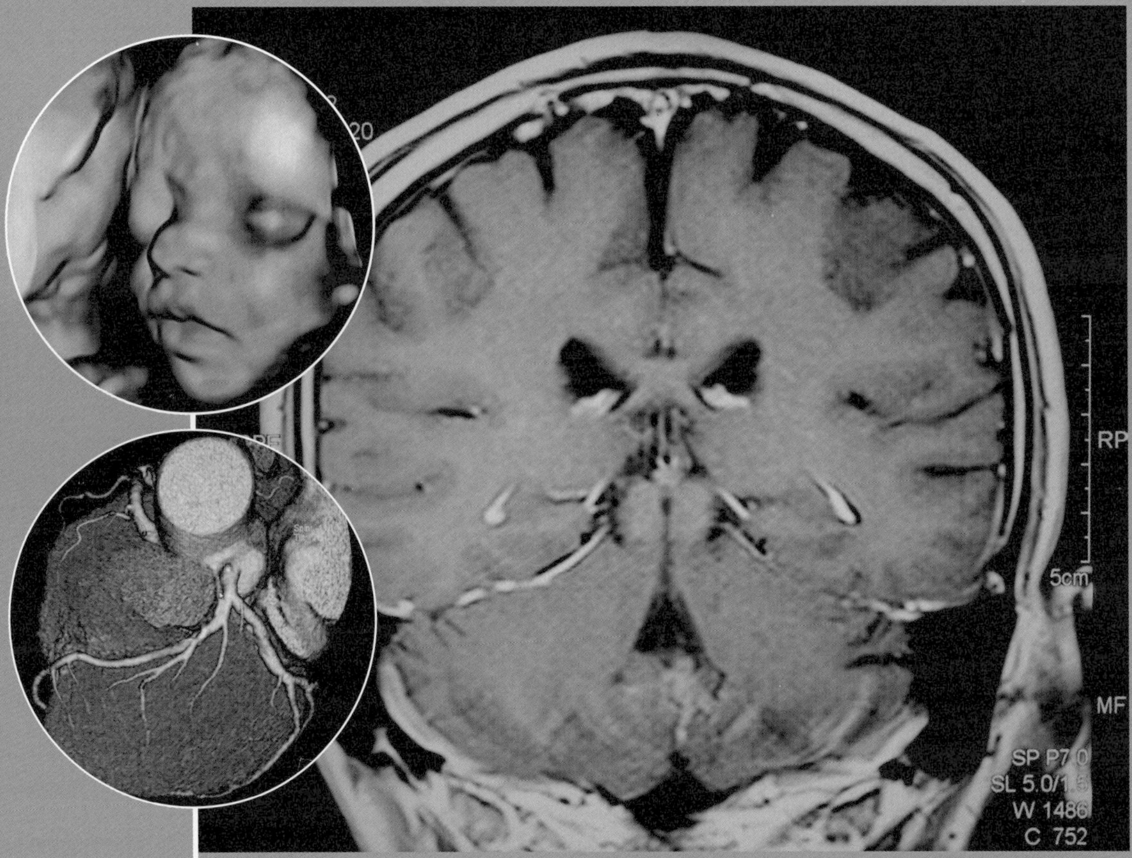



한티미디어

**역 자**

| | | | |
|---|---|---|---|
| **구치완** | 한밭대학교 | 전자·제어공학과 | cwankoo@hanbat.ac.kr |
| **윤의철** | 대구가톨릭대학교 | 의공학과 | yoonuc@cu.ac.kr |
| **임창환** | 한양대학교 | 전기생체공학부 | ich@hanyang.ac.kr |
| **정영진** | 동서대학교 | 방사선학과 | microbme@dongseo.ac.kr |
| **최호종** | 금오공과대학교 | 메디컬IT융합공학과 | hojongch@kumoh.ac.kr |
| **허윤석** | 계명대학교 | 의용공학과 | yunsheo@kmu.ac.kr |


# 의료영상학입문

**발행일** 2018년 3월 2일
**지은이** Nadine Barrie Smith, Andrew Webb
**옮긴이** 구치완 윤의철 임창환 정영진 최호종 허윤석
**펴낸이** 김준호
**펴낸곳** 한티미디어 | 서울시 마포구 연남로 1길 67 1F.
**등 록** 제15-571호 2006년 5월 15일
**전 화** 02)332-7993~4 | 팩스 02)332-7995
**ISBN** 978-89-6421-329-2 (93510)
**정 가** 35,000원

**마케팅** 박재인 최상욱 김원국
**편 집** 하상희 박새롬 김현경
**관 리** 김지영
**인 쇄** 갑우문화사

이 책에 대한 의견이나 잘못된 내용에 대한 수정정보는 한티미디어 홈페이지나 이메일로 알려주십시오.
독자님의 의견을 충분히 반영하도록 늘 노력하겠습니다.
홈페이지 www.hanteemedia.co.kr | 이메일 hantee@hanteemedia.co.kr

# 역자 서문

인간의 삶의 질 향상을 추구하는 의료 산업에서 비침습적인 방식으로 인체의 내부를 볼 수 있는 의료 영상 기기는 질병의 진단 및 치료를 목적으로 널리 보급되고 빈번히 임상에 활용되는 핵심 장비로서, 그 중요성은 따로 설명하지 않아도 될 정도이다. 또한 치료보다 조기 진단의 중요성이 강조되는 추세에서, 정확한 생체 정보를 줄 수 있는 새로운 의료 영상 기술들을 개발하기 위해, 전기전자공학, 기계공학, 재료공학, 바이오공학 등의 여러 기술들을 융합하는 노력이 가속화되고 있다. 이러한 최첨단 의료 영상 기술을 개발하기 위해서는, 의료 영상 기법의 기초적인 지식들과 의료 영상 장치들의 동작 원리를 정확히 습득하고, 영상을 얻을 때까지의 모든 과정의 이해가 필요하다.

의료 영상 기술들을 통합적으로 제공하는 교재가 많지 않았는데, 본 교재는 저자들이 언급한 것처럼 학부생과 대학원생을 대상으로, 기본 이론 및 기기·장치 구조를 한 학기 동안 가르칠 수 있는 좋은 교재라 생각한다. 일반적인 의료 영상의 특징, 영상의 재구성 방법뿐 아니라 엑스선, CT, PET, 핵의학, 초음파 및 자기공명영상(MRI)에 대한 기본 지식들이 잘 정리되어 있어서, 학생들이 학습하는 데 큰 어려움이 없도록 구성되어 있다.

각 영상 기법을 전공한 교수들이 번역에 참여하였고, 교재에서 사용된 영단어는 대한의학용어사전에 기재된 우리말로 번역하였다. 한글 용어 선정에서 미비한 점이 있다면 양해를 구하며, 각 분야 현장의 요구에 맞게 수정해 나갈 것이다. 부디 본 교재가 의료 영상 개론을 공부하는 학생들 및 다른 많은 독자 분들에게 도움이 되길 바라며, 출판을 위해 노고를 아끼지 않으신 한티미디어 출판사 직원 여러분과 관계자 여러분께 감사를 전한다.

역자 일동

# 저자 서문

엑스선, CT, PET, 핵의학, 초음파 및 MRI의 기초를 다루는 이 교과서는 학부 고학년 및 대학원생에게 의료 영상에 대해 광범위한 소개를 제공한다. 예제 이외에도 130개가 넘는 연습문제가 포함되어 있어서, 학생들이 이론을 습득할 수 있도록 도와줄 뿐만 아니라 어려운 문제를 해결하는 데 필요한 도구를 제공한다. 기본 이론, 기기 장치 및 최첨단 기술과 응용 분야가 다루어지며, 컴퓨터 단층 촬영(computed tomography, CT)/양전자 방사 단층 촬영(positron emission tomography, PET), 다중 슬라이스 CT, 4차원 초음파 및 병렬 영상 MR 기술 등 최근 개발 상황을 최신 정보로 제공한다. 물리학 및 공학 지식을 의학에 실제로 적용한 임상 사례들이 소개된다. 마지막으로 전문 문서, 최근 리뷰 기사 및 관련 과학 저널에 대한 유용한 참고문헌이 각 장의 끝에 제공되므로, 의료 영상 과목의 한 학기 코스로 이상적인 교과서가 될 것이다.

**Nadine Barrie Smith**는 Pennsylvania State University의 의공학과(Bioengineering Department) 교수이자 초음파 대학원 프로그램(Graduate Program in Acoustics)을 담당하는 교수이다. 그녀는 또한 Leiden University Medical Center의 방문 교수이다. IEEE학회(Institute of Electrical and Electronics Engineers) 및 미국초음파학회(American Institute of Ultrasound in Medicine)의 시니어 멤버이며, 초음파학회에서는 생체 영향 및 기술 표준 위원회에 소속되어 있다. 그녀의 현재 연구 주제는 초음파 변환기 설계, 초음파 영상 및 초음파 치료 적용이다. 지난 10년 동안 학부생을 대상으로 의료 영상 수업을 해왔고, 대학원생을 대상으로 초음파 영상을 강의하고 있다.

**Andrew Webb**은 Leiden University Medical Center의 영상의학과(Radiology) 교수이며, C.J. Gorter High Field Magnetic Resonance Imaging Center의 센터장이다. 그는 IEEE학회의 시니어 멤버이며, 미국의생공학회(American Institute of Medical and Biological Engineering)의 펠로우이다. 연구 주제는 고 자기장 MRI(high field magnetic resonance imaging)와 관련된 많은 분야이며, 지난 15년간 미국 내외에서 대학원생과 학부생을 대상으로 의료 영상 강의를 하고 있다.

Introduction to Medical Imaging

# 차 례



## 1 일반적인 영상 특성, 데이터 획득과 영상 재구성

## 2 엑스선 평면 방사선 촬영과 전산화 단층 촬영

## 3 핵의학: 평면 섬광촬영, SPECT 그리고 PET/CT

# 5 자기공명영상(MRI)

# 1 일반적인 영상 특성, 데이터 획득과 영상 재구성

## 1.1 서론

의사들은 의료 영상을 통해 환자가 가진 질병의 다양한 징후를 발견하고자 한다. 이러한 징후들은 인체 조직의 형태 변화를 통해 관찰할 수 있다. 예를 들면, 특정 조직의 비정상적인 확대 및 축소, 정상 조직과 비교했을 때 비정상적인 영상 농도의 차이, 혹은 정상일 때 볼 수 없는 형상(병변)의 발견 등이다. 진단용 의료 영상을 만들기 위해 다양한 영상화 기법이 사용될 수 있는데, 서로 다른 영상화 기법을 통해 획득한 관심 영역의 구조적 정보와 기능적 정보를 상호보완적으로 사용해서 종합적인 진단 영상을 만들 수 있다.

매년 의미 있는 의공학 기술의 진전은, 이 책에서 포함하고 있는 각각의 서로 다른 의료 영상화 기법들의 의료기기들의 개선을 이끌고 있다. 의료 영상의 품질을 정량적으로 평가하기 위해서 공간 분해능(spatial resolution), 신호대잡음비(signal-to-noise ratio, SNR) 그리고 대조대잡음비(contrast-to-noise ratio, CNR) 등 진단 퀄리티와 직접적으로 연관된 파라미터들을 고려해야 한다. 예를 들어, 그림 1.1(a)는 백색질 상의 아주 작은 두 개의 병변(화살표)을 포함한 자기공명영상이다. 이 영상은 두 개의 병변을 식별하기에 충분히 높은 공간 분해능을 가지고 있다. 만약 그림 1.1(b)에서와 같이 이 영상의 공간 분해능이 4배 감소한다면, 두 병변 중 더 큰 병변만이 영상에 나타난다. 기존 영상에서 신호대잡음비가 4배 감소한다면 그림 1.1(c)의 영상처럼 두 병변 중 더 밝은 병변만이 아주 미약하게 나타난다. 마지막으로 병

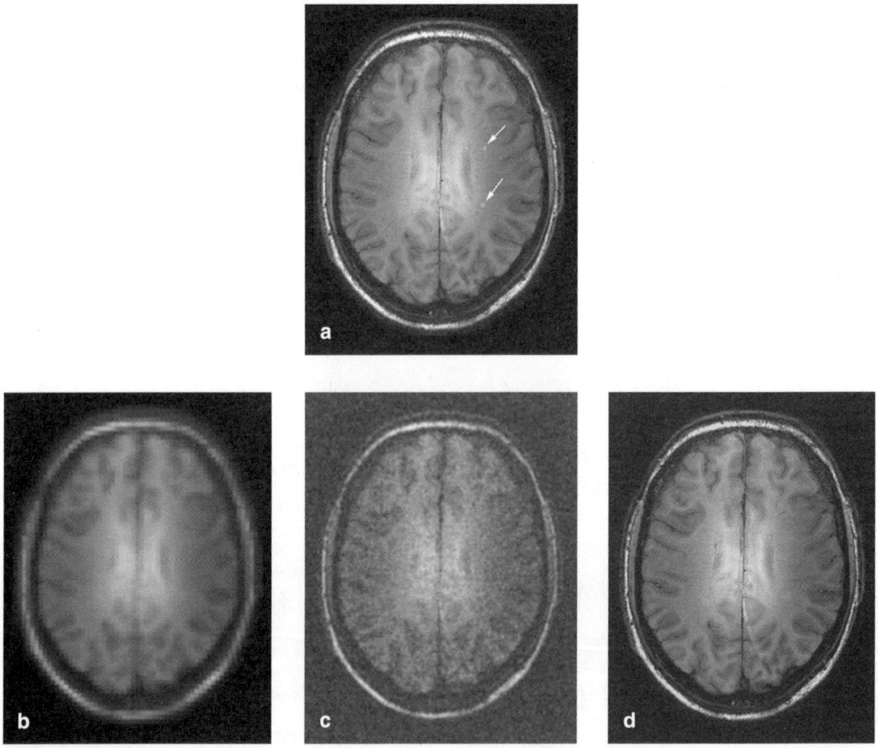


그림 1.1

(a) 두 개의 작은 백색질 병변(화살표)을 포함한 자기공명영상. 각각의 영상은 다음의 조건에 상응하여 측정되었다. 즉, (b) 공간 분해능이 4배 감소한 영상, (c) 신호대잡음비가 4배 감소한 영상, (d) 병변과 정상 조직 간의 대조대잡음비가 감소한 영상.

변 인근의 백색질과 병변 사이의 대조대잡음비가 감소한다면 그림 1.1(d)와 같이 두 개의 병변 모두를 식별할 수 없다.

이상적인 진단 영상을 획득하기 위해서는 가능한 가장 높은 신호대잡음비의 영상을 획득하는 것뿐만 아니라, 장비 설계 혹은 데이터 획득 방법의 특성에 적합한 공간 분해능, 대조대잡음비 그리고 신호대잡음비 간의 균형을 위한 신중한 파라미터 선택이 요구된다. 이 장에서는 영상의 품질을 정량적으로 평가하는 방법과 신호대잡음비, 대조대잡음비 그리고 공간 분해능 간의 균형에 대한 개요, 측정된 데이터의 디지털화(digitized), 필터링(filtered) 및 저장(stored)에 대해 다룬다. 그리고 이 장의 마지막 부분에서는 의료 영상을 재구성하기 위해 가장 중요한 두 가지 알고리즘 — 푸리에 변환(Fourier transform)과 여과후 역투영(filtered backprojection)에 대해 소개하고자 한다.

## 1.2 특이도, 민감도, 수신자 조작 특성 곡선

임상 진단의 정확도는 영상의 품질에 크게 의존하는데, 양질의 영상일수록 더 정확한 진단을 할 수 있다고 말할 수 있다. 영상화 기술 및 장비의 발전은 조기 진단이나 여러 병리학적 질환의 치료에 큰 변화를 가져왔다. 각각의 영상화 기법 및 장비의 발전은 진단의 정확성에 미치는 영향의 측면에서 신중하게 평가되어야 한다. 예를 들어, 비록 평면 엑스선 필름에서 디지털 촬영으로의 변화는 데이터 보관 및 전송 면에서 명확한 이점이 있지만, 이러한 장점이 있더라도 결과적으로 진단의 품질이 받쳐 주지 않았더라면 임상적으로 적용되지 않았을 것이다. 진단 품질의 정량적 평가는 일반적으로 아래의 예시와 같이 특이도와 민감도의 측면에서 다뤄진다.

중년의 환자 그룹이 다중 경화증의 초기 징후를 가졌는지를 판단하는 연구의 경우를 생각해 보자. 이 질병은 뇌의 백색질에 병변이 존재하는지의 여부로 특징지어질 수 있다. 건강한 사람들도 나이를 먹어감에 따라 동일한 형태의 병변을 성장시킬 수 있지만, 이 경우에는 다중 경화증 환자보다 그 병변의 수가 매우 적다. 환자를 통해 얻은 영상을 분석할 때, 방사선 전문의를 통해 도출될 수 있는 잠재적 결과는 네 가지인데, true positive (TP), true negative (TN), false positive (FP), false negative (FN) 가 있다. '양성 환자'를 '양성'으로 구분했다면, 이는 TP(true positive)라고 한다 — 의미상으로는 '진단 결과와 실제 질병의 유무가 일치함(true)과 결과를 양성(positive)으로 예측했다'는 뜻이다. '음성 환자'를 '음성'이라고 구분했다면, 이는 TN(true negative)이라고 한다. '양성'을 '음성'으로 구분했다면, 이는 FN(false negative)이 된다. '음성'을 '양성'으로 구분했다면, 이는 FP(false positive)가 된다. 이 네 가지 결과는 그림 1.2처럼 표 및 그래프로 나타낼 수 있다. 수신자 조작 특성 곡선(receiver operating characteristic curve, ROC curve)은 세로축에 true positive (TP) 비로, 가로축에 false positive (FP) 비의 값을 나타낸다(그림 1.2의 오른쪽 그래프). 실제 방사선 전문의는 어떤 환자의 진단을 위해서 어떤 기준을 사용할까? 간단한 예로, 방사선 전문의가 영상 속에서 확인 가능한 병변의 수를 헤아려서 진단한다고 가정해 보자. 영상에 나타나는 병변의 수에 따른 true positives, true negatives, false positives, false negatives의 상대적인 수는, 방사선 전문가가 다발성 경화증 환자의 진단 결정에 영향을 준다. 환자를 다발성 경화증으로 확진하게 하는 병변의 개수를 문턱값(threshold of multiple sclerosis)이라고 하면, true positive, true negative, false positive, false negative의 상대적 비율은 문턱값에 의존하여 ROC 곡선을 그리게 된다. 만약 이 문턱값이 1,000개, 즉 매우 높다면, false positive와 true positive는 나타나지 않을 것이다. 문턱값을 줄일수록 true positive는 false positive보다 더 높은 값을 띠며 증가할 것이다. 이 상태에서 문턱값을 더 줄인다면 true positive의 값과 false positive의 값은 점차적으로 동등한 비율로 증가하게 될 것이다. 그리고 문턱값이 매우 낮은 값으로 설정된다면 false positive의 값이 true positive의 값보다 곡선상에서 더 가파르게 증가할 것이다. 이러한 상관관계는 그림 1.2의 곡선으로 나타낼 수 있다.

ROC 분석에서 아래의 세 가지 측정치가 일반적으로 보고된다.

(i) *정확도* = 정확한 진단의 수(true positive + true negative)/총 진단 수

(ii) *민감도* = true positive의 수/true positive + false negative의 수(실제 질병이 있을 때 있다고 예측할 확률)

| | **Actual situation** | |
|---|---|---|
| **Diagnosis** | *Multiple sclerosis* | *Healthy* |
| *Multiple sclerosis* | True positive | False positive |
| *Healthy* | False negative | True negative |

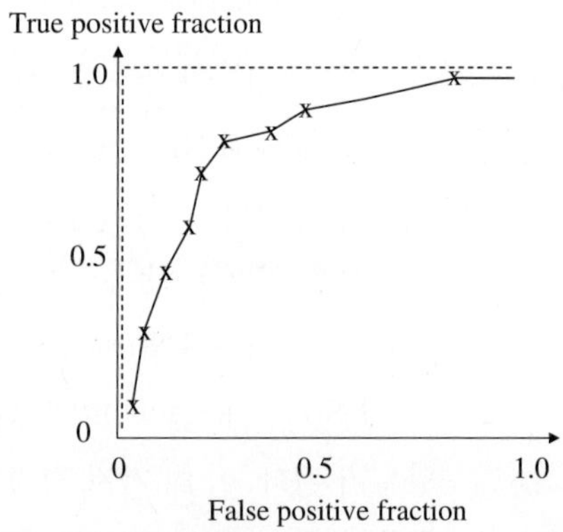


그림 1.2

수신자 조작 특성 곡선(ROC 곡선). (왼쪽) 2 × 2 표는 임상 진단의 네 가지 가능한 결과를 나타낸다. (오른쪽) 실제 ROC 곡선(실선), 이상적 ROC 곡선(점선).

(iii) *특이도* = true negative의 수/true negative + false positive의 수(실제 질병이 없을 때 없다고 예측할 확률)

임상 진단의 목적은 정확도(accuracy), 민감도(sensitivity), 특이도(specificity) 세 가지의 파라미터를 100%에 가깝게 최대화시키는 것이고, 이는 true positive fraction = 1, false positive fraction = 0에 해당하는 값이다. 이에 해당하는 ROC 곡선은 그림 1.2에 점선으로 나타나 있다. ROC 곡선이 점선과 같이 이상적인 형태에 가까워질수록 양질의 진단 정보를 정량적으로 제공함을 의미한다. 다양한 인자들이 ROC 곡선의 형태에 영향을 미칠 수 있는데, 의료 영상 분야에서 가장 중요한 고려사항은 '특정 영상화 기술을 사용하였을 때, 실제 병변 중 어느 정도가 관찰되는가'일 것이다. 영상에 나타나지 않는 병변의 수가 증가한다는 것은 결국 의료 영상으로서의 가치가 떨어짐을 의미한다. 그림 1.1에 언급했듯이 적절치 못한 SNR, CNR, 공간 분해능으로 인해 병변이 영상에서 완전히 사라질 수도 있다. 이에 따라 진단의 정확도, 민감도, 특이도가 감소하여 진단 품질 자체가 하락한다.

**예제 1.1** 진단에 사용되는 기준이 실제 건강상태와 아무런 연관성이 없다고 가정하고, 영상에 나타난 뇌 속 병변의 개수를 계수하는 방법으로 심장 질환을 진단하려고 한다. 이에 적절한 ROC 곡선을 그리시오.

**풀이** 진단에 사용되는 기준이 실제 건강상태를 나타내는 지표와는 완전히 관련이 없으므로, 사실상 뇌 속에서 발견되는 병변의 개수와는 상관이 없는 완전히 같은 비율의 true positive와 false positive를 얻을 것이다. 그러므로 ROC 곡선은 45도의 직선으로 나타난다.

## 1.3 공간 분해능

영상 시스템의 공간 분해능은 가장 작은 단위의 시각적으로 보여지는 특징이다. 더 자세히 말해서, 영상에서 서로 다른 두 개의 사물이 가장 가까운 거리에 놓여 있을 때, 이것을 한 개의 큰 사물로 잘못 나타내지 않고 두 개의 물체로 각각 나타낼 수 있는 가장 짧은 거리를 의미한다. 즉 공간 분해능이 높을수록 작은 물체를 더 정확하게 볼 수 있다. 공간 영역의 가장 일반적인 측정방법은 선확산함수(line spread function, LSF)와 점확산함수(point spread function, PSF)이다. 이 측정법들은 공간 분해능의 특징을 나타내는 데 매우 유용한 공간 주파수 영역의 변조전달함수(modulation transfer function, MTF)를 계산하는 데 사용될 수 있다. 이에 관하여 아래에 자세히 설명되어 있다.

### 1.3.1 공간 주파수

공간 주파수(spatial frequency)의 가장 친숙한 예는 안과에서 흔히 하게 되는 시력 테스트이다. 환자는 하얀 배경 위에 그려진 여러 개의 검은 선을 응시하고, 렌즈의 도수를 바꿔 가며 이 검은 선들을 분리해서 볼 수 있는지 여부를 검사한다. 그림 1.3에서와 같이 각 선들은 각각 서로 다른 선의 굵기와 간격으로 구성되어 있다. 격자무늬 선 배열의 공간 주파수는 단위거리당 선의 개수(선의 수/mm)로 측정된다. 예를 들어 공간에 200 μm 간격을 가진 선들의 공간 주파수는 5 $mm^{-1}$이다. 선들이 서로 가까워질수록 공간 주파수는 증가하는데, 높은 공간 분해능을 지닌 시스템이란 높은 공간 주파수의 선들을 개별적으로 구분해 낼 수 있음을 의미한다.

의료 영상 기법에서 다양한 인자들이 분해능에 영향을 미치는데, 단순히 두 가지 요소를 고려하여 이를 분석할 수 있다. 첫째는 영상을 획득하기 위한 장치이고 두 번째는 획득한 데이터의 양, 즉 매트릭스의 크기이다. 우리 주위에서 쉽게 볼 수 있는 디지털 카메라를 예로 들자면, 전하결합소자(charge coupled device, CCD) 검출기와 연결된 렌즈와 전자부품들은 함께 카메라 장치를 구성하고, 카메라의 화소

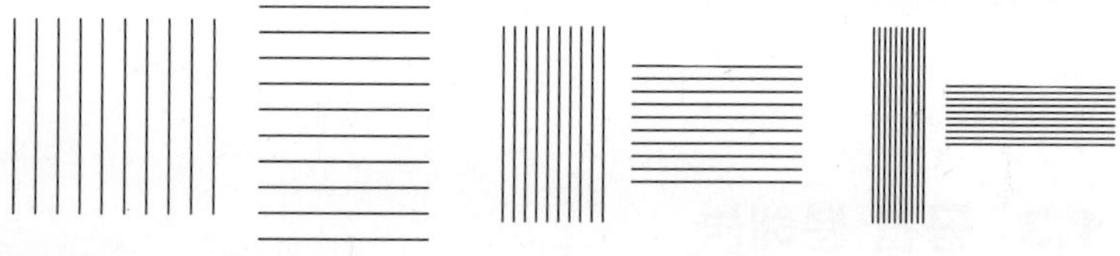

a b c

그림 1.3

(a)에서 (c)로 갈수록 공간 주파수가 증가하는 격자무늬 패턴.

는 획득할 수 있는 데이터의 양을 좌우한다. 전체 공간 분해능에 대한 각 구성요소의 상대적인 기여도는 최적의 공학설계를 위해 아주 중요한 고려사항이 된다. 렌즈의 형질이 나쁠 경우(예를 들어, 초점이 맞지 않거나, 흐려지거나, 색수차를 띨 경우) CCD로부터 측정되는 영상의 매트릭스 사이즈를 10메가픽셀(megapixel)에서 20메가픽셀로 증가시키더라도 영상의 품질 면에서 큰 이득을 기대하기 힘들다. 렌즈의 형질이 극단적으로 뛰어날 경우, 오직 1메가픽셀의 용량을 가지는 CCD를 선택하더라도, 더욱 많은 픽셀 수의 데이터를 획득함으로써 영상의 질을 개선할 수 있다.

## 1.3.2 선확산함수(LSF)

공간 분해능을 측정하는 가장 간단한 방법은 시력 테스트와 유사하다. 각각의 영상화 기법에 적합한 물질의 특정 부분을 촬영해서 얇은 선 혹은 선들의 모임을 영상화하고 이 영상의 공간 주파수를 측정한다. 이를 위해 엑스선 촬영을 위한 납 조각, 핵의학 영상화에 사용되는 얇은 방사성 튜브 혹은 초음파 스캔에 사용되는 젤 내의 얇은 선 등을 활용한다. 영상화 기술은 완벽하지 않기 때문에, 영상에는 필연적으로 약간의 흐림 현상(blurring)이 발생하며, 그에 따라 영상에 표현되는 선은 그것의 실제 물리적인 형상과 다르게 나타난다. 그림 1.4에 보이는 것처럼 흐림 현상의 정도를 LSF에 의해 수학적으로 나타낼 수 있다.

그림 1.4에서와 같이, 영상화 시스템의 LSF는 y가 수평 방향인 1차원 투영을 통

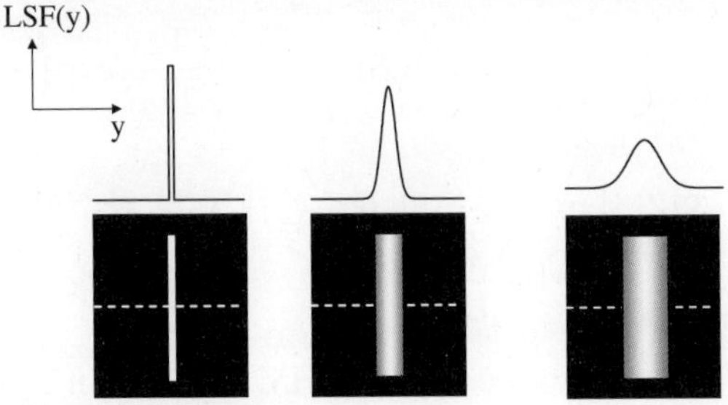


그림 1.4

선확산함수의 개념이다. 서로 다른 세 가지 영상화 시스템으로 얇은 물체를 영상화하였다. (왼쪽) 가장 선명한 LSF. (가운데) 블러 현상이 있는 넓은 LSF. (오른쪽) 블러 현상이 더 심해진 가장 넓은 LSF.

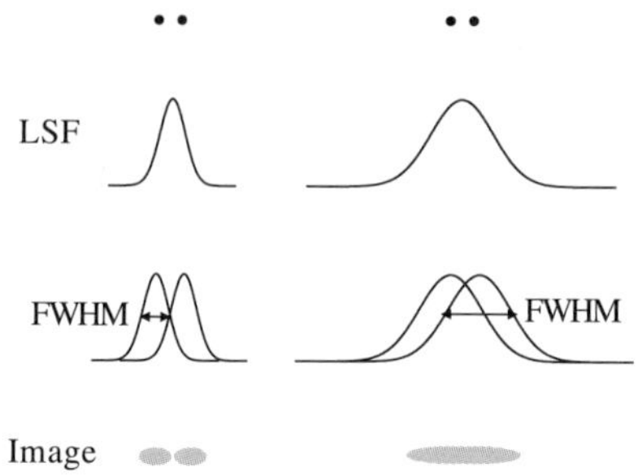


그림 1.5

좁고 넓은 선확산함수를 가진 2개의 서로 다른 시스템에서 측정된 영상 결과들. 왼쪽의 경우 2개의 작은 언덕 모양이 선확산함수 사이의 거리가 각각의 선확산함수의 FWHM보다 살짝 크기 때문에 영상에서 2개의 물체로 구분되어 나타난다. 오른쪽의 경우 선확산함수의 반치전폭이 선확산함수들 사이의 거리보다 크기 때문에, 결과적으로 영상에서 하나의 물체 영상으로 나타난다.

하여 평가할 수 있다. LSF의 폭은 반치전폭(full-width-half-maximum, FWHM)으로 알려진 변수로 정의된다. 이름에서 알 수 있듯이 반치전폭은 특정 함수의 수직 방향 최댓값의 1/2 지점에서의 폭을 의미한다. 실용적인 면에서 고려하자면, 두 개의 구조물이 LSF의 반치전폭보다 더 큰 거리를 두고 떨어져 있으면, 그림 1.5에서 볼 수 있는 것처럼 하나의 큰 구조물로 보이는 대신에 서로 다른 구조물로 분리해서 관찰할 수 있게 된다.

다양한 영상화 기법에 사용되는 LSF는 가우시안 함수(Gaussian function)를 상당히 정확히 근사화할 수 있다. 그 수식은 아래와 같다.

$$\mathrm{LSF}(y) = \frac{1}{\sqrt{2\pi\sigma^2}} \exp\left(-\frac{(y - y_0)^2}{2\sigma^2}\right) \tag{1.1}$$

여기서, σ는 분포의 표준편차, $y_0$는 함수의 중심값이다. 가우시안 함수의 반치전폭은 다음과 같다.

$$\mathrm{FWHM} = \left(2\sqrt{2\ln 2}\right)\sigma \cong 2.36\sigma \tag{1.2}$$

그러므로 두 구조물 사이의 거리가 가우시안 함수의 표준편차의 2.36배 이상이라면 이 구조물들을 서로 분리해서 관찰할 수 있다.

### 1.3.3 점확산함수(PSF)

선확산함수가 1차원상의 분해능을 묘사했다면, 이에 대응하는 3차원 개념은 점확산함수(point spread function, PSF)이다. 핵의학 등 일부 영상화 기법에서는 환자의 몸속에서 신호를 수신하는 부분의 위치가 깊어질수록 공간 분해능이 나빠지는데, 이것을 온전히 반영하기 위해서 영상의 공간 분해능을 3차원 개념으로 묘사해야 한다. 점확산함수는 그 이름에서 알 수 있듯이, 매우 작은 점 신호로부터 얻은 영상을 묘사하는 것이다(MRI에서 볼 수 있는 아주 작은 물 구체 등). 공간적으로 대칭이거나 비대칭인 점확산함수들은 그림 1.6에서 확인할 수 있다. 3차원 영상(I)과 물체(O)는 다음의 관계를 가진다.

$$I(x, y, z) = O(x, y, z) * h(x, y, z) \tag{1.3}$$

여기서 *는 콘볼루션(convolution)을 의미하고 h(x, y, z)는 3차원 점확산함수이다. 가장 완벽한 영상화 기법이 있다고 가정할 경우, 점확산함수는 물체를 완벽하게 재현하고 3차원 전체에서 델타 함수(delta function)가 될 것이다. 전반적으로 영상화 시스템의 점확산함수는 검출 장치(detection instrument)와 데이터 표본화(data sampling) — 1.7절에서 다룬다 — 를 통해 시행되고 개별적인 성분들을 모두 콘볼

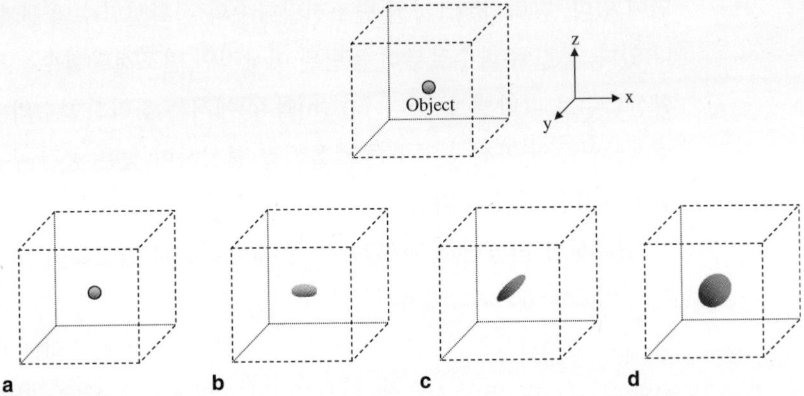


그림 1.6

(위) 작은 점 물체가 영상에 나타나 있다. (a)~(d) 영상은 각기 다른 점확산함수에 의해 생성된다. (a) 3축 모두에서 날카로운 PSF. (b) y, z보다 x축으로 넓어진 PSF. (c) y축으로 넓은 PSF. (d) 3축 모두에서 넓어진 PSF.

루션하여 계산될 수 있다.

### 1.3.4 변조전달함수(MTF)

영상화 시스템에서 공간 분해능의 측정을 위해 가장 흔히 사용하는 평가방법은 변조전달함수(modulation transfer function, MTF)이다. 변조전달함수는 낮은 공간 주파수 영역에서부터 높은 공간 주파수 영역까지 존재하는 공간 주파수들에 대한 시스템의 응답을 측정한다. 이상적인 시스템일 경우 모든 공간 주파수 영역에서 일정한 변조전달함수를 가진다. 즉, 미세한 구조(높은 공간 주파수)와 상대적으로 균등하게 분포된 신호 강도의 영역(낮은 공간 주파수)을 모두 정확하게 재현함을 의미한다. 앞서 다룬 것처럼, 실제의 영상화 시스템은 제한된 공간 분해능을 가지게 된다. 다시 말해서, 높은 공간 주파수는 어떠한 값에서부터 감쇠하기 시작하는데, 신호의 감쇠가 커질수록 공간 분해능은 나빠지게 된다. 변조전달함수는 점확산함수의 푸리에 변환(Fourier transform)으로 계산될 수 있다.

$$\mathrm{MTF}\left(k_x, k_y, k_z\right) = F\{\mathrm{PSF}(x, y, z)\} \tag{1.4}$$

여기서, $k_x, k_y, k_z$는 ('선 개수/mm' 단위로 나타낸) 각각 x, y, z 차원에 대응하는 'mm' 단위로 측정된 공간 주파수를 나타낸다. 푸리에 변환의 특성은 1.9절에 요약되어 있다. 간략화된 1차원 변조전달함수와 점확산함수의 관계는 그림 1.7에 나타나 있다. 공간 주파수로부터 독립된 이상적인 변조전달함수는 델타 함수 형태의 점확산함수로 나타낼 수 있다. (a), (b)와 (c)에서는 점확산함수의 폭이 넓어질수록 변조전달함수의 곡선이 가파른 기울기를 형성하며 높은 공간 주파수 영역의 정보를 상실해 감을 알 수 있다.

점확산함수와 변조전달함수는 푸리에 변환과 관련되어 있음을 고려하자면, 시간 영역(time domain)에서의 콘볼루션은 다른 주파수 영역(frequency domain)에서의 곱과 같다(1.9.2절). 변조전달함수는 점확산함수를 푸리에 변환을 하는 것으로 구할 수 있으며, 영상 시스템에서 전반적인 변조전달함수는 각각의 부분 영역(혹은 부분 검출기 영역)의 변조전달함수들의 곱으로 표현할 수 있다.

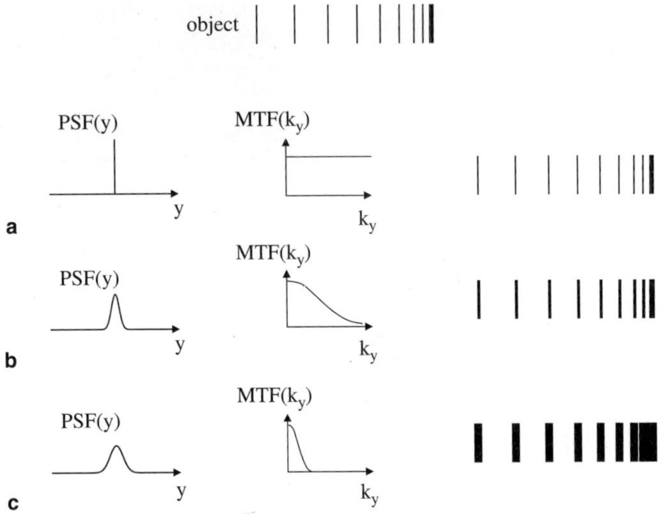


그림 1.7

(위) 왼쪽에서 오른쪽으로 공간 주파수가 증가하는 선들의 조합이 나타난 object 영상. (a) 이상적인 점확산함수와 그에 상응하는 변조전달함수, 그리고 이러한 특징에 의해 재구성된 object 영상과 완벽히 일치하는 영상. (b) 약간 폭이 넓어진 점확산함수와 그에 따라 높은 공간 주파수 영역의 정보가 손실된 변조전달함수 그래프, 그리고 약간 흐려진 object 그래프. (c) 폭이 가장 넓은 점확산함수와 그에 상응하는 변조전달함수, 그리고 높은 공간 주파수 정보가 손실된 object 영상.

## 1.4 신호대잡음비

신호를 측정하거나 기록하면 필연적으로 노이즈가 발생한다. 예를 들자면 라디오나 휴대전화 사용 시 들리는 잡음을 생각해 볼 수 있다. 노이즈는 신호 측정 시 불가피하게 발생하지만 측정하고자 의도하지 않았던 신호를 의미한다—1.8절에서 따로 다루게 될 영상 인공물(image artifact)은 노이즈에 포함되지 않는다. 일반적으로 의료 영상에서의 노이즈는 실제 신호상에 겹쳐지는 무작위 신호에 의해 발생하여 영상의 질을 저하시키는데, 이 현상은 무작위성을 띠기 때문에 평균값이 0이다. 따라서 평균값을 통해서는 실제 노이즈의 발생 정도를 알 수 없다. 그렇기 때문에 노이즈는 표준편차를 통해 정량적으로 평가된다. 높은 신호대잡음비(signal-to-noise ratio, SNR)를 얻기 위해 가능한 한 신호를 크게 받아들일 수 있는 장치를 설계하는

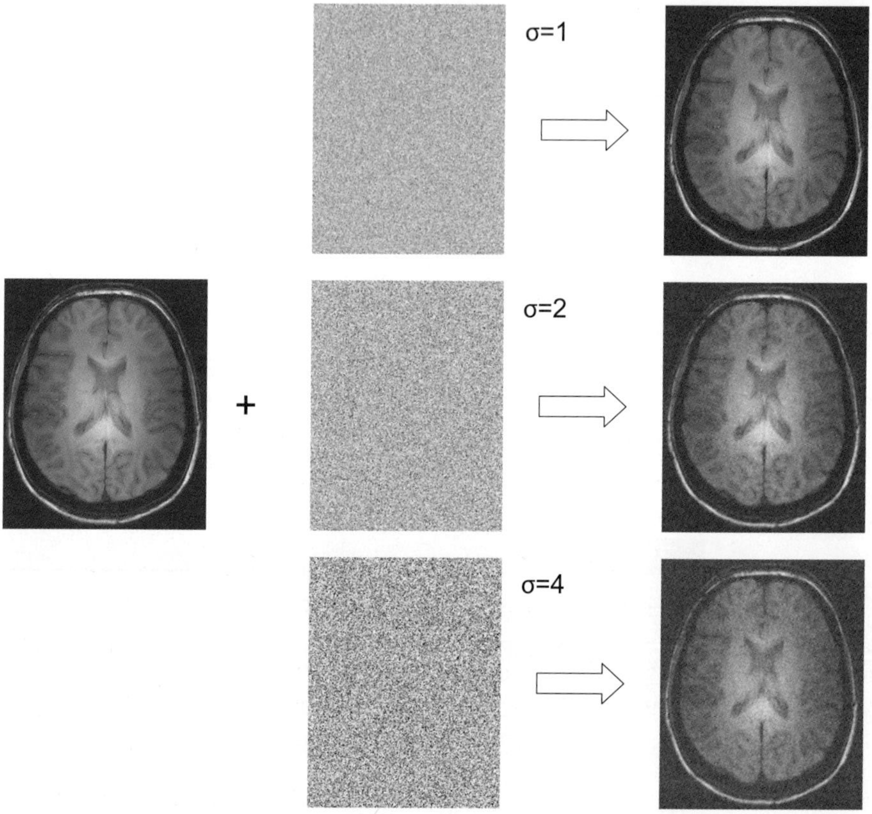


그림 1.8

MR 영상에서 노이즈가 영상에 미치는 영향. 노이즈의 표준편차가 증가할수록 영상에 나타나는 조직 간의 구별이 어려워진다.

것이 중요하다. 노이즈가 영상에 미치는 영향은 그림 1.8에서 확인할 수 있다. 노이즈가 증가할수록 정보의 양과 영상의 진단적 가치가 확연히 줄어든다.

다양한 영상화 기법의 SNR에 영향을 주는 인자들은 이후의 장들에서 자세히 설명하도록 하겠다. 일반적인 경우 두 가지를 설명하자면, MRI처럼 노이즈가 완전히 무작위성을 띤다면, 스캔의 횟수를 늘려서 촬영을 한 후, 이를 합산(측정된 영상들의 평균을 구함 = NEX의 증가)함으로써 영상의 SNR을 증가시킬 수 있다. 실제로 촬영되는 MRI 영상의 신호는 매번 촬영 시마다 동일한 영상을 나타낸다. N번 스캔을 함으로써 MRI 영상의 신호는 계속적으로 증가하게 된다. 반면, 각각의 픽

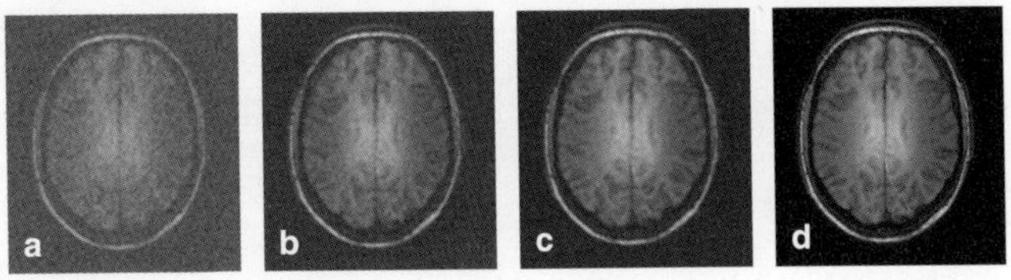


그림 1.9

영상의 SNR값을 증가시키기 위한 신호 평균화 기법. (a) 신호 스캔으로 획득된 MR 영상, (b) 두 개의 동일한 스캔을 서로 병합하여 평균화시킨 영상, (c) 동일 작업을 네 개 스캔으로 수행, (d) 16개 스캔으로 수행한 영상.

셀 위치의 노이즈 신호의 경우 무작위성을 띤다. 널리 알려진 기본적인 신호 이론에서 랜덤 노이즈의 경우, N번 촬영할 경우 그 측정 신호의 크기 증가에 따른 표준편차 크기는 $\sqrt{N}$ 만큼 증가한다. 따라서 영상의 SNR은 스캔 횟수의 제곱근으로 증가한다. MRI의 경우 신호 평균화(signal averaging)가 그림 1.9와 같이 일반적으로 사용된다. 비록 신호 평균화를 통해 영상의 질을 개선할 수 있지만, 데이터를 측정하는 데 필요한 시간이 증가하게 된다. 따라서 동적 MRI 촬영과 같이 짧은 시간의 촬영 조건에서는 사용하는 데 어려움이 존재한다.

초음파 영상의 경우 좀 더 복잡한 상황이다. 실제 대부분의 초음파 영상의 노이즈가 소반점(speckle)으로 인해 발생하기 때문에, 이 조건에서는 신호 평균화를 하더라도 SNR을 증가시킬 수 없다. 합성 이미징(compound imaging)으로 알려진 촬영 기술(4.8.4절에서 다룸)은 프로브를 환자와 여러 각도로 변환 영상을 얻게 된다. 이 경우, 소반점에 기인한 노이즈는 부분적으로만 발생할 것이다. 이 상태에서 영상의 신호 평균화를 시행할 경우에는 영상의 SNR을 증가시킬 수 있다. 그러나 소반점 생성 요인이 영상 촬영 횟수의 제곱근($\sqrt{N}$)보다 작아야 한다.

두 번째 경우는 2, 3장에서 더 자세히 다룰 예정인데, 엑스선 및 핵의학 촬영에서의 SNR은 검출기에 도달한 광자의 수의 제곱근에 비례한다. 이 광자의 수는 엑스선관의 출력량 및 인체에 주입된 방사성 동위원소의 양, 체내 방사선 흡수율 정도 등 다양한 인자의 영향을 받는다. 다만, 여러 기관에서 권고되는 환자 (피폭) 선량의 제한이 있기 때문에 검출기에 도달하는 광자의 수를 늘려서 SNR을 증가시키는 것에는 한계가 존재한다. 일반적인 엑스선 촬영은 매우 높은 SNR을 띠지만, 핵의학 촬영에서는 검출기에 도달하는 $\gamma$선 광자의 수가 상대적으로 적게 검출된다.

그러므로 핵의학 촬영의 경우 엑스선 촬영보다 총 스캔시간을 길게 해야 하지만, 환자의 편의성을 고려하여 총 촬영시간을 제한한다.

## 1.5 대조대잡음비

단순히 영상의 SNR이 높더라도, 정상 조직과 병리학적 이상 소견이 있는 조직을 구분할 정도로 대조대잡음비(contrast-to-noise ratio, CNR)가 충분히 높지 않다면 진단적으로 유용하지 못한 영상이다. 영상의 대조도에 대한 다양한 정의가 존재하지만, 가장 일반적인 정의는 다음과 같이 나타낸다.

$$C_{AB} = |S_A - S_B| \tag{1.5}$$

여기서 $C_{AB}$는 서로 다른 조직 A와 B 사이의 대조도, $S_A$와 $S_B$는 각각 A와 B 조직으로부터 얻은 신호이다. A, B 조직 간의 대조도는 각각의 조직으로부터 얻은 SNR을 고려하여 다음과 같이 나타낼 수 있다.

$$CNR_{AB} = \frac{C_{AB}}{\sigma_N} = \frac{|S_A - S_B|}{\sigma_N} = |SNR_A - SNR_B| \tag{1.6}$$

여기서, $\sigma_N$는 노이즈의 표준편차이다.

CNR은 철저히 영상의 SNR과 공간 분해능에 의존한다. 그림 1.1을 예로 들자면, 그림 1.1(b)에서 공간 분해능이 감소해서 부분 체적 효과가 발생하기 때문에 CNR이 감소한다. 즉, PSF가 확대되었기 때문에 한 복셀(voxel, volumetric pixel) 내에 높은 대조도의 병변뿐만 아니라 주변 조직까지 동시에 포함되어서 정상 조직과 병변 사이의 대조도가 저하될 수 있음을 의미한다. 그림 1.1(c)와 식 (1.6)은 영상의 SNR이 감소하면 CNR도 저하됨을 보여 준다.

## 1.6 영상 필터링

획득한 데이터를 디지털화하고 영상을 재구성한 이후에 필터링을 통해 영상의 진단능력을 더욱 보강할 수 있다. 이 필터링 방법은 디지털 사진 편집에 사용되는 여러 소프트웨어와 유사하다. 각각의 필터는 영상화 기법 및 강조되어야 하는 영상의 특징에 따라 다르게 적용된다.

가장 간단한 타입은 high-pass filter(고주파통과필터) 혹은 low-pass filter(저주파통과필터)이다. high-pass는 영상에서 높은 공간 주파수를 지닌 부분을 강조하는 것이고, low-pass는 그 반대이다. 높은 공간 주파수 영역은 주로 영상의 모서리 혹은 작은 물체에 대응하는데, high-pass 필터를 사용함으로써 이 부분들의 선예도를 높이고 결과적으로 공간 분해능을 높인다. 그러나 높은 공간 주파수 영역에서도 예외없이 노이즈가 발생하기 때문에, high-pass 필터링을 통해 이 부분들을 강조할 경우에는 노이즈가 증가해서 영상의 SNR이 감소한다(그림 1.10). 따라서 high-pass 필터링은 높은 SNR 속성을 지닌 영상에, 물체의 세부적인 구조를 보기 위한 목적으로 사용하는 것이 적합하다.

반대로 low-pass 필터링은 노이즈를 감쇠시키고 영상의 SNR을 증가시킨다. 다

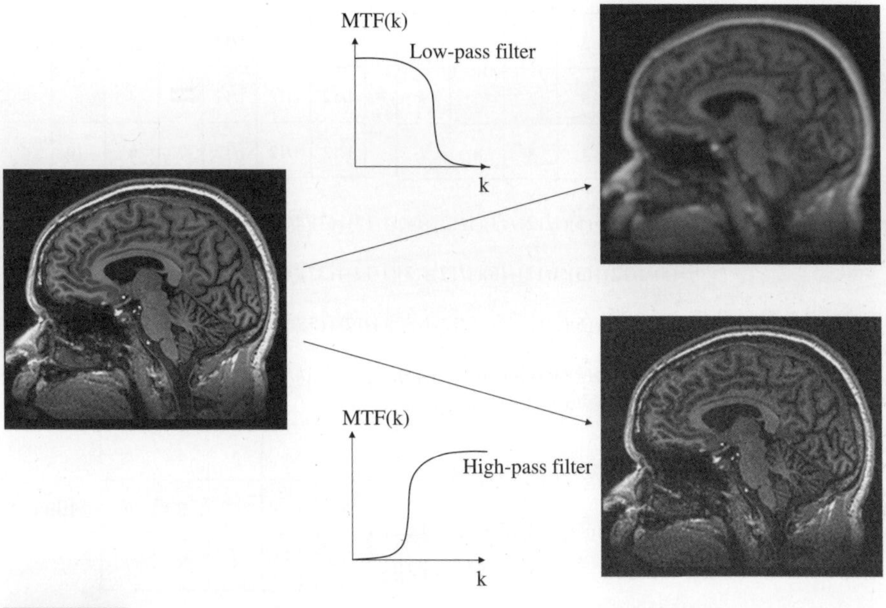


그림 1.10

high-pass 필터링과 low-pass 필터링의 효과. low-pass 필터링은 공간 분해능을 잃는 대신 SNR을 증가시킨다. high-pass 필터링은 SNR을 감소시키고 공간 분해능을 증가시킨다.

만, 아주 작은 구조물 등 높은 공간 주파수를 지닌 영역이 흐려지는 단점을 동반한다. low-pass 필터링은 핵의학 촬영과 같이 영상의 고유 SNR과 공간 분해능이 낮은 경우에 사용된다(필터 적용 후 영상의 SNR과 공간 분해능이 더 감소하지 않을 경우에 적용).

하나의 영상에 존재하는 서로 다른 조직들을 분리하여 구획을 나누어 식별하는 것이 목적이라면 영상의 모서리 부(경계면)를 강조하는 특화된 필터(specialized filter)를 사용한다. 서로 다른 조직 사이의 경계면을 나타내는 픽셀 간 신호 강도의 변화는 그래프상에서 가파른 곡선 형태로 나타난다, 이 강도 변화의 기울기를 공간 도함수(= 차분함수)를 통해서 계산하고, 강도 변화의 기울기가 가파른 지점을 조직 간의 모서리 부(경계면)로 인식한다. 이러한 모서리 강조 기법 또한 영상의 노이즈를 증가시키기 때문에, 특화된 필터링은 low-pass를 적절히 적용하여 노이즈를 제거한 후에 사용한다.

original image

| | | | | | |
|---|---|---|---|---|---|
| 1 | 5 | 3 | 5 | 4 | 6 |
| 4 | 3 | 32 | 5 | 6 | 9 |
| 6 | 10 | 4 | 8 | 8 | 7 |

*

filter

| | | |
|---|---|---|
| 1/12 | 1/12 | 1/12 |
| 1/12 | 4/12 | 1/12 |
| 1/12 | 1/12 | 1/12 |

=

filtered image

| | | | | | |
|---|---|---|---|---|---|
| 1 | 5 | 3 | 5 | 4 | 6 |
| 4 | a | b | c | d | 9 |
| 6 | 10 | 4 | 8 | 8 | 7 |

$$\left\{\begin{array}{l} a=(1)(1/12)+(5)(1/12)+(3)(1/12)+(4)(1/12)+(3)(4/12)+(32)(1/12)+(6)(1/12)+(10)(1/12)+(4)(1/12)=6.4 \\ b=(5)(1/12)+(3)(1/12)+(5)(1/12)+(3)(1/12)+(32)(4/12)+(5)(1/12)+(10)(1/12)+(4)(1/12)+(8)(1/12)=14.3 \\ c=(3)(1/12)+(5)(1/12)+(4)(1/12)+(32)(1/12)+(5)(4/12)+(6)(1/12)+(4)(1/12)+(8)(1/12)+(8)(1/12)=7.5 \\ d=(5)(1/12)+(4)(1/12)+(6)(1/12)+(5)(1/12)+(6)(4/12)+(9)(1/12)+(8)(1/12)+(8)(1/12)+(7)(1/12)=6.3 \end{array}\right\}$$

| | | | | | |
|---|---|---|---|---|---|
| 1 | 5 | 3 | 5 | 4 | 6 |
| 4 | 6.4 | 14.3 | 7.5 | 6.3 | 9 |
| 6 | 10 | 4 | 8 | 8 | 7 |

filtered image

**그림 1.11**

수로 표현한 저주파 통과 콘볼루션 커널의 예. 원본 영상의 검게 칠해진 부분 3, 32, 5, 6은 필터링 후에 각각 a, b, c, d로 대체된다. a, b, c, d 값은 대괄호 속의 수식에 의해 계산되는 값이다.

실제로 영상을 필터링하는 가장 손쉬운 예는, 특화된 필터인 '커널(kernel)'을 이용하는 영상의 콘볼루션(convolution)이다. 커널은 3 × 3 사이즈의 작은 매트릭스로 나타낼 수 있다. 그림 1.11에서 간단한 1차원 예제를 확인할 수 있다. 원본 영상과 커널 간의 콘볼루션(합성곱) 연산이 수행되는데, 각 픽셀에 커널의 성분을 곱하고, 이 값들의 합을 영상의 중심 위치의 픽셀 값으로 대체한다. 이 과정이 끝나면 커널은 수평으로 한 픽셀 이동하여 해당 과정을 수행하고, 이는 커널이 수평 방향의 모든 픽셀에 적용될 때까지 반복된다. 그림 1.11에 보이는 것과 같이 원본 영상에는 주변 픽셀보다 높은 값(32)인 픽셀이 있다. 필터링 후에 이 값은 훨씬 낮아지게 되는데 이는 해당 부분을 가시적으로 부드럽게(smoothing) 하며 low-pass의 효과를 띠게 된다. 2차원 영상 필터링의 경우에는, 앞서 말한 과정이 영상의 모든 픽셀에 적용될 때까지 행과 열을 이동하며 반복 연사하게 된다.

이 과정은 매우 간단한 예시인데, 실제로 주어진 영상의 특성에 따라 필터링을 최적화하려면 훨씬 복잡한 수학적 접근 기법이 사용된다. 예를 들어, 시스템의 MTF를 알고 있는 경우에 매칭 필터링(matched filtering) 혹은 디콘볼루션 테크닉(deconvolution technique) 등이 사용된다.

## 1.7 데이터 획득: 아날로그-디지털 변환기

오랫동안 의료 영상은 사진 필름의 형태로 촬영 및 보관되어 왔는데, 최근에는 주로 디지털 방식으로 획득하고 보관되고 있다. 디지털 영상들은 진단적 가치를 높이기 위해 필터링 혹은 후처리를 적용할 수 있고, 서로 다른 시간에 촬영한 영상을 정량적으로 비교하여 치료 전후의 변화를 쉽게 관찰할 수도 있다. 또한, 환자가 병원을 옮기더라도 물리적 제약 없이 바로 이전에 병원에서 촬영한 영상을 확인할 수도 있다. 디지털 영상을 만들기 위해서는 기본적으로 아날로그-디지털 변환기(analogue-to-digital converter, ADC)가 필요하다. 아날로그-디지털 변환기는 의료 영상 시스템으로부터 얻어진 입력 전압의 아날로그 신호를 디지털 신호로 전환하여 출력하는 소자이다. MRI를 제외하고 대부분의 의료 영상 장비의 입력 신호는 전압이 아니기 때문에 적절한 검출기를 이용해 신호를 검출하고 이를 전압으로 변

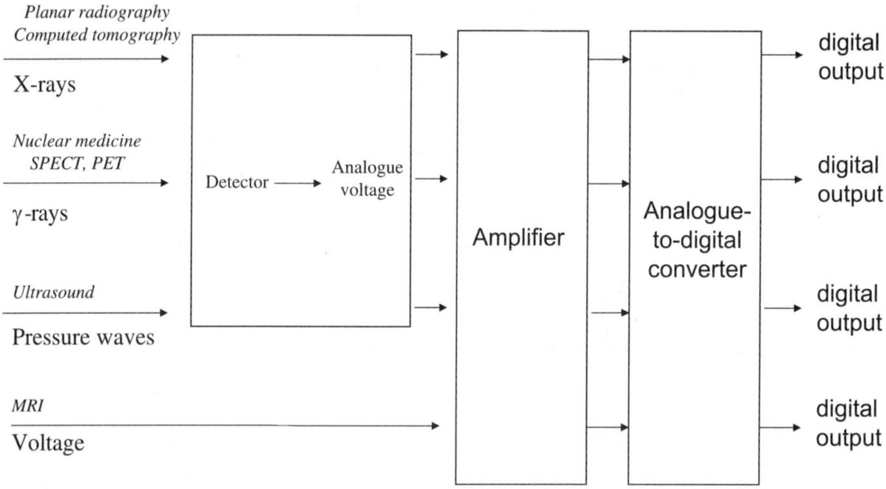


그림 1.12

여러 가지 의료 영상 기법에서 데이터의 흐름은 최종적으로 디지털 신호의 출력을 만들어 낸다.

환해야 한다. 그림 1.12는 입력 인자로부터 디지털 신호를 출력하기 위한 과정을 나타낸 순서도이다.

### 1.7.1 동적 범위 및 해상력

가장 이상적인 아날로그-디지털 변환기는 노이즈를 최소한으로 발생시키면서 아날로그 전압 신호를 가능한 한 정밀하게 디지털 신호로 변환하는 것이다. 아날로그-디지털 변환기의 사양에서 중요한 요소는 동적 범위, 전압 범위(최소-최대), 최대 샘플링 주파수, 그리고 주파수 대역폭이다.

동적 범위(dynamic range)의 개념은 디지털 사진 촬영이나 CD 플레이어와 같은 오디오 장치에서도 찾아볼 수 있는데, 사진의 동적 범위는 색상 단계의 수나 회색조 음영의 단계의 수이다. 단계가 분화될수록 미묘한 색상의 변화가 사진상에 더 자세히 구현될 수 있다. 그림 1.13은 서로 다른 회색조 음영의 단계(계조도)를 지닌 세 개의 디지털 영상의 예시이다. 계조도(gray scale)가 높을수록 영상의 품질이 우수한 것을 쉽게 확인할 수 있다. 이와 유사하게, 오디오 장치에서 동적 범위는 정확하게 구현될 수 있는 소리의 분화 단계로 나타낼 수 있다. 예를 들어 '조용한 소리'

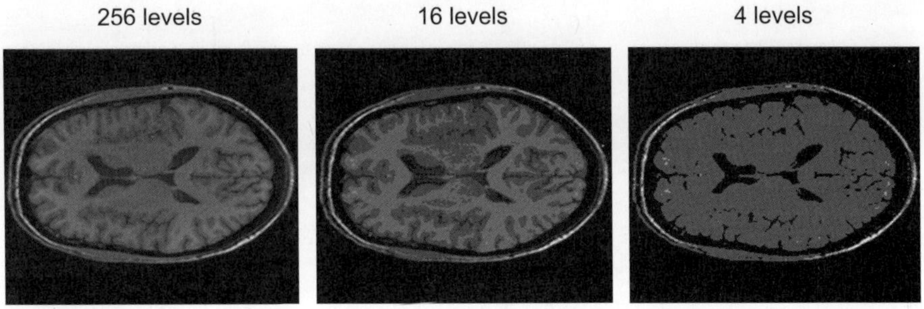


그림 1.13

최대 계조도 256, 16, 4단계의 MR 영상들. 각각 8, 4, 2비트 ADC에 대응한다. 영상의 질은 16단계에서도 크게 감소되어 있음을 확인할 수 있다.

~ '시끄러운 소리'의 범위를 생각할 수 있다. 오디오 장치의 동적 범위가 매우 좁다면 약하거나 조용한 소리는 잘 들리지 않을 것이다.

ADC의 경우에 동적 범위는 비트(bit) 단위로 측정되며, ADC가 가질 수 있는 서로 다른 값의 수로 세분화된다. N-bit의 ADC가 있다면, 서로 다른 값을 가지는 출력값을 세분화하는 정도는 $2^N$개이다. 예를 들어 8-bit ADC는 0~255 사이의 값을 가질 수 있다($2^8 = 256$이므로). 16-bit ADC는 0~65535 사이의 값을 가질 수 있다. 이렇게 서로 다른 출력값을 가질 수 있는 정도를 해상력(resolution)이라고 한다. 이 값은 ADC의 [전압 범위/출력값의 단계의 수(해상력)]로 나타낼 수 있다.

**예제 1.2** 5 V, 12-bit의 특성을 지닌 ADC에서 측정될 수 있는 최소 전압 차이는 얼마인가?

**풀이** 12-bit의 ADC이므로 4096개의 출력값을 가질 수 있다. 또한 ADC의 최대 전압은 양의 값과 음의 값을 가지므로 (−5 V~5 V) 전압의 범위는 10 V이다. 그러므로 최소 전압 차이는 10/4096 = 2.44 mV이다.

아주 뛰어난 해상력을 지닌 ADC라도 아날로그 신호를 완벽하게 재연할 수는 없다. 실제 아날로그 입력 신호와 디지털화된 출력 신호의 차이를 '양자화 오류'라고 부른다. 이 오류는 비트의 수가 증가할수록 감소한다(그림 1.14). 그림 1.14를 보

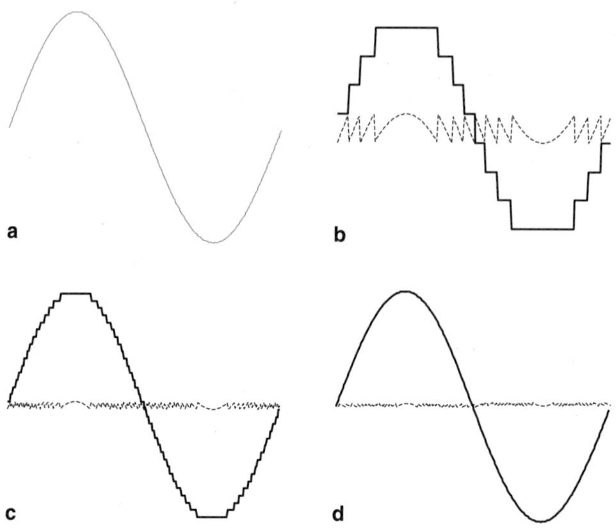


그림 1.14

동적 범위와 양자화 오류. (a) 디지털화된 아날로그 사인파 신호, (b) 3-bit ADC를 통해 획득된 신호(두꺼운 실선)와 양자화 오류(점선), (c) b와 동일한 신호를 5-bit ADC로 획득한 것, (d) 6-bit ADC로 획득한 것.

면 양자화 오류의 값은 ADC 해상력의 0과 ±1/2 지점에 놓여 있다.

양자화 오류의 영향을 최소화하기 위해, 입력 전압은 가능한 한 커야 하고 아티팩트를 방지하기 위해 포화되지 않아야 한다. 검출기에 출력되는 전압은 마이크로볼트 혹은 밀리볼트로 그 신호의 크기가 작은 편이기 때문에, ADC를 채울 충분한 양의 전압 신호가 될 때까지 적절한 증폭이 이루어져야 한다.

## 1.7.2 샘플링 주파수 및 대역폭

ADC의 두 번째로 중요한 사양은 신호를 표본화하는 샘플링 최대 주파수와 측정이 될 수 있는 주파수 영역, 즉 대역폭(bandwidth)이다. 나이퀴스트(Nyquist)의 정리에 따르면 정확한 신호를 재구성하기 위해서는 신호가 가지는 대역폭의 최대 주파수에 두 배만큼 빠른 속도로 표본화되어야 한다. 그렇지 않으면 고주파수 성분의 신호에서 앨리어싱(aliasing) 현상이 관심 주파수 영역에서 나타날 수 있다[1;2].

디지털화 작업 전, 입력되는 데이터는 신호 대역폭 외 부분의 노이즈를 제거하

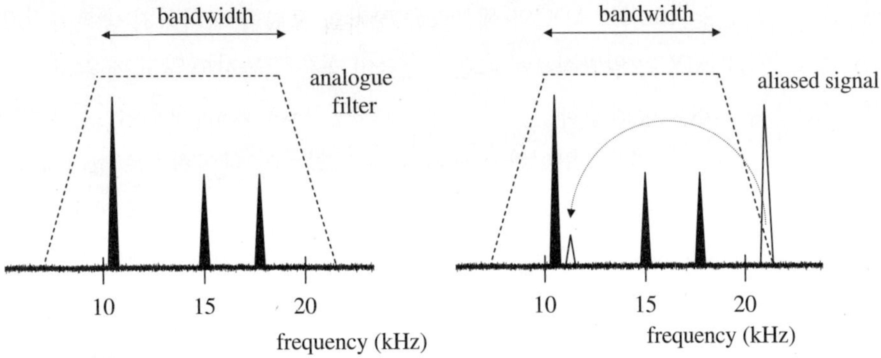


그림 1.15

(왼쪽) ADC의 중심 주파수를 15 kHz, 대역폭을 10 kHz에 설정하고 획득한 10~20 kHz 사이의 신호들. (오른쪽) 대역폭을 벗어난 신호(그림상에서 22 kHz)가 존재할 때, 이는 대역폭 범위의 스펙트럼 속으로 다시 앨리어싱된다. 이 과정에서 22 kHz의 신호는 아날로그 필터에 의해 부분적으로 필터링되기 때문에 앨리어싱 후의 신호는 기존의 신호보다 강도가 낮아짐을 확인할 수 있다.

기 위해 low-pass 및 band-pass 아날로그 필터를 적용시킨다(그림 1.15). 필요 이상의 넓은 대역폭의 신호를 측정하는 것은 최적의 측정법은 아니다. 이는 노이즈의 레벨이 수신기의 대역폭의 제곱근에 비례하기 때문이다. 만약 측정 대역폭이 디지털화되는 신호의 주파수 영역보다 작게 된다면, 대역폭 밖의 신호는 그림 1.15에서와 같이 스펙트럼에 앨리어싱 오류로 나타나게 된다.

각각의 ADC는 가장 높은 해상력을 수행할 수 있는 최대 표본추출률(sampling rate)이 지정되어 있는데, 의료 영상 시스템에 사용되는 다수의 ADC는 14, 16-bit의 해상력으로 80 MHz의 주파수를 샘플링할 수 있다. 해당 주파수를 초과하면 해상력은 급감한다. 만약 디지털화되는 신호가 ADC의 최대 샘플링 주파수보다 높은 주파수를 가진다면, 이 신호는 ADC로 전달되기 이전에 다운-컨버팅을 통해 낮은 주파수값으로 변환되어야 한다.

### 1.7.3 디지털 오버샘플링

이전 단락에서 설명한 샘플링 과정에는 많은 문제점들이 존재한다. 우선, 아날로그 필터들은 완전히 선명하게 만들어질 수 없다(또한 그룹 딜레이 및 주파수로부터 기인한 위상 이동 등의 문제점도 있으나 본 장에서 다루지 않는다). 그리고 14 또는 16-비트 ADC의 해상력은 양자화 오류를 회피하기 충분하지 않다. 고해상력의 ADC는 일반적으로 표본추출률이 충분히 높지도 않고 매우 고가이다. 다행히도, 이러한 문제를 해결하기 위해 오버샘플링(oversampling)이라는 방법이 사용된다[3].

오버샘플링이란 이름에서 알 수 있듯이, 나이퀴스트 정리에서 요구하는 주파수보다 훨씬 높은 주파수로 신호를 샘플링하는 기법이다. 전체적인 과정은 그림 1.16에서 확인할 수 있다. 디지털화된 전압의 대역폭이 관심 신호의 실제 대역폭보다 훨씬 높게 설정해야 하므로, 아날로그 필터의 가장자리는 실제 신호의 주파수보다 더 높은 영역에 위치하게 된다. 이로 인하여, 필터의 선예도는 더 이상 문제가 되지 않는다(그외 다른 그룹딜레이 현상, 위상 이동 현상도 사라지게 된다). 디지털 필터는 관심 대역폭을 선택하기 위해 샘플링된 데이터에 적용된다. 오버샘플링된 데이터는 그렇지 않은 데이터에 비해 N배 많은 데이터 포인트를 지닌다(N = 오버샘플

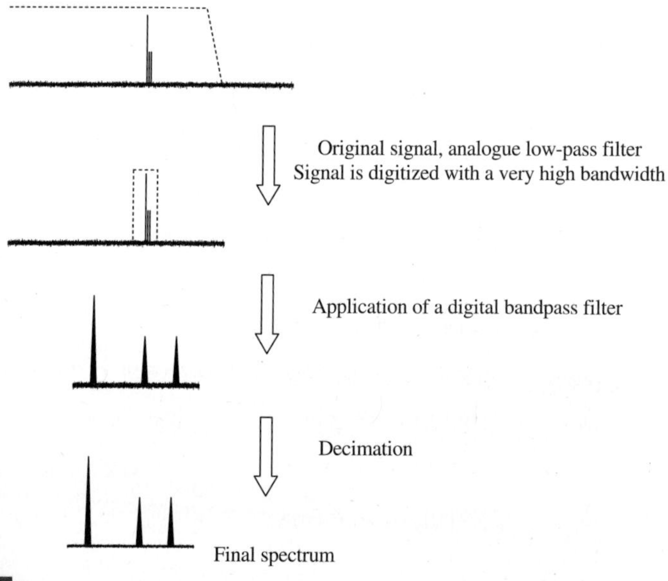


그림 1.16

디지털 오버샘플링을 묘사한 순서도. 첫 단계로는, 실제로 존재하지 않으나 기계적 결함에 의해 계측된 신호나 대역폭 범위를 벗어나서 계측된 노이즈 요소들을 제거하기 위해 저주파통과필터링을 적용해야 한다. 데이터는 나이퀴스트 주파수(Nyquist frequency)보다 훨씬 높은 주파수로 샘플링된다. 디지털 대역통과필터는 사용자가 얻고자 하는 주파수 영역의 대역폭을 설정하기 위해 사용된다. 마지막으로, 인접한 지점의 데이터들을 평균화하는 과정을 수행한다. 이는 최종 스펙트럼의 양자화 노이즈를 줄이기 위해 수행되는 것이다.

링 인수). 그리고 마지막 단계로 연속적인 데이터 포인트들을 평균화하여 데이터를 축소(decimate)하는 과정을 거친다. 각각의 데이터 포인트에서 양자화 오류는 무작위성을 띠며 발생하기 때문에, 이 평균화를 통해 양자 노이즈를 줄일 수 있다. 오버샘플링의 주파수를 4배 증가시킬 때마다, ADC의 해상력이 1-bit씩 증가하는 것과 등가를 이루게 된다.

## 1.8 영상 인공물(image artifact)

'인공물'은 피사체에 물리적으로 존재하지 않는, 영상화 과정에서 발생하여 영상을 왜곡하는 구조물을 의미한다. 대표적인 인공물을 예로 들자면, MRI 촬영 시 환자 움직임에 의한 움직임(motion) 인공물, 초음파의 다중 반사, CT, MRI에서 볼 수 있는 삽입된 금속 구조물에 의한 높은 밀도차로 인하여 발생하는 '금속 인공물' 등이 있다. 영상을 해석하는 사람에게 있어서 각각의 인공물의 발생 원인을 숙지하는 것은 중요한 일이다. 일부 예시는 그림 1.17에서 확인할 수 있고, 그 외의 다수의 내용은 관련 장에서 자세히 기술하였다.

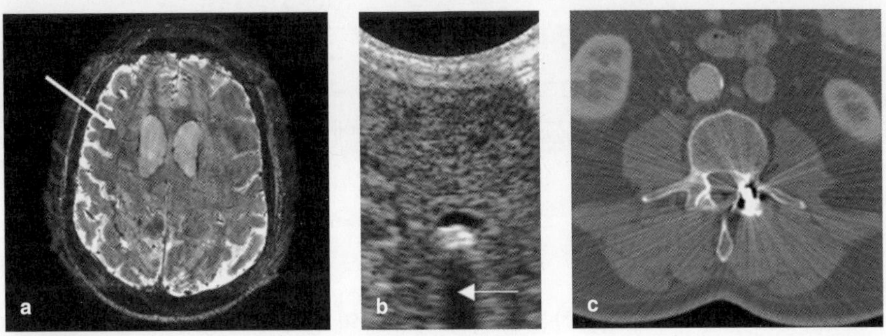


그림 1.17

영상 인공물의 예시. (a) MRI 영상 촬영 시의 환자 움직임은 영상 내에 선 모양의 인공물을 발생시킨다(화살표). (b) 초음파 촬영 시 음향음영은 영상 내에 검은 구멍 형태의 인공물을 발생시킨다(화살표). (c) CT 촬영 시 삽입된 금속 구조물이 존재한다면, 이는 영상 내에 'streaking artifact'를 발생시킨다.

## 1.9 푸리에 변환

푸리에 변환(Fourier transform)은 이 책에서 다뤄지는 모든 의료 영상 시스템의 영상화 과정에서 가장 중요하게 다뤄지는 부분이다. MRI의 영상의 경우, 신호는 공간 주파수 영역에서 획득되고, 이 신호는 영상을 만들기 위해 다차원적 역푸리에 변환(inverse Fourier transform)을 통해 계산되어진다. CT, SPECT, PET의 경우, 여과후 역투영(filtered backprojection) 알고리즘은 푸리에 변환을 이용하여 구현될 수 있다. 초음파 영상에서 스펙트럼 도플러 플롯은 시간 영역으로 복조된 도플러 신호에 푸리에 변환을 시행한 결과물이다. 이 절에서는 푸리에 변환의 기본적인 특성과 수식을 다루고, 그런 특성이 영상화 기법상에서 어떤 영향을 미치는지 다루고자 한다.

### 1.9.1 시간, 공간 주파수 영역 신호의 푸리에 변환

시간 영역 신호의 순방향-푸리에 변환 s(t)는 다음과 같이 나타낸다.

$$S(f) = \int_{-\infty}^{\infty} s(t)e^{-j2\pi ft}dt \tag{1.7}$$

주파수 영역 신호의 역방향-푸리에 변환 S(f)는 다음과 같이 나타낸다.

$$s(t) = \frac{1}{2\pi}\int_{-\infty}^{\infty} S(f)e^{+j2\pi ft}df \tag{1.8}$$

공간 영역 신호의 순방향-푸리에 변환 ρ(x)는 다음과 같다.

$$S(k) = \int_{-\infty}^{\infty} s(x)e^{-j2\pi k_x x}dx \tag{1.9}$$

이에 대응하는 공간 주파수 영역 신호의 역방향-푸리에 변환은 다음과 같다.

$$s(x) = \int_{-\infty}^{\infty} S(k)e^{+j2\pi k_x x}dk \tag{1.10}$$

그림 1.18에 몇몇 유용한 푸리에 변환 공식을 나타내었다. 각각의 특정 함수들은 이 책에서 다뤄지는 다양한 의료 영상화 기법에서 널리 적용되고 있다.

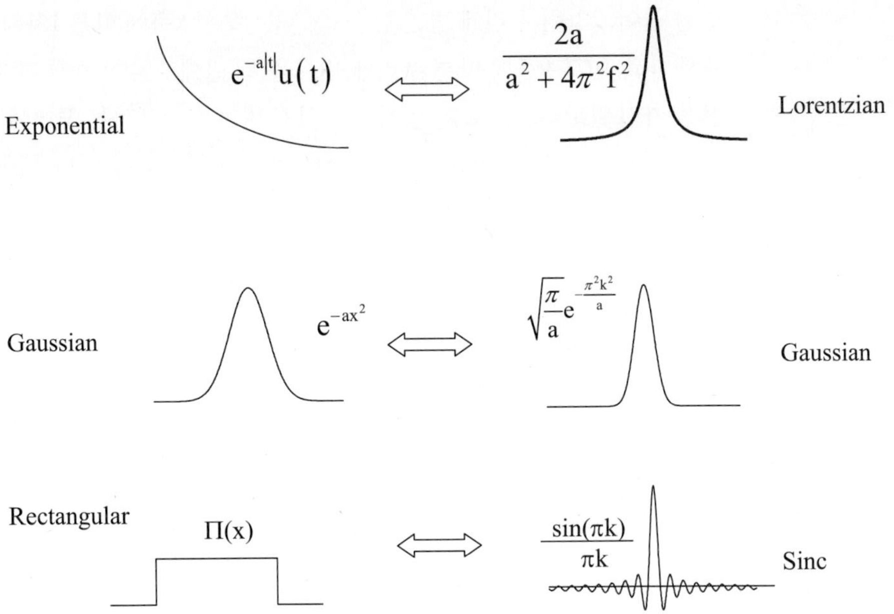


**그림 1.18**

영상과 스펙트럼 재구성에 일반적으로 사용되는 세 개의 푸리에 변환 공식.

영상화에 있어서 신호는 한 개 이상의 차원에서 얻어지기 때문에, 영상 재구성에는 다차원적인 푸리에 변환을 사용해야 한다. 예를 들어 MRI는 기본적으로 2차원의 k-공간(k-space) 데이터를 획득하는데, 해당 푸리에 변환 공식은 다음과 같이 나타낼 수 있다.

$$S(k_x, k_y) = \int_{-\infty}^{\infty}\int_{-\infty}^{\infty} s(x, y)e^{-j2\pi(k_x x + k_y y)}dxdy, \tag{1.11}$$

$$s(x, y) = \int_{-\infty}^{\infty}\int_{-\infty}^{\infty} S(k_x, k_y)e^{+j2\pi(k_x x + k_y y)}dk_x dk_y. \tag{1.12}$$

3차원 MRI 데이터 획득 시, 그에 상응하는 3차원 역방향-푸리에 변환(3차원 k-space → 3차원 공간 영역)의 사용이 요구된다. 이러한 고차원 푸리에 변환은 전형적으로 각각의 차원에 1차원 푸리에 변환을 순차적으로 연산함으로써 구현된다.

예를 들어, 2차원 푸리에 변환 함수 f(x, y)는 우선 x축에 따른 1차원 푸리에 변환을 수행하고, 이후 y축에 따른 푸리에 변환을 두 번째로 수행하게 된다. 높은 계산 효율을 가진 알고리즘으로 가장 빠른 수학적 변환을 수행하는 푸리에 변환을 만들 수 있다(예를 들면, fast Fourier transform).

### 1.9.2 푸리에 변환의 유용한 특성

각 영상화 기법의 고유 공간 분해능과 영상 전처리의 영향을 이해하기 위해서는 우선 푸리에 변환의 특성을 이해해야 한다. 이 책에서 다루는 영상화 기법에 관련된 가장 적정한 예시는 다음과 같다.

(a) 선형성(linearity). 두 개의 가법 함수의 푸리에 변환.

$$\begin{aligned} as_1(t) + bs_2(t) &\Leftrightarrow aS_1(f) + bS_2(f) \\ aS_1(x) + bS_2(x) &\Leftrightarrow as_1(k_x) + bs_2(k_x) \end{aligned}, \tag{1.13}$$

여기서 ⇔ 는 순방향-푸리에 변환은 '좌'에서 '우'로, 역방향-푸리에 변환은 '우'에서 '좌'로의 방향을 의미한다. 위 정리는 획득된 신호가 서로 다른 주파수와 진폭을 가진 정현파 함수의 합일 때의 각 성분의 상대적인 진폭은 데이터가 푸리에 변환 되었을 때 유지될 수 있음을 그림 1.19에서와 같이 보여 준다.

(b) 콘볼루션(convolution). 두 개의 신호를 곱하면, 푸리에 영역의 신호는 두 개

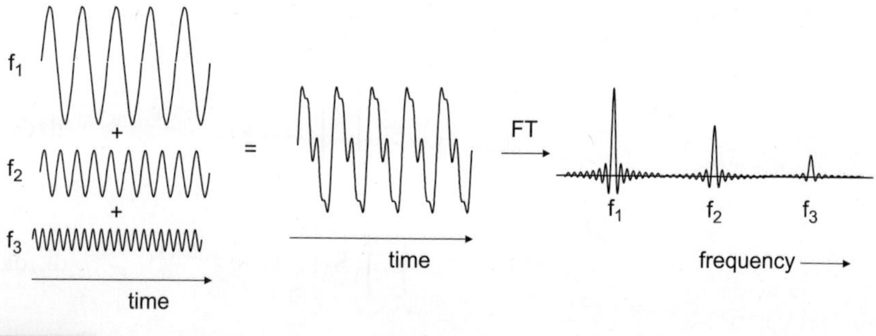


그림 1.19

서로 다른 세 개의 시간 영역 신호들 $f_1$, $f_2$, $f_3$(왼쪽)을 취합하여 시간 영역 신호(가운데)를 구성한다. 푸리에 변환이 된 주파수 스펙트럼(오른쪽)은 $f_1$, $f_2$, $f_3$, 세 개의 주파수에 대한 세 개의 신호를 나타낸다. 세 개의 신호는 시간 영역(가운데)에서와 같이 동일한 진폭을 가진다.

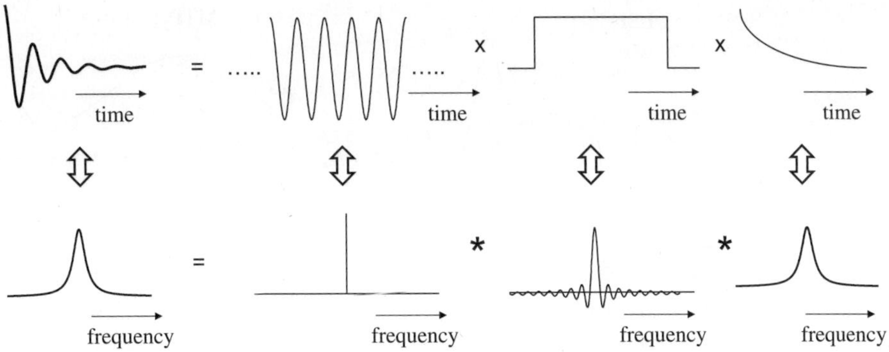


그림 1.20

하나의 영역 내에서의 곱셈(위쪽 그래프의 시간)은 푸리에 영역에서의 콘볼루션에 대응한다(아래쪽 그래프의 주파수). 위쪽 그래프의 시간 영역 신호는 무한히 긴 사인파 그래프와 유한한 크기의 샘플링 시간(직사각형 형태의 그래프), 그리고 지수 함수를 함께 곱해줌으로써 나타낼 수 있다. 이런 형태의 함수는 MR 신호나 초음파 펄스를 나타낼 때 사용된다. 아래쪽 그래프의 주파수 영역의 경우에는 로렌지안 함수(왼쪽)는 델타 함수, 싱크 함수, 그리고 또 다른 로렌지안의 함수의 콘볼루션을 통해 나타낼 수 있다. 그림을 통해 각각 영역의 시간 함수들이 주파수 영역의 함수들과 대응하고 시간 영역의 곱셈이 주파수 영역의 콘볼루션과 대응함을 알 수 있다.

의 개별적인 푸리에 변환 성분을 콘볼루션하는 것으로 나타낼 수 있다(그 역도 성립함).

$$\begin{aligned} s_1(t)s_2(t) &\Leftrightarrow S_1(f) * S_2(f) \quad , \\ s_1(k_x)s_2(k_x) &\Leftrightarrow S_1(x) * S_2(x) \end{aligned} \tag{1.14}$$

여기서 *는 콘볼루션을 나타낸다. 이 관계는 그림 1.20에서 확인할 수 있다. 두 개의 함수 p(x)와 q(x)의 콘볼루션한 값 f(x)는 다음과 같이 정의할 수 있다.

$$f(x) = p(x) * q(x) = \int_{-\infty}^{\infty} p(x-\tau)q(\tau)d\tau \tag{1.15}$$

일반적으로, 영상은 사용되는 실제 피사체에 PSF를 콘볼루션해서 나타낸다. 초음파 영상의 대역폭 제한 효과, 엑스선 촬영의 기하학적 불선명도(geometric unsharpness, 흐릿함), MRI 촬영 시 짧은 $T_2$ 시간 등이 일반적인

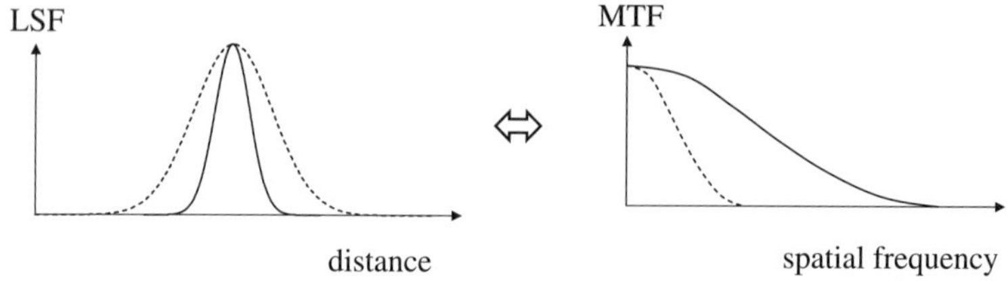


그림 1.21

영상화 시스템의 LSF와 MTF의 관계를 살펴보면, LSF 영역에서 폭이 넓은 함수는 MTF 영역의 폭이 좁은 함수에 대응한다. 이를 'Fourier scaling law'라고 한다.

콘볼루션의 예이다. 콘볼루션은 영상 필터링 및 역투영 알고리즘에서도 중요한 역할을 한다.

(c) 스케일링법(scaling law). 만약 시간 영역이나 공간 영역의 신호가 특정 영역의 b라는 인수를 통해 정의된다면, 푸리에 변환은 역방향 인수에 의해 풀이될 수 있다.

$$\begin{aligned} s(bt) &\Leftrightarrow \frac{1}{|b|} S\left(\frac{f}{b}\right) \\ s(bx) &\Leftrightarrow \frac{1}{|b|} S\left(\frac{k_x}{b}\right) \end{aligned} \tag{1.16}$$

앞서 PSF와 LSF, 그리고 LSF와 1차원 MTF의 상관관계를 설명하였다. 각 평가법은 푸리에 변환과 연관되어 있는데, LSF가 넓어질수록 MTF의 곡선은 좁아지고 LSF가 좁아지면 MTF의 곡선은 완만한 각도를 가지며 넓어진다(그림 1.21).

## 1.10 역투영, 사이노그램, 여과후 역투영

CT, SPECT, PET 등의 영상화를 위해서는, 1차원 투영 데이터의 조합으로부터 2차원 영상 재구성이 요구된다. 피사체에 대응하는 검출기의 서로 다른 각도에 따라 많은 양의 투영(projection) 데이터가 그림 1.22와 같이 획득된다($p_1, p_2, \cdots, p_n$). 영상은 영상화 기법에 따라 다른 양상으로 재구성된다. CT에서는 피사체를 통과하며

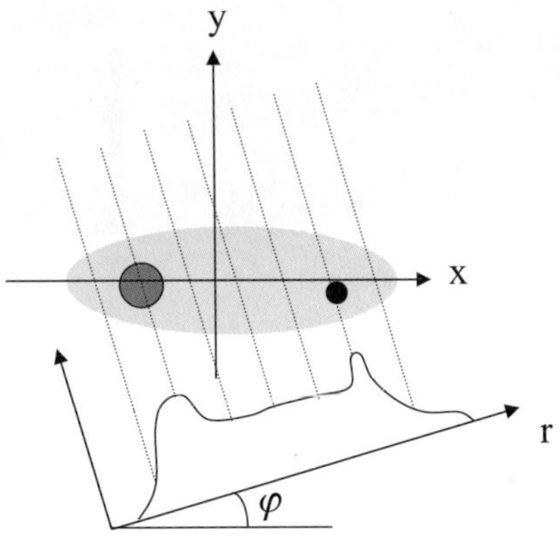


그림 1.22

영상화된 물체를 f(x, y) 함수로 나타낼 수 있다. 여기서 x, y는 물체의 좌표 정보로 나타낸다. 이 예시에서 f(x, y) 함수의 높은 값들은 상대적으로 더 어두운 색들을 나타낸다. 투영의 강도는 함수 r로 나타낸다. 그러므로 가장 높은 값은 어두운 디스크 형태의 물체를 통과하는 선들에 해당한다.

감쇠된 광자의 양에 따라 부여되는 하운스필드 단위(Hounsfield unit)의 값의 픽셀의 대응으로 영상을 구성하고, PET, SPECT에서는 환자의 체내에 주입된 방사성 동위원소의 체내 분포에 따른 영상을 획득한다. 환자를 촬영했을 때의 단일슬라이스는 수학적으로 f(x, y) 형태의 함수로 나타낼 수 있다. f는 체내에 주입된 방사성 약품의 위치 분포에 대응하는 값이다(PET, SPECT). 엑스선 촬영 혹은 CT 촬영 시에 f는 물체의 감쇠 계수에 대응한다. 일반적으로, 촬영 시 검출기는 x축의 φ 각도에 위치한다. φ는 0~360° 사이의 값을 가진다. 모든 각도에서 얻어진 프로젝션 데이터는 p(r, φ)로 나타낼 수 있다.

## 1.10.1 역투영

모든 프로젝션이 획득된 후에, 역투영(backprojection) 기법을 사용한 영상 재구성 과정은 각각의 프로젝션에 기여된 모든 픽셀에 동일한 가중치를 부여한다. 이 과정은 모든 프로젝션에서 반복되는데, 픽셀의 농도를 영상의 각각의 픽셀 좌표에 합산하여 하나의 영상으로 나타낸다. 그림 1.23은 역투영 기법의 과정을 나타내는데, 역투영 기법을 통해 재구성된 피사체는 각도에 따라 촬영된 실린더 형태의 프로젝션을 취득 방향의 반대로 돌아가며 투사시킨 형태이다. 프로젝션 $p_1$은 $\varphi = 0°$에서 획

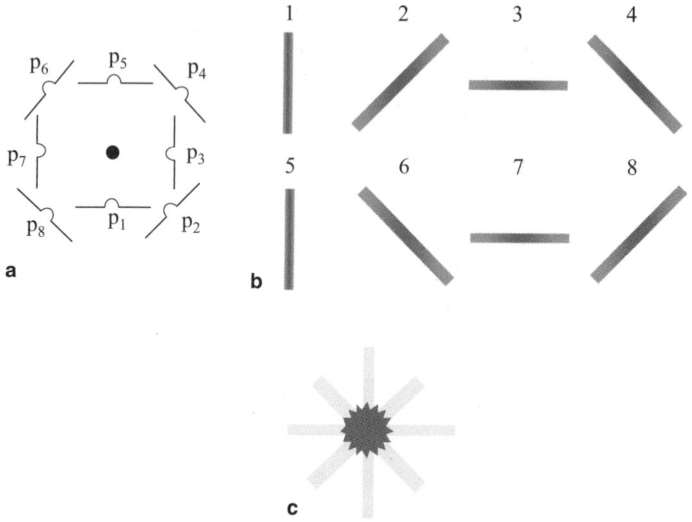


그림 1.23

역투영 기법의 절차. (a) 균일한 농도를 가진 작은 원형 물체로부터 8개의 프로젝션을 획득한다(각각의 각도 차이는 45°). 8개의 프로젝션들은 (b)에서 나타나 있듯이 어두운 부분은 원래 물체의 높은 신호 강도 부분에 해당된다. (c) b에서 나타난 프로젝션들을 모두 합치면 c와 같은 형태의 영상을 얻는다. 프로젝션의 수가 적기 때문에 별모양 인공물(star artifact)이 눈에 띄게 많이 나타나게 된다. 프로젝션의 수가 많아진다면 별모양 사이의 결손된 정보를 획득할 수 있으므로 원래 물체와 유사한 형태의 영상을 얻는 것이 가능해진다.

득되었다(φ에 대한 설명은 1.10 참조). $p_2$는 $\varphi = 45°$, $p_3$는 $\varphi = 90°$, 프로젝션당 45° 씩 $p_8$까지 증가한다. 그림 1.23(b)에서 볼 수 있듯이 역투영 과정은 각각 프로젝션의 모든 픽셀에 동일한 가중치를 부여한다. 각각의 프로젝션들을 합산하면 (c)와 같이 역투영된 영상을 얻을 수 있다. 물체를 f(x, y)의 함수로 나타낸다면 재구성된 영상은 $\hat{f}(x, y)$로 나타낼 수 있다. 서컴플렉스(^, circumflex)는 산출된 영상을 의미하고 다음과 같이 나타낼 수 있다.

$$\hat{f}(x, y) = \sum_{j=1}^{n} p(r, \varphi_j) d\varphi \tag{1.17}$$

여기서 n은 프로젝션의 수이다. 역투영에서 가장 중요한 파라미터는 획득된 프로젝션의 수임을 알 수 있다. 프로젝션의 수가 적다면 데이터 재구성 과정에서 줄무늬(streak) 인공물이 발생할 것이다(그림 1.24).

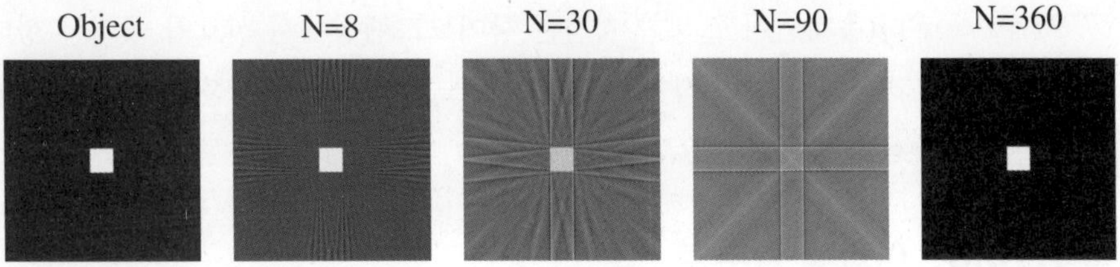


그림 1.24

역투영 기법 사용 시, 서로 다른 투영의 수(N)의 차이에 따른 영향. 원본 피사체는 균일한 농도를 지닌 작은 사각형이다(제일 왼쪽). 8개의 투영을 통해 얻어진 영상을 보면 실제 피사체 부분 이외의 부분에 노이즈가 많이 발생했음을 확인할 수 있다. 투영의 수가 증가할수록 재구성 능력이 현저히 향상되는 것을 확인할 수 있는데, 90개의 투영 데이터를 사용할 경우 원본 피사체를 완벽히 복원할 수 없지만, 360개의 투영을 사용할 경우에는 원본 피사체를 거의 완벽하게 재구성할 수 있음을 확인할 수 있다.

## 1.10.2 사이노그램

사이노그램(sinogram)은 프로젝션 데이터를 배열하는 가장 일반적인 방법으로, 사이노그램에서 프로젝션들은 각도(φ)에 따른 함수로 배열된다. 배열된 프로젝션의 차원수를 줄이기 위해, 프로젝션들은 사이노그램의 밝기를 표현하는 신호의 진폭으로 나타내어진다. 높은 진폭은 밝은 픽셀, 낮은 진폭은 어두운 픽셀에 대응한다. 그림 1.25에 보이듯이 사이노그램을 통해 환자의 움직임(motion) 유무를 알 수 있

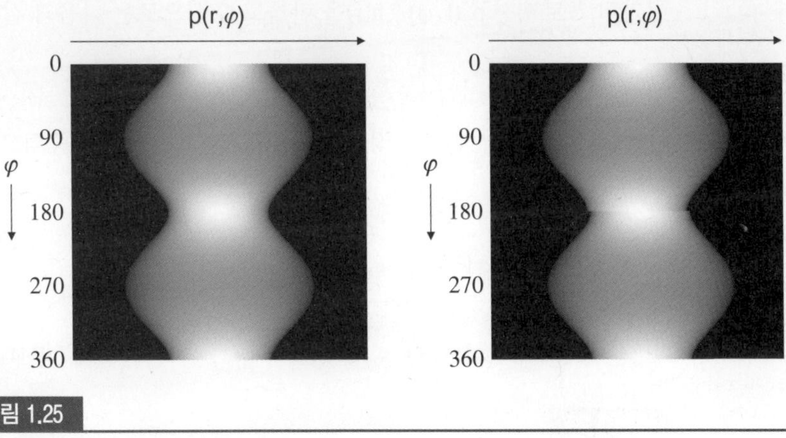


그림 1.25

(왼쪽) 촬영 시 움직임이 없었던 영상의 사이노그램. (오른쪽) 촬영 시간 중간 지점에서 피사체의 움직임이 있었던 영상의 사이노그램. 피사체의 움직임은 사이노그램의 위치가 어긋나는 형태로 나타난다.

다(움직임이 발생한 지점은 사이노그램상에서 신호가 끊기는 형태로 나타남). 이러한 환자의 움직임에 의한 사이노그램상의 신호 불균형은 영상 재구성 시 인공물을 발생시키는 요인이 된다.

### 1.10.3 여과후 역투영

역투영(backprojection) 기법은 실제 피사체 외에도 피사체 주변 외각에 영상의 농도를 부여한다는 본질적인 문제점을 가지고 있다(그림 1.23, 그림 1.24). 획득하는 프로젝션의 수를 늘려서 실존하지 않는 외각 농도를 줄일 수는 있지만, 지나치게 많은 양의 프로젝션을 획득하면 영상의 흐려짐(blurring) 현상도 불가피하게 동반하게 된다. 이러한 영향이 제대로 이해되고, 수학적으로 분석을 활용함으로써, 역투영 기법을 시행하기 전에 각각의 프로젝션에 적절한 필터링 함수를 적용하면 이러한 흐려짐 현상을 줄일 수 있다[4]. 필터는 콘볼루션을 통해 적용된다. 프로젝션에 필터링 함수를 적용하는 가장 기본적인 예시는 그림 1.26에서 확인할 수 있다.

직관적으로 봤을 때, 필터링 함수의 음의 영역에 속한 신호가 기존 영상에서 양의 영역으로 발생한 흐려진 신호를 상쇄함을 확인할 수 있다. 실용적인 측면에서 보자면, 실제 의료 영상 재구성 시에는 환자가 스캐너 안에 있을 때 실시간으로 상호작용하여 영상을 만들기 때문에, 여과후 역투영 과정은 최대한 효율적으로 빠르게 계산되어야 한다. 지금까지 설명한 대로 프로젝션은 공간 영역에서 필터링되어 여과된 프로젝션 $p'(r, \varphi) * h(r)$을 만들고 수식으로는 다음과 같이 나타낼 수 있다.

$$p'(r, \varphi) = p(r, \varphi) * h(r) \tag{1.18}$$

이러한 수학적 계산 과정은 컴퓨터의 연산 능력을 집중적으로 사용하기 때문에

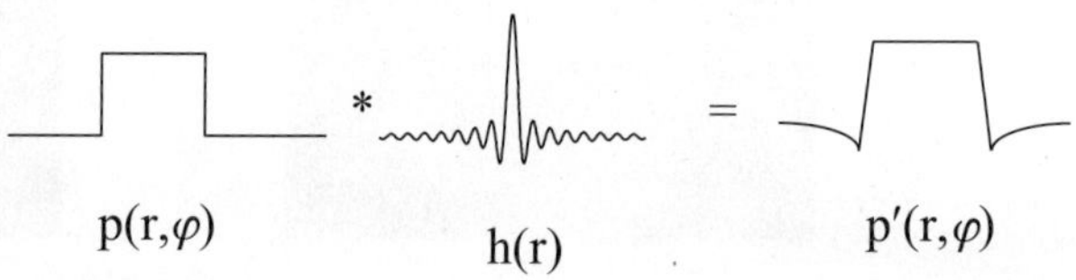


그림 1.26

프로젝션 p(r, φ)와 공간 필터 함수 h(r)의 콘볼루션. 필터링된 프로젝션 p′(r, φ)의 음의 영역은 재구성되어진 영상에서 '별모양 인공물(star artifact)'을 최소화시킨다.

처리시간이 오래 걸린다. 실제 임상에서 여과후 역투영 기법은 공간 주파수 영역에서 FFT(fast Fourier transform)를 사용하여 시행된다. 공간 영역의 콘볼루션은 공간 주파수 영역에서의 곱셈과 같다. 공간 주파수 영역의 곱셈은 공간 영역의 콘볼루션보다 훨씬 빠르게 처리된다. 각각의 프로젝션 p(r, φ)는 r차원을 통해 푸리에 변환되어 P(k, φ)가 되고, P(k, φ)에 H(k)를 곱해 주면 h(r)의 푸리에 변환인 P′(k, φ)를 얻을 수 있다.

$$P'(k, \varphi) = P(k, \varphi)\, H(k) \tag{1.19}$$

여과된 투영, P′(k, φ)는 공간 영역으로 다시 역방향-푸리에 변환되고, 최종 영상 $\hat{f}(x, y)$을 만들기 위해 역투영된다.

$$\hat{f}(x, y) = \sum_{j=1}^{n} F^{-1}\{P'(k, \varphi_j)\} d\varphi \tag{1.20}$$

여기서 $F^{-1}$는 역방향-푸리에 변환이다.

h(r)의 일반적인 형태는 그림 1.26에서, 공간 주파수 영역의 H(k)의 여러 예시는 그림 1.27에서 확인할 수 있다.

셰프-로간 모형(Shepp-Logan phantom)을 스캔한 여과후 역투영의 효과는 그림 1.28에 설명되어 있다. 셰프-로간 모형은 크고 작은 구조물을 동시에 포함하며 영

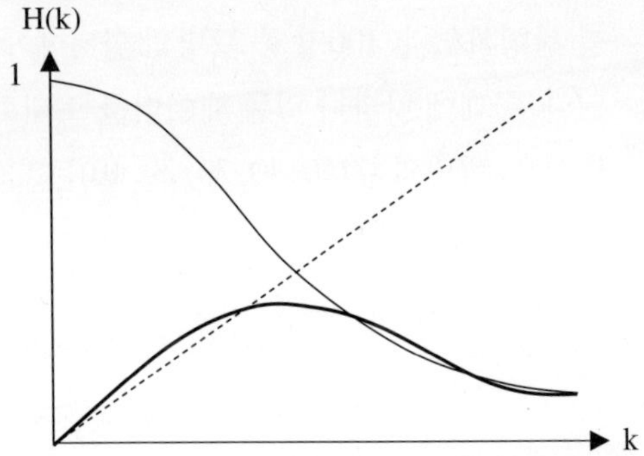


그림 1.27

여과후 역투영 기법을 위해 사용되는 함수들. 라마찬드란-락시미나라야난 필터(Ramachandran-Lakshminarayanan filter, 일명 Ram-Lak filter)[4](점선)는 고주파통과필터를 나타낸다. Hamming 함수 — 최대치에서 최소치로 감소하는 형태의 가는 선은 저주파통과필터, 그리고 두 함수를 결합한 것(굵은 선)으로 대역통과필터를 나타낸다.

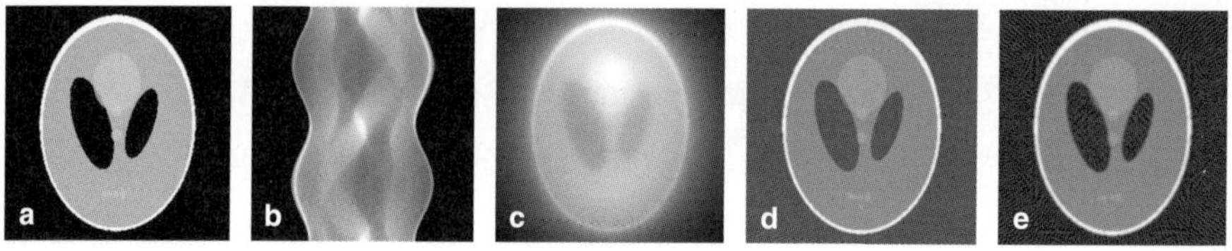


그림 1.28

여과후 역투영의 과정. (a) 셰프–로간 모형. (b) 셰프-로간 모형을 180 프로젝션으로 촬영하여 얻은 사이노그램. (c) 필터링 없이 단순 역투영을 수행하여 재구성한 영상. c의 영상은 매우 높은 SNR 값을 가지지만 흐림 현상(blur)도 함께 나타난다. (d) Ram-Lak 필터를 적용한 필터링 후 역투영으로 재구성된 영상. c의 영상에 비해서 영상 내부의 구성물들을 구분 짓는 경계선들이 명확해졌으나 SNR이 크게 감소하였다. (e) 대역통과필터(그림 1.27 그래프 참조)를 적용해서 재구성한 영상. c~e의 조건 중 원본 피사체를 가장 유사하게 묘사할 수 있다.

상 재구성 알고리즘을 평가하기 위해 일반적으로 사용되는 팬텀이다. 또한 셰프-로간 모형의 다양한 모양은 두개골, 뇌실질 등 여러 조직이 서로 겹치거나 밀집해 있는 뇌 속의 서로 다른 특성을 나타낼 수 있도록 설계되었다.

## 연습문제

### 특이도, 민감도, ROC

**1.1** 새로운 검사 방법을 이용해서 100명의 환자를 대상으로 다발성 경화증 검사를 진행하였다. 100명 중 32명의 환자에게서 실제로 다발성 경화증이 발견되었다. 아래에 나타나 있는 데이터를 토대로 2 × 2 행렬을 완성하고 ROC를 그리시오. 병변의 수(50, 40, 30, 20, 10)는 다발성 경화증을 확진하기 위한 문턱값에 해당한다.

50 lesions

| 2 | 0 |
|---|---|
|   |   |

40 lesions

| 8 | 1 |
|---|---|
|   |   |

30 lesions

| 16 | 3 |
|---|---|
|   |   |

20 lesions

| 22 | 6 |
|---|---|
|   |   |

10 lesions

| 28 | 12 |
|---|---|
|   |   |

**1.2** 질병을 선택하고 그에 적절한 임상 진단법은 (a), (b) 중 어떤 특성이 있어야 하는가?

(a) 높은 민감도이지만 낮은 특이도

(b) 낮은 민감도이지만 높은 특이도

**1.3** ROC 곡선의 형태가 무작위성을 띠는 것은 무엇을 의미하는지 서술하시오. 또한, 이 곡선이 진단적으로 유용한지 여부를 판단하시오.

공간 분해능

**1.4** (a) 그림 1.29에 나타나 있는 1차원 피사체 O(x)와 점확산함수(PSF)들 h(x)를 고려해서 I(x)를 그리시오.

(b) 각 피사체가 높은 공간 주파수, 낮은 공간 주파수, 혹은 둘 다 포함하는지를 서술하시오.

(c) a, b, c, d 중 h(x)의 영향을 가장 많이 받은 피사체를 선택하시오.

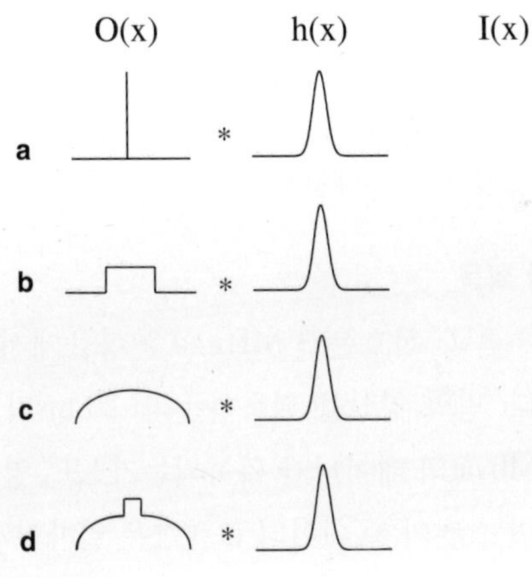


그림 1.29

**1.5** 아래에 주어진 반치전폭(FWHM)과 가우시안 함수의 식을 수학적으로 증명하시오.

$$\text{FWHM} = \left(2\sqrt{2\ln 2}\right)\sigma \cong 2.36\sigma$$

**1.6** 아래 그림에 나타난 콘볼루션 필터(kernel)들을 단일 MTF 그래프로 그리시오.

| 1 | 1 | 1 |
|---|---|---|
| 1 | 4 | 1 |
| 1 | 1 | 1 |

| 1 | 1 | 1 |
|---|---|---|
| 1 | 12 | 1 |
| 1 | 1 | 1 |

| 1 | 1 | 1 |
|---|---|---|
| 1 | 1 | 1 |
| 1 | 1 | 1 |

**1.7** 어떤 종류의 필터가 아래 그림에 나타난 커널을 대체할 수 있는가?

| 1 | 0 | -1 |
|---|---|---|
| 1 | 0 | -1 |
| 1 | 0 | -1 |

**1.8** 연습문제 1.7에 나타나 있는 필터를 사용하여 그림 1.11의 영상의 필터링 후 영상을 계산하시오.

데이터 획득

**1.9** 초음파 신호는 3 MHz 표본화율에서 16-bit ADC를 사용해서 디지털화된다. 만약 영상을 획득하는 데 20 ms가 걸린다면, 각각의 초음파 영상에는 몇 Mbyte의 데이터가 획득되는가? 또, 영상들이 연속적으로 20 s 만에 획득된다면 스캔의 총 데이터 출력량은 얼마인가?

**1.10** 10 kHz를 중심으로 했을 때, 20 kHz의 표본화율에서 데이터가 디지털화되었다면, 어떤 주파수에서 22 kHz의 신호가 나타날 것인가?

**1.11** 아래 제시된 값들을 지닌 아날로그 전압을 20 ms 동안 매 1 ms마다 연속적으로 표본화될 때, 5V, 4-bit ADC의 조건으로 기록된 전압값들의 그래프를 작성하시오. ADC의 노이즈는 획득되는 신호에 비해 매우 작기 때문에 무시할 수 있다고 가정한다. 해당 그래프에 양자화 오류도 함께 작성하시오.

아날로그 전압값: −4.3, +1.2, −0.6, −0.9, +3.4, −2.7, +4.3, +0.1, −3.2, −4.6, +1.8, +3.6, +2.4, −2.7, +0.5, −0.5, −3.7, +2.1, −4.1, −0.4

**1.12** 연습문제 1.11에 사용된 아날로그 전압값들을 사용해서, 5V, 8-bit ADC를 사용해서 기록된 전압값들의 그래프를 작성하시오.

푸리에 변환

**1.13** 그림 1.20의 표본화 시간이 매우 짧아진 경우의 시간, 주파수 영역의 신호를 그리시오.

**1.14** 그림 1.30은 두 개의 서로 다른 2차원 PSF(x, y차원)들의 공간 영역을 나타낸다. 이에 대응하는 2차원 MTF ($k_x$, $k_y$) 공간 주파수 영역을 그리시오. 그리고 별도로 1차원 MTF 대 $k_x$와 MTF 대 $k_y$의 그래프를 그리시오.

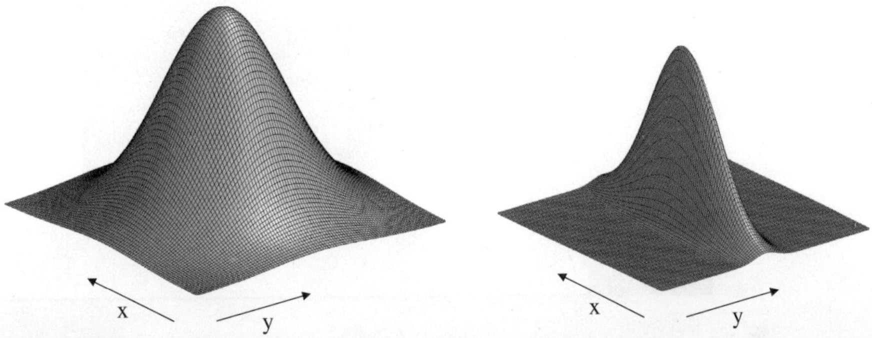


그림 1.30

역투영 기법

**1.15** 그림 1.25에 대해, 사이노그램을 생성할 수 있는 형태를 제시하시오.

**1.16** 그림 1.31의 영상에 대해,

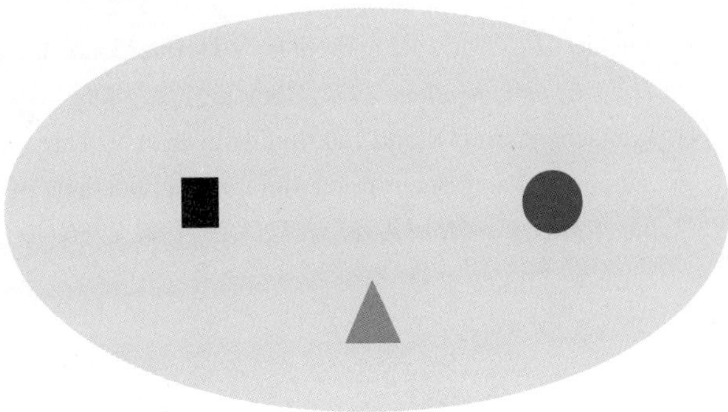

그림 1.31

(a) 0, 45, 90, 135°인 경우의 투영을 그리시오.

(b) 사이노그램 그래프에서 어두운 부분을 고신호(높은 방사선 투과 영역)라고 가정할 때, 물체의 사이노그램을 그리시오.

**1.17** 환자를 스캔했는데 방사성 영역을 발견했다. 이 경우의 사이노그램은 그림 1.32와 같다. 스캔 부위 내에서 방사능이 균일하다고 가정할 경우, 방사능 영역은 어떤 형태를 나타내는지 서술하시오.

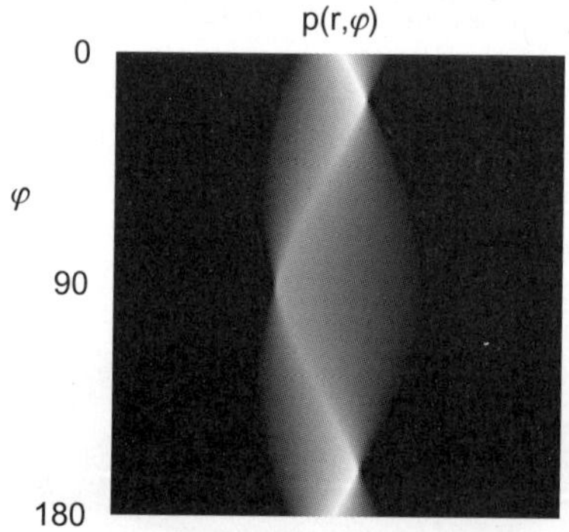


그림 1.32

## 참고문헌


[1] Shannon CE. Communication in the presence of noise. *Proc Inst Radio Engineers* 1949;**37**, 10–21

[2] Nyquist H. Certain topics in telegraph transmission theory. *Trans AIEE* 1928; **47**, 617–44.

[3] Ritchie CR, Candy JC and Ninke WH. Interpolative digital-to-analog converters. *IEEE Trans Communications* 1974; Com-22, 1797–806.

[4] Ramachandran GN and Lakshminarayanan V. Three-dimensional reconstruction from radiographs and electron micrographs: applications of convolutions instead of Fourier transforms. *Proc Natl Acad Sci USA* 1971;**68**, 2236–40.

# 2 엑스선 평면 방사선 촬영과 전산화 단층 촬영

## 2.1 서론

엑스선 평면 방사선 촬영은 급성 상해와 의심되는 만성 질병을 위한 첫 '검사(screening)'를 제공하는 방사선과의 중추 중 하나이다. 평면 방사선 촬영은 급성 상해일 때 뼈 골절의 정도, 폐암/폐기종과 다른 기도 병리학에서 덩어리 존재, 신장 결석의 존재, 위장(GI) 기관의 질병을 평가하는 데 널리 사용된다. 엑스선 검사의 결과에 따라, 좀 더 정밀한 진단을 위해 환자에게 전체 3차원 엑스선 컴퓨터 단층 촬영(CT) 검사를 받도록 권유할 수도 있다.

평면 방사선 촬영과 CT의 기본 원리는 엑스선이 흡수되는 정도가 다양한 조직들에 따라 달라진다는 것이다. 예를 들면, 뼈와 작은 체내 석회 조직은 연조직보다 훨씬 더 효과적으로 엑스선을 흡수한다. 그림 2.1(a)에서 보여지듯이 엑스선원에서 생성된 엑스선은 환자에게 바로 향하게 되고, 환자를 관통한 엑스선은 환자의 바로 아래에 놓인 고체 평판 검출기를 이용하여 감지된다. 감지된 엑스선 에너지는 먼저 빛으로 변환되고, 이어 전압으로 변환된 뒤, 마지막으로 디지털화된다. 디지털 이미지는 엑스선원과 검출기 사이에 놓인 조직의 2차원 투영을 의미한다. 엑스선은 인체를 통과할 때 흡수될 뿐만 아니라 산란될 수도 있는데, 이는 이미지 밝기 대비를 감소시키는 배경 신호를 야기하게 된다. 그러므로 엑스선원에서 검출기까지 직접적으로 통과한 엑스선만이 기록될 수 있도록 그림 2.1(b)와 같은 '산란 방지 격자'를 이용한다. 2차원 평면 엑스선의 예는 그림 2.1(c)에 나타나 있다. 예를 들면, 엑스

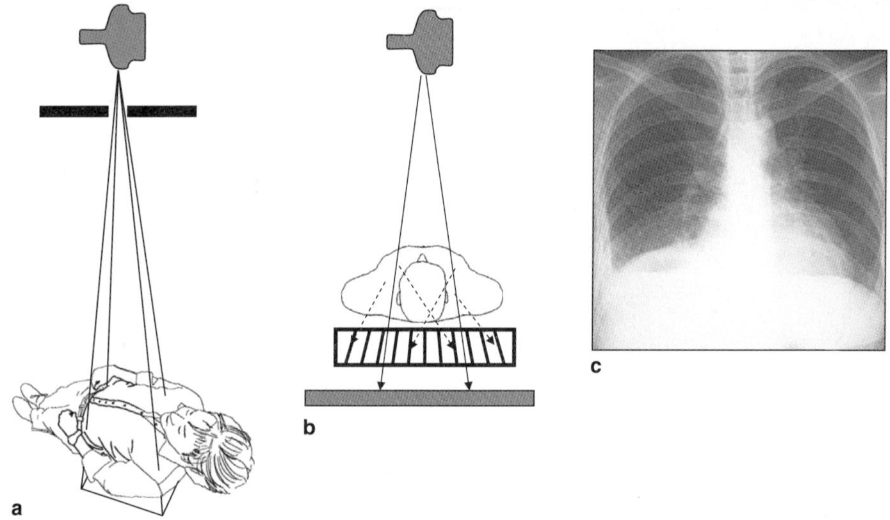


그림 2.1

(a) 평면 방사선 촬영의 구성. 엑스선관에서부터 엑스선 빔이 나와 환자를 조준하여 관통하고, 환자 아래에 놓인 디지털 검출기에 영상을 형성한다. (b) 산란 방지 격자는 영상 밝기 대비를 증가시키기 위해 산란된 엑스선에 의한 효과를 줄이기 위해 검출기 바로 앞에 놓여진다. (c) 흉부를 관통한 평면 방사선 촬영의 예. 뼈는 엑스선을 폐의 연조직보다 훨씬 더 많이 감소시켜서 영상에서 밝은 부분으로 나타난다.

선을 흡수한 뼈(흰 부분)와 엑스선을 거의 흡수하지 않은 폐 조직(어두운 부분) 간의 매우 높은 밝기 대비를 볼 수 있다.

비슷하지만 변형된 기기가 필요한 방사선 촬영의 특별한 응용들은 매우 많다. 예를 들면, 엑스선 형광 투시 검사는 위장관을 따라 통과한 엑스선 조영제를 살펴보기 위해 연속적으로 영상을 얻을 수 있는 기술이다. 디지털 유방 촬영은 일반 엑스선 검사보다 훨씬 적은 엑스선 에너지를 사용하고, 표준 평면 방사선 촬영보다 훨씬 더 정교한 해상도를 갖는 영상을 얻을 수 있다. 계수공제 혈관조영술은 아주 높은 해상도로 혈관 구조의 영상을 얻을 수 있는 기술이다.

많은 임상 진단에서, 신체 특정 부위의 전체 3차원 영상을 얻는 것은 필수적이다. 예를 들어 두부 외상 환자의 경우, 외상의 위치와 크기가 아주 정교하게 확인되어야 한다. 폐와 주변 장기들의 영상의 경우, 2차원 평면 방사선 촬영은 다른 조직들이 너무 많이 겹쳐서 유용하지 않다. CT의 기본 원리는, 현대 다중 검출 나선형 스캐너의 실물 사진과 함께 그림 2.2에 나타나 있다. 엑스선원과 여러 층의 엑스선

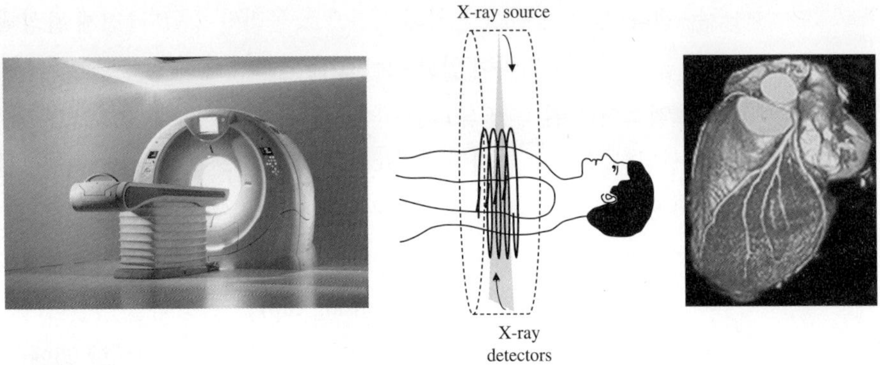


그림 2.2

(왼쪽) 최신 나선형 CT 스캐너. (가운데) 환자가 빔을 천천히 관통해 가는 동안, 엑스선관과 여러 개의 검출기(일반적으로 수백 개가 서로서로 병렬로 정렬되어 있다)가 같이 회전한다. 2차원적 회전과 1차원적 평행 이동이 전체 3차원 데이터 세트를 빠르게 얻을 수 있도록 한다. (오른쪽) 외부의 심장 동맥이 드러나 있는 인간의 심장에 대한 3차원 CT 데이터 세트의 표면 모델의 예.

검출기(a bank of X-ray detector)가 환자 주위로 동시에 회전한다. 회전 속도는 한 번의 공전이 1초보다 적게 걸릴 만큼 빠르다. 회전 동안 일련의 1차원 투영을 얻고, 이를 이용하여 2차원 영상을 형성하기 위해 재구성된다. 영상을 얻는 동안 환자를 수평 방향으로 움직여 세 번째 차원을 얻게 되는데, 이때 하나가 아닌 여러 개의 검출기 열(현재 최대 320개)이 수평 방향으로 놓여 있다. 이러한 형태의 최신 다중 검출기 나선형 스캐너를 이용하여, 매우 높은 해상도를 가지는 다량의 영상을 매우 빠르게 얻을 수 있다. 그림 2.2는 심장 동맥의 절묘한 시각화와 함께 심장의 3차원 이미지의 예도 보여 준다. 평면 방사선 엑스선과 비교했을 때 CT의 유일한 단점은 방사선량이 매우 높다는 것이다.

## 2.2 엑스선관

평면 방사선 촬영과 CT 모두 엑스선원이 엑스선관(X-ray tube)으로 알려진 특수 장비이다. 엑스선관의 실물 사진과 주요 구성 요소에 대한 개략도가 그림 2.3에 나타나 있다. 엑스선 시스템의 모든 구성 요소는 진공 용기 안에 들어가 있다. 진공 용기는 냉각 및 전기 절연을 위해 기름으로 둘러싸여 있다. 전체 완성체는 유리창이 달린 납 차폐로 둘러싸여 있고 이를 통해 엑스선 빔이 방출된다.

엑스선은 금속 표적(target)의 표면에 부딪히는 높은 에너지의 전자 빔에 의해 생성된다. 음으로 충전된 음극(cathode)이 이 전자들의 원천이며, 전류가 흐르는 얇은 텅스텐선의 작은 나선으로 구성되어 있다. 전선의 온도가 ~2200°C가 되면, 전자는 금속 표면에서 떨어질 충분한 에너지를 가지게 된다. 집속된 전자 빔을 얻기 위해서, 음으로 충전된 '집속관(focusing cup)'으로 음극을 감싼다. 큰 양의 전압이 인가된 금속 표적은 양극(anode)이 된다. 양극과 음극 사이에 25에서 140 kV 사이의 (임상 연구의 특정 유형에 따라 달라진다) 전위차가 인가되면, 음극에서 생성된 전자가 양극으로 끌려가듯이, 높은 속도로 양극 표면을 때린다. 이러한 전위차를 가속 전압(accelerating voltage) 또는 kVp라 한다.

높은 에너지의 전자가 양극 표면을 때릴 때, 운동 에너지의 일부는 2.3절에서 자세히 다루게 될 메커니즘(mechanism)에 의해 엑스선으로 변환된다. 금속 양극은 엑스선을 충분히 생성할 수 있어야 하고, 또 생성되는 매우 높은 온도도 견딜 수 있어야 한다. 효율성 측면에서, 금속 표적의 원자 번호가 높을수록, 엑스선을 생산하는 효율성은 더 높아진다. 가장 많이 사용되는 금속은 높은 원자 번호(74)이면서 녹는점이 3370°C인 텅스텐(tungsten)이다. 텅스텐이 열전도율도 좋고 낮은 증기압을 가진다는 것 이외에도, 엑스선관 안을 강력한 진공 상태가 되도록 하여, 양극과 음극 사이에 막힘없는 경로로 전자를 공급한다. 이와 같은 텅스텐의 높은 효율성에도 불구하고 전자 에너지의 약 1%만 엑스선으로 변환되고 나머지는 열(heat)

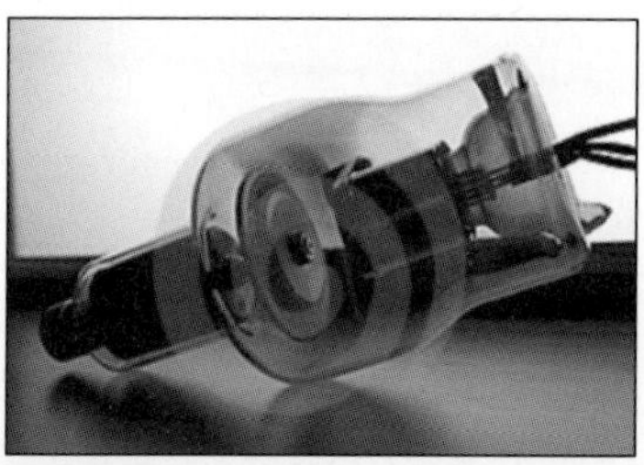

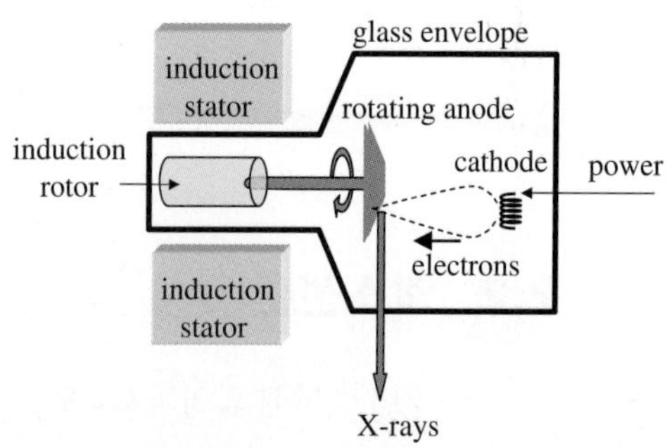


그림 2.3

(왼쪽) 진공 유리로 봉합된 엑스선관. (오른쪽) 엑스선관의 개별 소자.

로 소멸된다. 양극의 텅스텐 표적은 0.7 mm 정도의 두께이고, 국부적인 발열을 줄이기 위해 높은 속도(~3000rpm)로 회전하는 원통형 디스크를 형성한다. 그림 2.3과 같이 회전력은 유도 회전자(induction rotor)와 고정자(induction stator)의 조합으로부터 나온다. 실제로, 표적의 여분의 기계적 안정성을 위해 텅스텐-레늄(2−10% rhenium) 합금이 사용된다. 앞에서 말한 바와 같이, 디지털 유방 촬영은 매우 낮은 에너지의 엑스선이 필요하고, 이러한 유형의 응용 분야에서는 양극의 금속으로 텅스텐보다는 몰리브덴(molybdenum)이 더 좋다.

좁은 전자 빔을 생성하기 위해, 음극 필라멘트(filament) 주위로 음으로 충전된 집속관을 세운다. 사실 많은 엑스선관은 길이가 다르면서 각각 집속관을 가진 두 개의 음극 필라멘트로 이루어져 있다(그림 2.4).

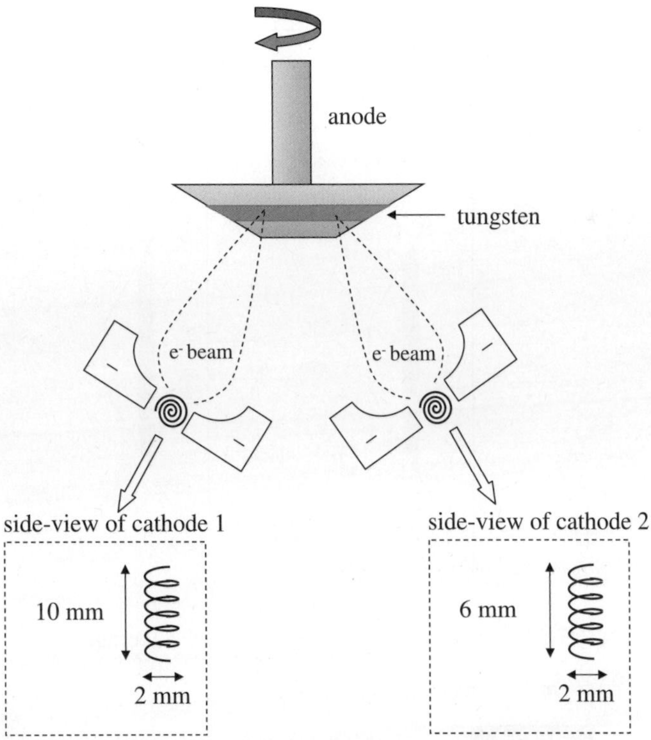


**그림 2.4**

회전하는 양극을 때리는 전자 빔 모양의 집속관의 효과를 보여 주는 상면도. 특정 응용 분야에 따라 더 넓거나 좁은 빔을 생성하는 두 개의 음극(측면에 확대한 그림)이 있다. 생성된 엑스선 빔의 방향은 이 책을 읽고 있는 독자 쪽을 향하게 된다.

엑스선이 생성되는 명확한 작은 영역을 얻기 위해 양극이 8°와 17° 사이의 각도(보통 12–15°)로 기울어져 있다. 그림 2.5(a)에서 보듯이, 각이 작을수록 유효 초점 크기(effective focal spot size, f)는 작아지고, 다음과 같이 나타낼 수 있다.

$$f = F \sin \theta, \tag{2.1}$$

여기서 θ는 베벨각(bevel angle)이고, F는 전자 빔의 너비이다. 유효 초점 크기 값은 디지털 유방 촬영인 경우 0.3 mm, 평면 방사선 촬영과 컴퓨터 단층 촬영의 경우는 0.6에서 1.2 mm까지의 범위를 가진다. 기울기 각도는 그림 2.5(b)와 같이, 엑스선 빔의 적용 범위에도 영향을 미치는데, 다음과 같이 나타낼 수 있다.

$$\text{Coverage} = 2(\text{source} - \text{patient distance}) \tan \theta \tag{2.2}$$

실제로, 엑스선 빔은 '양극-말단(anode-end)'보다 '음극-말단(cathode-end)'에서 더 높은 강도를 가진다(경사 효과, 또는 힐 효과(heel effect)라고도 한다). 이 효과는

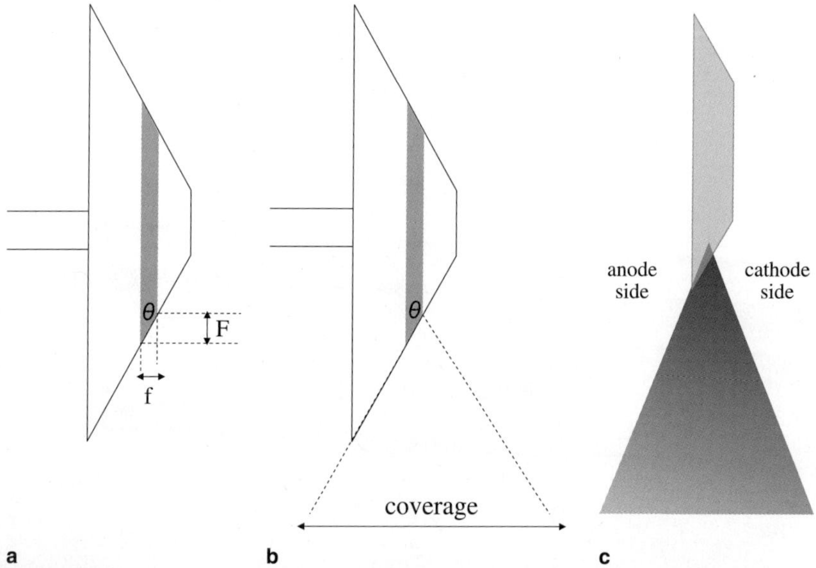


**그림 2.5**

(a) 전자 빔의 너비(F) 함수로서 유효 초점 크기(f)에서 베벨각(θ)의 영향. (b) θ의 엑스선 빔의 적용 범위에 미치는 효과. (c) 경사 효과 그림. 엑스선 강도가 빔의 '음극 측면(cathode side)'이 '양극 측면(anode side)'보다 더 크기 때문에 (양극 측면의 엑스선은 관에서 나가기 전에 양극 자체를 더 통과해야 하므로) 훨씬 더 많이 감쇠된다.

엑스선이 표적 그 자체를 통과하는 거리가 다르기 때문에 나타난다. 이 거리는 표적의 음극 측보다 양극 측에서 생성된 엑스선이 더 길고(그림 2.5(c)), 결과적으로 표적 자체 내에서 엑스선 흡수를 더 많이 하게 된다. 이는 평면 방사선 촬영의 한쪽 측면에서의 신호 강도와 다른 측면에서의 강도가 다름을 뜻한다. 이 현상을 보정하기 위해 영상 처리 알고리즘을 사용할 수도 있지만, 실제로 경사 효과가 영상 진단 품질을 현저히 나쁘게 하지는 않는다.

엑스선 영상을 작동하기 위해서 세 가지 변수를 고려해야 한다. 즉 그것은 가속 전압(kVp), 관전류(tube current, mA), 그리고 노출 시간(exposure time)이다. 음극에서부터 양극으로 흐르는 전류는 보통 평면 방사선 촬영인 경우 50에서 400 mA 정도이고, CT의 경우는 1000 mA까지도 가능하다. 가속 전압 값은 디지털 유방 촬영인 경우 약 25 kV부터 뼈와 가슴 촬영의 경우 약 140 kV까지 다양하다. 가속 전압과 관전류 값의 실제 한계치는 특정 엑스선관의 전력 등급(0.1초의 노출 시간 내에 소비된 최대 전력)에 따라 조절된다. 예를 들면, 10 kW 전력 등급을 가진 관은 약 78 ms 동안 1 A의 관전류로 125 kV의 가속 전압에서 동작할 수 있다. 높은 관출력(tube output)을 얻기 위한 엑스선원의 성능은 양극의 발열에 의해 극도로 제한된다. 양극에서 생성된 열은 튜브 하우징(housing)으로 전달되고, 하우징을 둘러싼 절연 오일(insulating oil)에까지 전달된다. 하우징 내의 냉각수나 절연 오일을 지속적으로 순환시킴으로써 추가적인 발열을 막을 수 있다.

## 2.3 엑스선 에너지 스펙트럼

엑스선관은 그림 2.6에 나타낸 바와 같이 가속 전압에 의해 주어진 최댓값까지, 광범위의 에너지를 가진 엑스선을 방출한다. 스펙트럼은 엑스선 에너지의 함수로써 생성된 엑스선의 상대적인 수의 그래프로 나타낸다. 특정 엑스선 에너지에 해당하는 엑스선의 상대적인 숫자는 서로 다른 모든 에너지의 가중 평균을 나타내고, 통상적으로 가속 전압 값의 약 2/3이다.

어느 엑스선이 방출되느냐에 따라 두 개의 서로 다른 메커니즘이 있다. 하나는 에너지가 넓게 퍼지는 것으로 나타나고, 나머지 하나는 뚜렷한 선으로 나타나며,

두 가지 모두 그림 2.6에 나타나 있다. 첫 번째 메커니즘은 양극을 형성하는 금속 원자의 핵에 근접해서 지나가면서 양이온으로 충전된 핵의 인력에 의해 원래의 궤적으로부터 벗어난 전자(electron)와 관련 있다. 이 편향은 전자의 운동 에너지 손실로 나타나고, 이 운동 에너지 손실이 엑스선으로 변환된다. 엑스선이 가질 수 있는 최대 에너지는 엑스선으로 변환된 전자의 운동 에너지, 즉 가속 전압(kVp) 값과 일치한다. 전체 원자에 비해 크기가 작은 핵을 감안하면, 전자가 단지 부분적인 에너지 손실을 겪게 되므로 엑스선 에너지의 넓은 스펙트럼이 만들어지는데, 이를 일반 방사선(general radiation) 또는 브렘스트라룽 방사선(bremsstrahlung radiation, 독일에서는 제동 방사선(braking radiation))이라 한다. 비록 분포는 에너지에 대해서 거의 선형적으로 감소하지만, 그림 2.6의 왼쪽 부분에서 보여 주듯이 매우 낮은 에너지의 엑스선의 많은 부분이 엑스선관 자체의 하우징에 의해 흡수된다.

예리한 정점(sharp peak)도 엑스선 에너지 스펙트럼에 나타나 있고, 이러한 정점에서 나타난 에너지는 양극에 사용된 특정 금속의 특징이므로 '특성 방사(character-

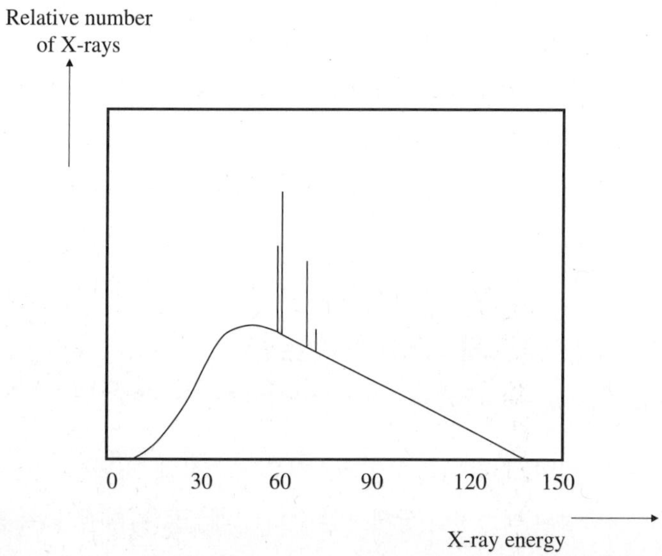


그림 2.6

140 kVp에서 작동하는 텅스텐 양극의 엑스선관으로부터 방출된 빔의 에너지 스펙트럼. 매우 낮은 에너지는 관 자체에 의해 흡수된다. 특성선(characteristic line)은 일반 방사선으로부터의 넓은 에너지 분포에 중첩하여 예리한 선처럼 나타난다.

istic radiation)'라 한다. 만약 음극에서 가속된 전자가 양극에 존재하고, K-전자각(K-shell)에 단단히 묶인 전자와 충돌하면, 이 묶인 전자가 튀어나오고 K-전자각에 있는 '정공(hole)'은 그림 2.7과 같이 바깥(L이나 M) 전자각에 있는 전자로 채워진다. 안쪽 껍질과 바깥 껍질에 있는 전자들 사이의 결합 에너지 차이는 고유 에너지와 함께 단일 엑스선으로 방출된다.

앞에서 설명한 대로, 양극으로 가장 흔하게 사용되는 금속은 텅스텐과 몰리브덴이다. 텅스텐의 경우, K-전자각 전자는 69.5 keV의 결합 에너지를 가진다. L-전자각은 10.2에서 12.1 keV 사이의 결합 에너지를, M-전자각은 1.9에서 2.8 keV의 결합 에너지를 가진다. 그러므로 L-전자각에서 K-전자각으로 전자가 전이하는 경우의 특성 엑스선은 약 59 keV를, M-전자각에서 K-전자각으로 전자가 전이하는 경우는 약 67 keV의 에너지를 가진다. 이것은 그림 2.6에서 예리한 정점으로 보인다. 몰리브덴인 경우, K-, L-, 그리고 M-전자각의 결합 에너지는 각각 20, 2.5−2.8, 0.4−0.5 keV이다. 대응되는 에너지 스펙트럼은 디지털 유방 촬영에 대해 알아보는 2.10.2절에서 살펴보도록 하자.

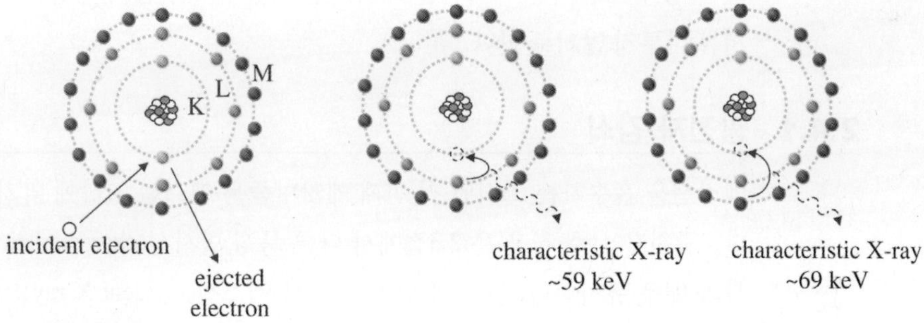


그림 2.7

엑스선관의 금속 양극으로부터 특성 방사의 발생과 연관된 일련의 결과. (왼쪽) 음극에서 높은 에너지를 가진 전자가 양극에 있는 금속 표적으로부터 안쪽 전자를 빼낸다. 바깥 전자각에 있던 전자가 안쪽 전자각에 생긴 정공을 채우고, 안쪽과 바깥 전자각의 전자들 간의 결합 에너지 차가 방출되는 특성 엑스선으로 변환된다. 바깥 전자각의 전자는 L-전자각(가운데) 또는 M-전자각(오른쪽)에서부터 올 수 있고, 결과적으로 두 개의 다른 특성 엑스선 에너지가 나타난다.

## 2.4 신체와 엑스선의 상호 작용

SNR(signal-to-noise ratio, 신호대잡음비)과 CNR(contrast-to-noise ratio, 대조대잡음비)이 높은 영상을 얻기 위해서는 충족해야 할 세 가지 기본 기준이 있다. 즉, (i) 높은 SNR을 얻기 위해서는 충분한 엑스선이 신체를 통과하여야 한다, (ii) 높은 CNR을 얻기 위해서 조직 유형에 따라 엑스선 흡수가 충분히 달라야 한다, (iii) 엑스선이 신체를 통과할 때 알 수 없는 각도로 산란된 엑스선을 제거할 수 있는 방법이 있어야 한다. 진단 엑스선 영상에 사용된 에너지에는 엑스선이 조직과 상호 작용하는 두 가지 메커니즘이 있다. 첫 번째 메커니즘은 특히 뼈와 연조직 간의 차등 감쇠(differential attenuation)가 있는 광전자 상호 작용이다. 두 번째 메커니즘은 본 궤도에서 벗어난 엑스선을 포함한 콤프턴 산란(Compton scattering)이다. 엑스선 에너지는 줄지만, 산란된 엑스선은 검출기에 도달하는 데 충분한 에너지를 가지고 있을 수 있다. 콤프턴 산란된 엑스선은 임의의 배경 신호를 만들기 때문에 CNR을 향상시키기 위해서는 이를 최소화시켜야 한다. 조직과 엑스선이 상호 작용하는 다른 여러 가지 메커니즘이 있지만(예를 들면 간섭성 산란(coherent scattering)), 임상 방사선 촬영에 사용되는 에너지를 고려하면 이들 메커니즘의 영향은 미미하여 여기에서는 다루지 않기로 한다.

### 2.4.1 광전자 감쇠

엑스선을 흡수하는 조직인 첫 번째 메커니즘은 엑스선 영상에 밝기 대조를 제공한다. '광전자 상호 작용'은 2.3절에서 다룬 특성 방사선(characteristic radiation)의 현상과 매우 유사하다. 첫 번째 단계는 입사 엑스선(incident X-ray)의 에너지가 조직으로 흡수되어 단단히 결합된 전자가 K-나 L-전자각으로부터 방출되는 것이다(그림 2.8). 방출된 전자는 입사 엑스선의 에너지와 전자의 결합 에너지의 차이와 같은 에너지를 가진다. 두 번째 단계는 높은 에너지 레벨의 전자가 그 '정공(hole)'을 두 전자의 결합 에너지의 차이와 동일한 에너지를 가진 '특성(characteristic)' 엑스선의 방출로 채운다. 이 특성 엑스선은 최대 수 keV인 매우 낮은 에너지를 가지고 조직에 흡수된다. 그러므로 조직에서 광전자 효과의 전체 결과는 입사 엑스선은 완전히 흡수되어 검출기에 도달하지 않는다는 것이다. 광전자 상호 작용 관점에서, 조직에

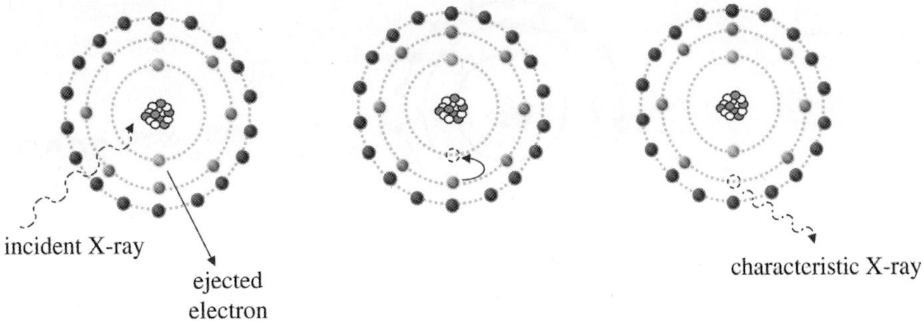


그림 2.8

입사 전자와 조직 간의 광전자 상호 작용은 안쪽 전자각에 있는 전자가 방출되는 것과(왼쪽), 바깥 전자각에 있는 전자가 안쪽 전자각의 정공을 채우는 것(가운데), 그리고 결합 에너지 차이가 특성 엑스선으로 전환되는 것을 포함한다. 이 엑스선은 매우 낮은 에너지를 가지고 조직 내에서 약 1 mm 정도 이동한 뒤 흡수된다.

서 가장 중요한 요소의 전자 구성은, 탄소(K2, L4), 산소(K2, L6), 칼슘(K2, L8, M8, N2)이다.

광전자 상호 작용 발생 확률($P_{pe}$)은 입사 엑스선의 에너지(E), 조직의 유효원자번호(effective atomic number, $Z_{eff}$), 그리고 조직의 밀도(ρ)에 따라 달라진다.

$$P_{pe} \propto \rho \frac{Z_{eff}^3}{E^3}. \tag{2.3}$$

조직의 유효원자번호는 ~7.4, 지방질은 ~6.9, 그리고 뼈는 ~13.8이다(높은 값은 대부분 칼슘의 존재 때문이다). 상대 밀도는 1:0.9:1.85이다. 식 (2.3)에서 볼 수 있듯이, 광전자 효과는 낮은 에너지에서 뼈(높은 감쇠)와 연조직(낮은 감쇠) 사이의 높은 밝기 대비를 가져오지만, 엑스선 에너지가 증가할수록 그 밝기 대비는 줄어든다. 이 내용은 2.5절에서 좀 더 설명될 예정이다.

### 2.4.2 콤프턴 산란

콤프턴 산란(Compton scattering)은 입사 엑스선과 조직에서 원자핵의 바깥 전자각에 약하게 결합된 전자 사이의 상호 작용을 일컫는다. 콤프턴 산란에서 적은 양의 입사 엑스선 에너지가 약하게 결합된 전자로 전달된다. 추가되는 에너지로, 전자는

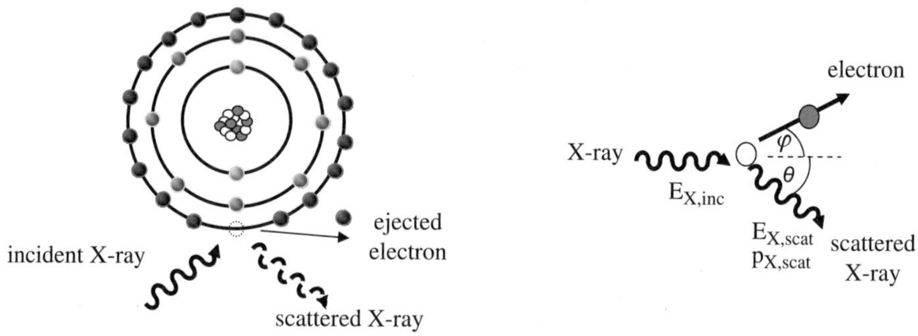


그림 2.9

입사 엑스선의 콤프턴 산란은 조직의 분자(molecule)로부터 방출된 바깥 전자각 전자(왼쪽)와, 초기 궤도에 비해 각만큼 산란된 엑스선(오른쪽)을 포함한다.

방출되고, 엑스선은 원래의 경로에서 각만큼 방향을 바꾸게 된다(그림 2.9).

산란된 엑스선의 에너지는 운동량(momentum)과 에너지 보존 법칙을 적용하여 계산할 수 있다. 표준 콤프턴 식은 입사 엑스선과 산란된 엑스선 간의 파장의 변화를 계산하는데, 이는 다음과 같다.

$$\Delta\lambda = \frac{h}{m_0 c}(1 - \cos\theta), \tag{2.4}$$

여기서 $m_0$는 방출된 전자의 정지 질량(rest mass), c는 빛의 속도이다. 파장의 변화는 관련된 에너지 손실($\Delta E$)로 쉽게 변환될 수 있다.

$$\Delta E = E_{X,inc} - E_{X,scat} = \frac{hc}{\lambda_{inc}} - \frac{hc}{\lambda_{scat}}. \tag{2.5}$$

산란된 엑스선의 에너지는 다음과 같다.

$$E_{X,scat} = \frac{E_{X,inc}}{1 + \left(\frac{E_{X,inc}}{mc^2}\right)(1 - \cos\theta)}. \tag{2.6}$$

그림 2.10은 70 keV의 입사 에너지에 대한 산란된 엑스선 에너지와 산란 각도에 대한 그래프이다. 그래프로부터 알 수 있듯이, 엑스선의 에너지는 상당히 큰 편향각에도 불구하고 매우 작은 양으로 감소하고, 신체를 통과하여 마치 산란이 전혀 일어나지 않은 주요(primary) 방사선처럼 감지될 것이다. 물론 산란 각이 매우 크다

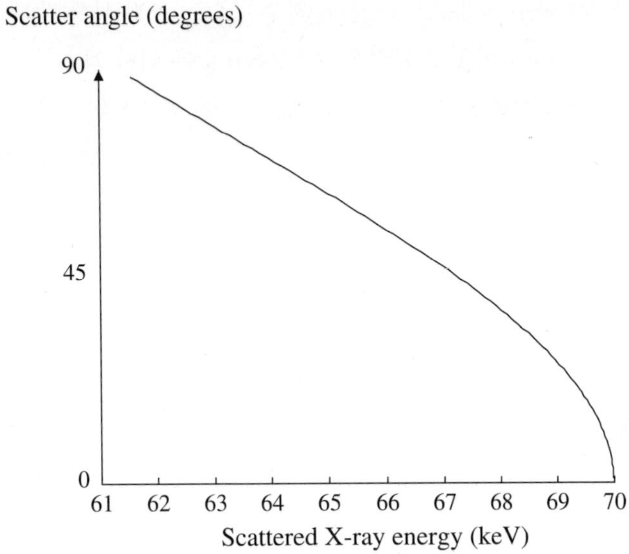


그림 2.10

70 keV 입사 에너지의 산란 각도의 함수로서 콤프턴 산란된 엑스선의 에너지.

면, 산란된 엑스선의 궤도는 검출기를 벗어날 것이고, 엑스선은 사실상 약화될 것이다.

엑스선이 콤프턴 산란을 진행할 가능성은 원자 번호와 관계없이 무엇보다 조직 전자 밀도에 비례하고, 입사 엑스선의 에너지에 대해서는 아주 조금 관련이 있다.

낮은 엑스선 에너지에서는 광전자 효과가 콤프턴 산란보다 우세하다. 뼈의 $Z_{eff}$가 조직보다 약 두 배 정도 크기 때문에, 뼈에서의 감쇠가 조직에서보다 훨씬 크게 일어나고, 조직의 밝기 대비가 뛰어나게 된다. 그러나 보다 높은 엑스선 에너지에서는 콤프턴 산란의 효과가 훨씬 우세하여 밝기 대비가 떨어지게 되는데, 이는 다음 절에서 자세히 살펴보도록 한다.

## 2.5 엑스선 선형과 질량 감쇠 계수

신체를 통과한 엑스선의 감쇠는 실험을 통해 확인한 결과 이동한 거리에 대해 지수 함수 형태로 나타난다. 지수 함수는 조직 선형 감쇠 계수(tissue linear attenuation coefficient, μ)로 규정할 수 있다. μ 값은 입사 엑스선의 에너지에 따라 달라진다. 그러므로 조직의 특정 두께(x)를 통과한 엑스선의 수(N)를 표현하면 다음과 같다.

$$N = N_0 e^{-\mu(E)x}, \tag{2.7}$$

여기서 $N_0$는 입사 엑스선의 수이다. μ 값은 광전자 흡수와 콤프턴 산란 각각이 미치는 영향의 합이다.

$$\mu(E) = \mu(E)_{\text{photoelectric}} + \mu(E)_{\text{Compton}}. \tag{2.8}$$

조직에서의 엑스선 감쇠는 질량 감쇠 계수(mass attenuation coefficient, μ/ρ)로 가장 많이 규정되고 있으며, $cm^2g^{-1}$ 단위로 측정된다. 그림 2.11은 입사 엑스선 에

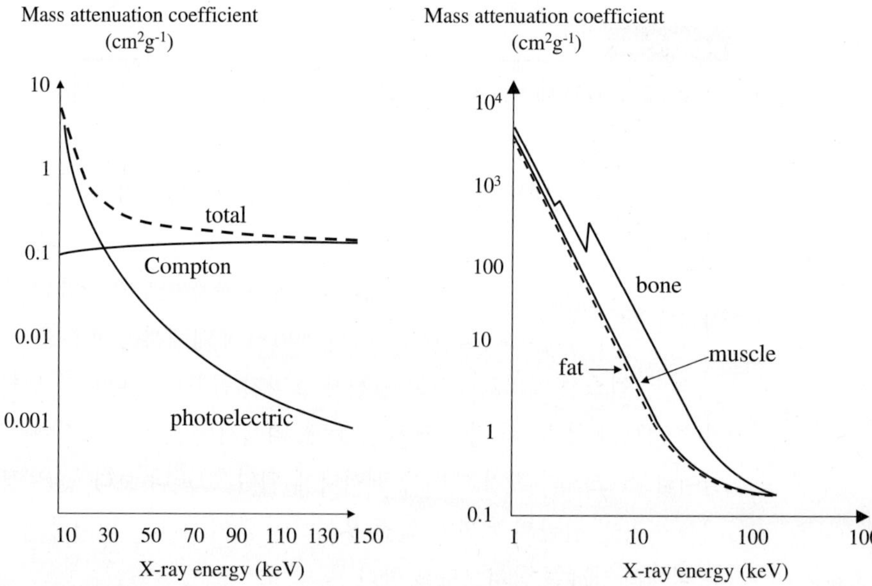


**그림 2.11**

(왼쪽) 광전자 감쇠와 콤프턴 산란 각각의 효과를 더하여 총 조직의 선형 감쇠 계수(linear attenuation coefficient)를 구한다(구체적인 데이터는 물을 예로 든 것이다). 광전자 효과의 영향은 엑스선 에너지가 낮을 때 우세하지만, 콤프턴 산란은 높은 에너지에서 보다 중요하게 다뤄진다(오른쪽). 지방질, 근육과 뼈의 질량 감쇠 계수(mass attenuation coefficient)를 엑스선 에너지 함수로 나타낸 것이다.

너지의 함수로서 광전자와 콤프턴 상호작용의 상대적인 영향을 보여준다. 앞에서 설명한 대로, 광전자 상호 작용의 영향은 보다 낮은 에너지에서 우세한 반면, 콤프턴 산란은 보다 높은 에너지에서 우세하다.

그림 2.11은 뼈, 연조직, 그리고 지방질의 질량 감쇠 계수를 입사 엑스선의 함수로 보여준다. 낮은 입사 엑스선 에너지에서 뼈가 가장 높은 질량 감쇠 계수를 가지는데, 이는 광전자 상호 작용이 널리 퍼져 있고, 뼈의 유효원자번호(13.8)가 조직(7.4)이나 지질(6.9)에 비해서 높기 때문이다. 엑스선 에너지가 증가함에 따라 질량 감쇠 계수의 값들이 모든 조직에서 급격히 작아진다. 엑스선 에너지가 약 80 keV보다 큰 경우, 뼈와 조직의 질량 감쇠 계수의 차이는 2배보다 작다. 또, 연조직과 지방의 유효원자번호가 비슷하기 때문에 감쇠 계수의 차이는 상대적으로 거의 없다.

그림 2.11에서 중요한 것은 두 가지 구분되는 에너지에서 뼈의 흡수 계수에 예리한 불연속 지점이 있다는 것이다. 이 현상은 K-경계(K-edge)라 한다: 특정 원자(뼈의 경우 칼슘)의 K-전자각 결합 에너지보다 조금 높은 에너지에서, 광전자 상호 작용의 확률이 보통 5~8배로 급격하게 증가한다. 이러한 불연속 지점을 제외하면 뼈의 감쇠는 근육이나 지질의 감쇠와 매우 유사해 보인다. K-경계 현상은 엑스선 조영제와 엑스선 검출기 설계 둘 모두에서 중요한데, 이에 대해서는 이 장의 뒷부분에서 다루기로 한다.

또한 조직의 감쇠 특성은 엑스선 빔의 강도가 반으로 감소되는 조직의 두께인 반가층(half-value layer, HVL) 관점에서 서술될 수 있다. 식 (2.7)로부터, HVL 값은 (ln 2)/μ로 주어진다. 예를 들면, 100 keV의 엑스선 에너지에서 근육의 HVL은 3.9 cm이고, 뼈의 경우는 2.3 cm인데, 30 keV(유방 촬영술과 관련 있는)에 대응되는 값은 각각 1.8 cm와 0.4 cm이다.

**예제 2.1** 만약 가슴의 두께가 20 cm라면, 입사 엑스선 에너지가 70 keV일 때 가슴 부위를 통과한 엑스선은 얼마인지 백분율로 나타내시오. 이때, HVL 값의 경우 근육이 3.5 cm, 뼈는 1.8 $cm^{-1}$이고, 뼈의 두께는 4 cm, 조직의 두께는 16 cm라고 가정한다.

**풀이** 근육의 경우 μ의 값이 (ln 2)/3.5~0.2 $cm^{-1}$로 주어졌다. 조직의 두께가 16 cm이므로,

$$\frac{N}{N_0} = e^{-(0.2)16} = 0.04.$$

뼈의 경우 μ의 값이 (ln 2)/1.8 ~ 0.4 $cm^{-1}$로 주어졌다. 뼈의 두께가 4 cm이므로,

$$\frac{N}{N_0} = e^{-(0.4)4} = 0.2.$$

그러므로 전체 비율은 100 × (0.2 × 0.04) = 0.8%이다.

## 2.6 평면 방사선 촬영을 위한 기기 장치

엑스선관 외에, 평면 엑스선 방사선 촬영 시스템의 다른 기본 구성 요소는 다음 세 가지이다. (i) 환자 방사선량과 콤프턴 산란된 엑스선의 양을 줄이기 위한 조준기(collimator), (ii) 산란된 엑스선들이 영상에 추가적인 영향을 미치는 것을 줄이기 위한 산란 방지 격자(anti-scatter grid), (iii) 전송된 엑스선의 에너지를 빛으로 변환시키는 디지털 검출기. 이때 빛은 광다이오드를 이용하여 전압으로 변환되고, 이 전압은 1장에서 언급했듯이 아날로그-디지털 변환기(analogue-to-digital converter, ADC)를 이용하여 디지털화된다.

### 2.6.1 조준기(collimator)

엑스선관으로부터 나오는 엑스선 빔의 적용 범위는 2.2절에서 살펴본 대로 엑스선관 양극의 베벨각에 의해 결정된다. 빔이 환자에 도달할 때쯤이면, 빔은 영상화될 FOV(field-of-view)보다 훨씬 더 넓어질 수 있다. 이는 두 가지 원치 않는 효과를 가지는데, 첫 번째 효과는 환자 방사선량이 불필요하게 높다는 것이다. 두 번째 효과는 영상에 영향을 미치는 콤프턴 산란된 엑스선의 수 또한 불필요하게 증가하는데, 그 이유는 엑스선이 FOV 외부에 있는 조직과 상호 작용을 하고, 또한 산란되면서 감지되기 때문이다. 영상 FOV로의 빔의 차원을 제한하기 위해서 조준기(또는 빔-제한기(beam-restrictor))를 엑스선원과 환자 사이에 위치시킨다. 조준기는 여러 층

의 납으로 구성되는데, 빔을 1차원이나 2차원으로 제한하기 위해 서로 겹쳐질 수 있다.

### 2.6.2 산란 방지 격자

콤프턴 산란된 엑스선은 공간 정보가 없이 영상 밝기 대비를 떨어뜨리는 배경 신호를 만든다. 예를 들면, 그림 2.12는 사람의 골반 모델의 엑스선 영상을 보여 준다. 모델에서 '뼈' 주위는 공기만 있기 때문에 영상에서 검은 색이 되어야 한다. 그렇지만 콤프턴 산란으로 인해 뼈에 가까운 부분이 높은 밝기로 나타난다.

2차 방사선으로 인한 영향을 줄이기 위해, 산란 방지 격자는 환자와 엑스선 검출기 사이에 놓여진다. 특정 제조업체들은 이 격자를 검출기 자체에 포함시켰는데, 예를 들면 2.7.1절에서 다룰 전산화 방사선 촬영(computed radiography, CR)과 같은 경우다. 이 격자는 그림 2.13과 같이 조각들 사이의 구분자(spacer)로 이용되는 알루미늄이 포함된 납 박편의 평행 조각으로 구성된다. 산란 방지 격자는 그림 2.5(b)와 같이 엑스선 빔이 사실 약간 확산(diverge)하기 때문에 격자로부터 ~180 cm 초점을 가진 동일한 확산각(diverging angle)으로 제조될 수 있다. 콤프턴 산란의 영향이 감소하는 각도는 납 조각의 두께(thickness, t), 길이(length, h), 간격(separation, d)에 의해 좌우된다. 격자는 다음에 주어진 격자 비(grid ratio)와 격자 주파수(grid

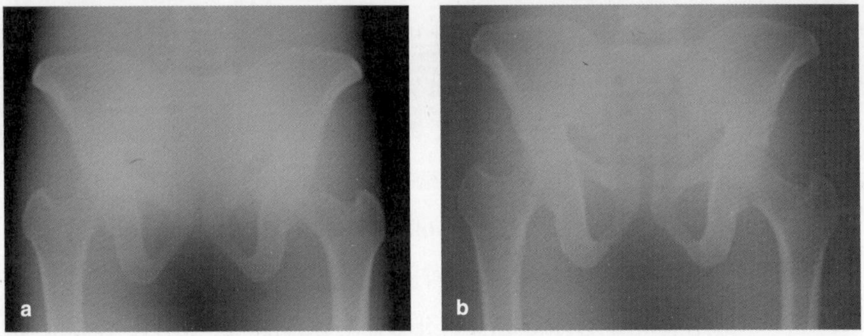


그림 2.12

평면 엑스선 영상의 CNR에 산란 방지 격자 효과를 보여 주는 영상들. 골반 인체 모형으로부터 만든 영상인데, 사람 골반의 흡수 특성으로 모의 실험한 것이다. (a) 산란 방지 격자 없음. 콤프턴 산란 엑스선에 의한 큰 배경 신호로 인해 영상의 CNR이 줄어든다. (b) 산란 방지 격자 있음. 영상의 전체 신호 강도는 감소되었지만, CNR이 현저히 좋아졌다.

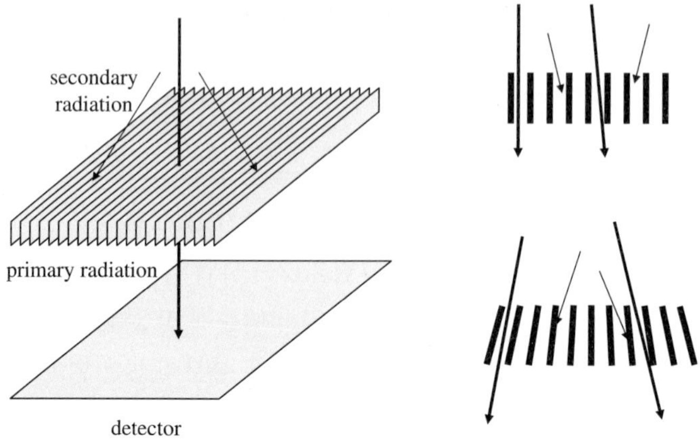


그림 2.13

평행(오른쪽 위)이거나 약간 확산(오른쪽 아래)하는 기하학 구조로 나란한 얇은 납 격막을 가진 산란 방지 격자의 기본적인 디자인. 두꺼운 화살표는 산란 방지 격자를 관통하는 주요(primary) 방사선을, 얇은 화살표는 격자로 인해 멈춘 부차적인(secondary) 콤프턴 산란된 방사선을 나타낸다.

frequency)로 규정된다.

$$\text{grid ratio} = \frac{h}{d} \qquad \text{grid frequency} = \frac{1}{d + t}. \tag{2.9}$$

격자 비율의 전형적인 값은 4:1부터 16:1에 이르고, 격자 주파수는 1 mm당 5~7줄에 이른다. 그러나 영상 밝기 대비 개선은 산란 방지 격자를 사용하는 동안 주어진 영상 밝기를 만들어 내기 위해 필요한 엑스선량 증가라는 비용이 들게 된다. 유한한 두께를 가진다면, 납 격막은 주요 방사선을 일부 흡수하고 매우 작은 각도(그러므로 유용한 공간적 정보를 가진다)에서만 산란하는 엑스선들 또한 흡수된다. 이러한 트레이드오프(trade-off)는 버키 인자(Bucky factor, BF)로 알려진 인자를 이용하여 규정될 수 있다. 만약 산란 방지 격자의 유무에 상관없이 동일한 엑스선량이 검출기에 입사된다면, 환자에게 전달되는 엑스선량은 버키 인자만큼 증가된다. 전형적인 BF 값은 4에서 10 사이이다. 예를 들면, 그림 2.12(b)에서 영상 대비는 산란 방지 격자를 사용함으로써 현저히 좋아졌다. 그러나 환자로 전달되는 엑스선량은 산란 방지 격자를 사용하지 않은 그림 2.12(a)에 있는 영상의 경우보다 거의 10배 높다.

## 2.7 엑스선 검출기

전형적인 엑스선 필름은 기본적으로 과거의 것이고, 현재는 거의 전적으로 고해상도 컴퓨터 스크린에 보이는 디지털 영상으로부터 진단을 내린다. 디지털 검출기를 사용함으로써 더 높은 품질의 영상 구현이 가능해졌을 뿐만 아니라, 소위 의료 영상 저장 정보 시스템(picture archiving and communication system, PACS)을 이용하는 대형 의료 데이터 센터를 통해 쉽게 영상을 저장하고 전달하는 기능은 매우 중요하게 되었다. 전산화 방사선 촬영과 디지털 방사선 촬영은 현재 사용되고 있는 두 개의 기본적인 디지털 검출기 기술이다. 전자는 현재 저렴하고 더 많이 보급되어 있지만, 특히 디지털 방사선 촬영 가격이 내려감에 따라 향후 10년 내에 후자의 기술로 대체될 것으로 기대된다.

### 2.7.1 전산화 방사선 촬영

전산화 방사선 촬영(computed radiography, CR) 기기는 검출기 플레이트(plate)와 엑스선 영상을 얻은 후 플레이트를 디지털화하는 CR 리더기(reader)로 구성된다. CR 판은 형광체(phosphor) 결정—가장 흔한 것으로 유로퓸 이온(europium ion)으로 활성화되는 바륨 플루오르 할라이드(barium fluorohalide, $BaFX{:}Eu^{2+}$)—의 얇은 층으로 구성되어 있는데, 할라이드(halide) X는 브롬(bromine)과 요오드(iodine)의 혼합물이다. 플레이트의 크기는 유방조영술(mammography)인 경우 18 × 24 cm부터 가슴 방사선 촬영인 경우 35 × 43 cm에 이른다. 플레이트는 일반적으로 유방조영술에 대해서 고해상도로 하고 일반적인 응용에서는 표준으로 구분할 수 있다. 고해상도 플레이트(~140 μm)는 표준 플레이트(230 μm)보다 더 얇은 형광체 층으로 되어 있고, 형광체 결정은 물리적으로 더 작다[1].

CR 플레이트는 환자와 산란 방지 격자를 통과한 엑스선을 빛으로 변환한다. 엑스선이 플레이트를 때릴 때, 엑스선은 형광층에 있는 전자를 방출한다. 이러한 전자는 형광체 결정 격자에서 변위에 의해 형성된 영역 내에서 몇 시간 동안 잡혀 있다. 이는 '잠상(latent image)', 즉 존재하지만 바로 보이지 않는 영상을 실질적으로 형성한다. CR 플레이트는 엑스선에는 투명하고 빛은 통과시키지 않는(light-tight) 카세트(cassette)로 차단되어 있다. 영상을 획득한 뒤, 카세트는 CR 리더기로 들어

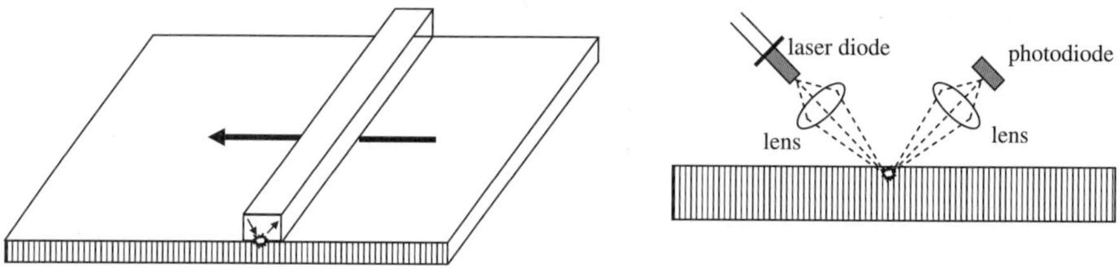


그림 2.14

전산화 방사선 촬영 리더기. 리더기는 레이저 다이오드와 광다이오드의 대용량 배열로 구성되어 있고, 이 배열은 전체 영상을 만들어 내기 위해 플레이트를 가로질러 오른쪽에서 왼쪽으로 빠르게 움직인다.

간다. 많은 종류의 리더기가 있지만, CR을 라인 단위로 읽어 내는 최신 리더기의 개략도가 그림 2.14에 나타나 있다. 많은 레이저-다이오드(laser-diode)와 작은 초점 렌즈의 선형 배열이 이용되는데, 각 레이저-다이오드/렌즈 조합이 직경 ~50 μm 영역을 비춘다. 레이저는 형광체 안에 갇혀 있던 대부분의 전자를 기저 상태(ground state)로 되돌림으로써 여기 상태(excited state)와 기저 상태(ground state)의 에너지 차이를 스펙트럼의 청색 끝에 해당하는 빛으로 방출한다. 이 빛은 작은 렌즈와 푸른빛에 민감한 광다이오드의 배열을 이용하여 감지된다. 광다이오드는 빛을 전압으로 변환하고, 각 광다이오드의 출력 전압은 증폭되고, 필터를 거쳐 디지털화된다. 하나의 전체 플레이트는 ~10초 내에 읽혀서 디지털화될 수 있다. 플레이트는 읽혀진 뒤, 몇 개의 고강도 빛으로 초기화되고(bleached), 다시 사용되기 위해 새로운 카세트에 끼워진다.

기본적인 CR 플레이트에는 많은 변형이 있다. 그림 2.14에서 알 수 있듯이, 검출기의 바닥을 통해 빠져나갈 수 있어 레이저 다이오드에 의해 만들어진 빛의 1/2까지는 기록되지 않을 수도 있다. 표준 CR 플레이트의 경우, 검출 효율을 개선하기 위해 형광체 결정의 바닥(base)을 반사층(reflective layer)으로 만든다. 그렇지만 반사된 빛이 검출되기 전에 이동해야 하는 경로가 두 배로 길어지고 이동할 때 빛이 퍼져 나가므로—확장된 광 확산 함수(broadened light spread function)라 일컫는다—공간 해상도(spatial resolution)가 줄어들게 된다. 매우 높은 해상도를 요구하는 디지털 유방조영술과 같은 응용 분야에서는, 광 확산 함수를 최소화하기 위해 흡수층(absorbent layer)을 검출기 아래에 위치시킨다. 그렇지만 이는 곧 효율이 줄어드는 결과를 가져온다. 빛을 더 많이 포착하기 위한 더욱 정교한 방법은 투명한 플라스틱 바닥의 양 측면에 형광체 층이 있는 양면(dual-sided) CR 플레이트를 사용하는 것이지만, 이는 더 정교한 CR 리더기가 필요하다.

새로운 물질들이 CR 플레이트에 이용되고 있다. 예를 들면, 플레이트 표면에 수직으로 정렬된 얇은 주상(columnar) 결정 구조를 가진 CsBr:$Eu^{2+}$가 있다. 이 물질은 매우 얇은 광섬유처럼 효과적으로 동작하는데, 빛이 플레이트를 통해 퍼지는 것을 막기 때문에(그래서 광 확산 함수를 감소시키는), 임의의 방향으로 배열된 BaFX:$Eu^{2+}$ 결정보다 훨씬 큰 고유한 공간 해상도를 가진다. CsBr:$Eu^{2+}$의 일반 결정 구조 또한 더 높은 패킹 효율(packing efficiency)을 가지는데(단위 면적당 결정의 수가 훨씬 더 많음), 이는 BaFX:$Eu^{2+}$를 사용했을 때보다 민감도가 올라간다. CsBr:$Eu^{2+}$를 이용하면 형광체 층의 두께가 600 μm까지 증가될 수 있고, 흡수되는 엑스선 수를 더 많이 증가시킬 수 있다.

CR 시스템의 변화폭은 매우 높다. 대표적으로 출력 신호는 입력 엑스선량에 대해서 네 자릿수(10,000배)의 범위에서 선형이다. 공간 해상도는 신호 판독에 사용된 레이저 빔의 크기, 샘플링된 데이터 포인트 수, 그리고 형광체 스크린 안의 결정에 의한 레이저 빔의 산란된 정도에 의해 제한된다. HR 플레이트는 더 작고 얇은 결정을 가지므로, 더 높은 공간 해상도를 가진다. 픽셀이 50 μm마다 샘플링되고, CR 플레이트는 4096 × 4096 (HR) 또는 2048 × 2048 행렬(matrix) 크기(표준, standard)로 디지털화된다. 표준 영상 플레이트의 SNR은 동일한 입력 선량에 대해서 HR 플레이트의 대략 두 배이다. 양면 CR 플레이트를 사용하면 단면 CR 플레이트와 비교했을 때 약 2배 정도 SNR이 증가하고, 새롭게 사용되는 CsBr:$Eu^{2+}$ 기반의 플레이트의 경우 추가적으로 2배 더 SNR이 증가한다.

### 2.7.2 디지털 방사선 촬영

디지털 방사선 촬영(digital radiography, DR) 검출기에는 간접 전환과 직접 전환 두 가지 유형이 있다. 간접 전환이 가장 많이 쓰이고, '간접(indirect)'이라는 말은 엑스선 에너지가 CsI:Tl 섬광에 의해 먼저 빛으로 변환되고, 이후 빛이 2차원 배열의 광다이오드를 이용하여 전압으로 변환됨을 의미한다. 세슘(caesium)과 요오드(iodine)는 각각 55와 53의 높은 원자 번호를 가지면서 36과 33.2 keV의 K-에지

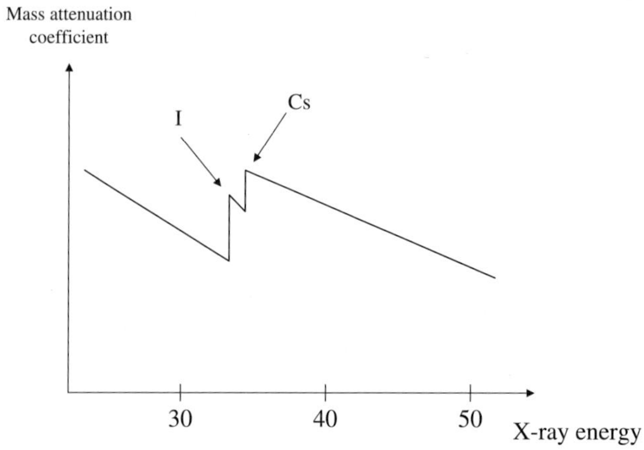


그림 2.15

입사 엑스선 에너지의 함수로서 CsI:Tl의 감쇠 계수. 각 요소는 흡수가 현저히 증가하는 K-에지를 가진다.

(K-edge)를 가진다. 그러므로 CsI(caesium iodide)의 엑스선 감쇠 계수는 그림 2.15에서 보듯이 매우 높아, 효율이 높은 검출기로 사용될 수 있다.

간접 변환 DR 검출기의 개략도가 그림 2.16에 나타나 있다. CsI 층은 얇은 막대 모양의 많은 CsI : Tl '바늘 결정(needle crystal)'(대략 지름이 5 μm)들이 서로 평행하게 정렬되어 있으며 이들은 CsI 층의 상층 표면에서부터 제조된 기판까지 뻗어 있다. 바늘 구조는 탁월한 패킹 효율(>80%)을 통해 엑스선 흡수를 향상시키고, CR과 유사하게 영상이 퍼지고 흐려지는 것을 방지하면서 빛을 효과적으로 보낸다. 평면 방사선 촬영을 위한 CsI:Tl 층의 두께는 ~0.6 mm이다.

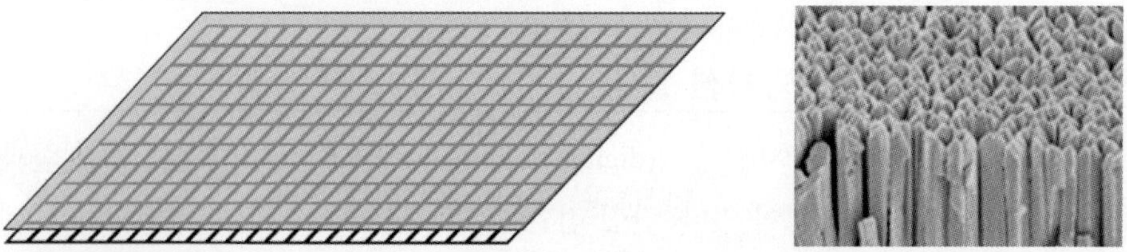

그림 2.16

(왼쪽) SiH 활성 행렬 배열 위에 놓여진 얇은 CsI : Tl 층(음영 부분). (오른쪽) CsI : Tl 결정의 바늘 같은 구조를 보여 주는 전자 현미경 사진.

CsI:Tl 층의 바로 아래에 놓여지는 큰 평면 패널 검출기(flat-panel detector, FPD)는 컴퓨터 스크린에 이용되는 것과 동일한 기술인 박막 트랜지스터 배열(thin film transistor (TFT) array)로 구성된다[2]. CR과 다르게, DR은 별도의 판독 장치가 필요하지 않다. FPD는 유리 기질로 만들어진다. 그리고 박막의 무정형(amorphous) 실리콘 트랜지스터 배열이 유리 위에 놓여진다. 마이크로칩(microchip) 제조에 사용되는 결정질(crystalline) 형태보다는 반복되는 고강도 엑스선 노출에도 손상이 없는 장점 때문에 무정형 실리콘을 사용한다. 검출기의 각 픽셀은 합성(fabricated) 광다이오드, 저장 커패시터, 그리고 TFT 스위치로 구성된다.

엑스선이 CsI 막대 안으로 흡수될 때, CsI는 빛을 내고, 스펙트럼에서 녹색 부분에 해당하는 빛을 생성한다. 빛은 섬유 내에서 내부 반사하고, 섬유의 끝에서 TFT 배열로 방출하게 된다. 빛은 TFT 배열에 있는 광다이오드에 의해 전기적 신호로 변환되고, 광다이오드 접합부에 있는 커패시터에 저장된다. 이후 이 신호는 다중화장치(multiplexer)를 이용하여 병렬로 한 줄씩 판독한다. 신호는 증폭되고 14-비트 아날로그-디지털(analogue-to-digital, A/D) 변환기를 이용하여 디지털화된다.

전형적인 상업용 DR 시스템은 픽셀을 143 μm 간격으로 샘플링하는 것과 동일한 3001 × 3001소자의 TFT 배열과 함께, 43 × 43 cm 크기의 평면 패널이 있다. 산란 방지를 위해 ~13:1 격자 비율과 센티미터당 ~70라인의 스트립 선로(strip line) 밀도를 가진 산란 방지 격자가 사용된다. 이것은 4.5 cm 두께와 ~20 kg의 무게로 대략 50 × 50 cm 정사각형 모양의 장치에 들어가 있다.

직접 변환을 이용한 또 다른 형태의 DR 검출기는, 이름에서 알 수 있듯이, 엑스선 에너지를 빛으로 변환하는 중간 단계를 없애고, 전기적 신호를 만들기 위해 엑스선 광자를 직접 흡수한다. 무정형의 셀레늄(selenium)—재결정화를 방지하기 위해 비소(arsenic)와 합금된—과 같은 물질이 사용되고, 비록 원자 번호가 34이고 13 keV의 K-에지를 갖지만 엑스선 흡수는 CsI:Tl만큼 효율적이지는 않다. 무정형의 셀레늄 물질은 이전에 설명했듯이, 무정형의 Si-H 배열의 상층부에 위치한다. 직접 전환 방사선 촬영의 용도로 많은 새로운 물질이 연구되고 있지만, 현재는 간접 변환 검출기의 특성이 훨씬 각광받고 있다.

# 2.8 평면 엑스선 영상의 정량적인 특성

1장에서 살펴보았듯이, 영상의 '질'을 측정하는 가장 일반적인 세 가지 정량적 매개변수(parameter)는 SNR, 공간 해상도, 그리고 CNR이다. 영상은 이상적으로 각 매개변수의 값이 높지만, 일반적으로 기계(instrumental) 자체와 운용(operational)에는 트레이드오프(trade-off)가 있다.

## 2.8.1 신호대잡음비

이상적으로, 환자가 없다면 검출기의 각 부분에 부딪히는 엑스선의 개수는 정확히 같을 것이다. 그렇지만 1 $mm^2$당 광자의 개수에는 약간의 차이가 있을 수 있는데, 예를 들면 평균값 근처일 것이다. 이 차이는 각 픽셀의 신호 강도에 통계적 변동을 가져오고, 이는 영상에서 잡음으로 나타난다. 만약 단위 면적당 만들어진 엑스선의 개수를 그래프로 나타내면 그림 2.17과 같이 푸아송 분포(Poisson distribution)를 따른다.

푸아송 분포는 좀 더 익숙한 정규 분포(기본 통계학)와 유사하지만, 다른 수학함수로 기술된다. N개의 엑스선이 단위 면적당 검출기 플레이트에 부딪힐 확률,

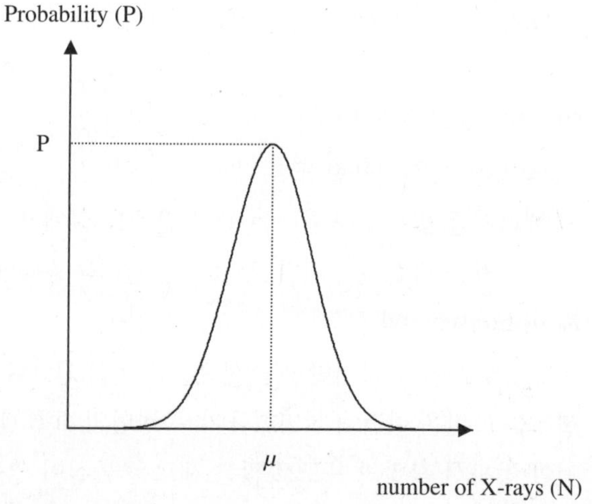


그림 2.17

검출기의 단위 면적에 부딪히는 엑스선 특정 개수의 확률. 이 수의 통계적 불확실성이 푸아송 분포의 표준 편차(σ)로 나타난다.

P(N)은 다음과 같다.

$$P(N) = \frac{\mu^{N}e^{-\mu}}{N!}, \tag{2.10}$$

여기서 μ는 평균값이다. 푸아송 분포에서 σ 값은 다음과 같다.

$$\sigma = \sqrt{\mu}. \tag{2.11}$$

그림 2.18은 N 값이 증가함에 따라 P(N) 대 N의 세 가지 그래프를 보여 준다. 매우 큰 N 값에 대해서 그래프는 델타 함수에 가까워지므로, μ의 값도 N 값에 가까워진다. SNR은 1장에서 정의하였듯이, 신호와 잡음의 표준 편차의 비로서, N/σ 또는 다음과 같다.

$$SNR \propto \sqrt{N}. \tag{2.12}$$

그러므로 영상의 SNR을 2배로 늘리기 위해서는 검출되는 엑스선 수가 4배 필요하므로 방사선량 또한 4배 증가하게 된다.

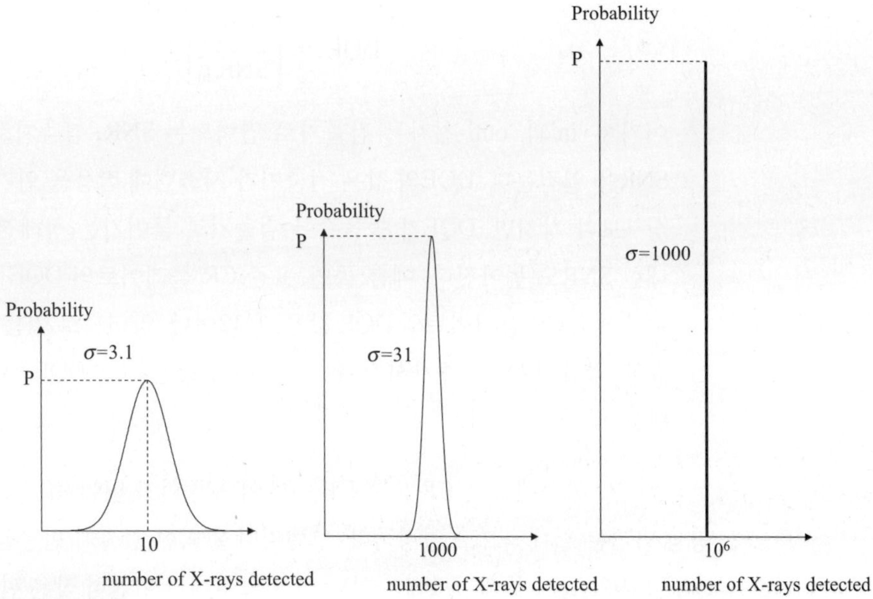


**그림 2.18**

생성된 엑스선의 수가 증가함에 따른 푸아송 분포의 그래프. 개수가 증가할수록 분포가 점점 더 좁아지기 때문에 평균 개수와 총 개수는 동일한 값으로 수렴한다.

SNR과 검출되는 엑스선 수 사이의 관계를 고려할 때 SNR에 영향을 미치는 운용적인 요소는 다음을 포함한다.

(i) 관전류(tube current)와 노출(exposure) 시간: SNR은 이 두 값을 곱한 값의 제곱근에 비례한다.
(ii) 관 kVp: kVp 값이 더 클수록 조직을 관통하는 더 높은 에너지의 엑스선이 많아지고, 따라서 SNR 값이 더 커진다. 이는 비선형(non-linear) 효과이다.
(iii) 환자 크기와 영상화될 신체 부분: 엑스선이 이동할 조직의 두께가 두꺼울수록, 뼈로 인한 엑스선의 감쇠는 더 커지고, SNR 값은 더 작아진다.
(iv) 산란 방지 격자의 기하학 구조: 큰 격자 비를 가진 산란 방지 격자는 격자 비가 작은 것에 비해 더 높은 등급의 콤프턴 산란된 엑스선을 감쇠시키기 때문에 영상의 SNR을 감소시킨다(하지만 CNR을 개선시킨다).
(v) 검출기의 효율: 이것은 검출기 양자 효율(detector quantum efficiency, DQE)로 알려진 매개 변수를 이용하여 정량화될 수 있으며, 다음과 같이 정의된다.

$$DQE = \left[\frac{SNR_{out}}{SNR_{in}}\right]^2, \quad (2.13)$$

여기서 'in'과 'out' 첨자는 검출기로 입력되는 SNR, 검출기로부터 출력되는 SNR을 일컫는다. DQE의 값은 검출기가 시스템에 잡음을 인가하기 때문에 항상 1보다 작지만, DQE가 높을수록 검출기로 들어가는 정해진 수의 엑스선에 대한 SNR도 높아진다. 예를 들면, 표준 CR 플레이트의 DQE 값은 ~0.25이고, 고해상도 CR 플레이트의 DQE 값은 ~0.12이다. 양면으로 읽는 CR을 사용하면 DQE 값을 0.4까지 증가시킬 수 있다. 가장 높은 ~0.8 DQE 값은 $CsBr:Eu^{2+}$로 만든 플레이트이다.

앞에서 언급했듯이, CR 또는 DR 플레이트는 환자 없이 엑스선 빔에 노출되면, 영상 밝기는 절대적으로 일정하다. 그렇지만 완벽한 검출기 반응을 가정하더라도, 그림 2.19와 같이 플레이트에 나타난 영상 밝기에는 여전히 작은 편차가 있다.

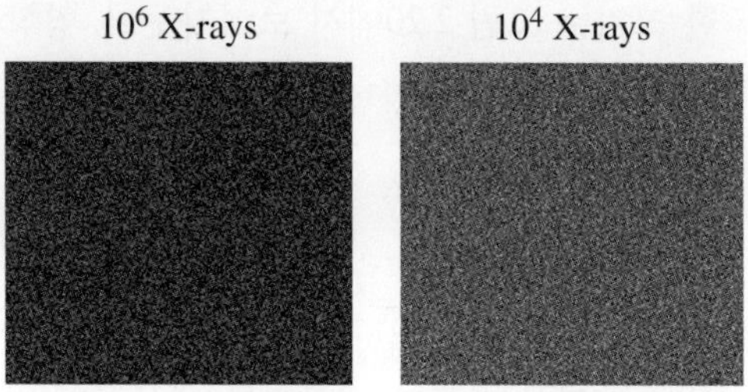


그림 2.19

환자가 없는 평면 영상의 SNR에 미치는 방사선량(입사 엑스선의 총 수)의 영향. 왼쪽 영상은 픽셀당 엑스선 수가 100배이기 때문에 10배 높은 SNR을 보인다.

## 2.8.2 공간 해상도

1장에서 살펴보았듯이, 전반적인 공간 해상도(spatial resolution)는 영상 획득 과정 중에서 받게 되는 영향들의 조합이다. 평면 방사선 촬영에서 주요한 요인은 다음과 같다.

(i) 효과적인 엑스선의 초점의 크기와 엑스선관과 환자 사이, 그리고 엑스선관과 검출기 사이의 상대적인 거리. 엑스선관의 효과적인 초점(focal spot)의 유한

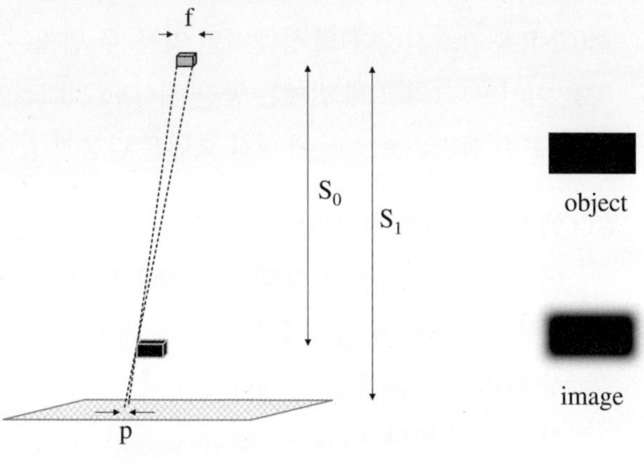


그림 2.20

유한의 효과적인 초점 크기뿐만 아니라 관과 환자($S_0$), 그리고 관과 검출기($S_1$)의 거리가 영상의 공간 해상도를 결정짓는다. '기하학적인 불선명도' 또는 '반음영'(P)은 오른쪽에 보이듯이 영상에서 특징(feature)과 경계(edge)를 희미하게 한다.

한 크기는 그림 2.20에서 보여지듯이, 영상의 '기하학적인 불선명도(geometric unsharpness)'로 나타난다. P로 표시된, '반음영(penumbra)' 영역의 크기는 다음과 같다.

$$P = \frac{f(S_1 - S_0)}{S_0}. \tag{2.14}$$

따라서 영상의 공간 해상도를 개선하기 위해서는 환자를 검출기 위쪽에 위치시키고, 가능한 한 $S_0$ 값은 크게, f의 값은 작게 한다.

(ii) 엑스선 검출기의 특성. 2.7절에서 설명한 대로, 공간 해상도는 검출기의 형광체층의 정확한 물리적 구성에 따라 달라진다. 예를 들면, 단면인지 양면인지, 그리고 영상에서 픽셀의 수가 이에 해당된다.

1장에서 알아보았듯이, 전체 MTF(modulation transfer function)는 영상 시스템 각 요소들로부터의 각각의 MTF가 중첩된 것이다. 이 값을 추정하기 위해 엑스-방사선 촬영에 대한 공간 해상도를 측정하는 가장 유용한 방법은, 병렬 납 격막으로 이루어진 격자를 이용하여 측정하는 선확산함수(line spread function, LSF)이다.

### 2.8.3 대조대잡음비

CNR은 세 가지 다른 유형의 인자에 따라 달라진다. 첫 번째는 콤프턴 산란된 엑스선(CNR을 감소시킨다)의 상대적인 영향, 두 번째는 SNR(2.8.1절에서 살펴봄)에 영향을 미치고, 그리고 세 번째는 공간 해상도(2.8.2절에서 살펴봄)에 영향을 미친다.

콤프턴 산란된 엑스선에 관한 요인은 다음과 같다.

(i) 엑스선 에너지 스펙트럼. 낮은 kVp 값에서는 광전자 효과가 우세한데, 예를 들어 $\mu_{bone}$과 $\mu_{tissue}$값이 상당히 다르다. 만약 높은 에너지의 엑스선을 사용하면, 콤프턴 산란이 주된 상호 작용이고, 대비는 현저히 줄어든다. 하지만 주어진 영상 SNR에 대해서 높은 에너지의 엑스선량보다 낮은 에너지의 엑스선량이 훨씬 더 커야 한다.

(ii) 엑스선 영상의 영상영역(field-of-view, FOV) – 대략적으로 10에서 30 cm 사이의 FOV에 대해서는, 검출기에 도달하는 콤프턴 산란된 방사선의 비율이 FOV에 따라서 선형적으로 증가하기 때문에 FOV가 증가할수록 CNR은 감소한다.

FOV가 30 cm 이상이면, 비율은 일정하게 유지된다.

(iii) 영상화될 신체 부위의 두께 – 이 부분이 두꺼울수록, 콤프턴 산란된 엑스선의 영향은 커지고 검출되는 엑스선의 수도 작아진다. 두 가지 모두 영상의 CNR을 줄인다.

(iv) 산란 방지 격자의 기하학적 구조 – 2.8.1절에서 언급했듯이, 영상의 SNR과 영상에 영향을 미치는 콤프턴 산란된 엑스선 간의 트레이드오프가 있다.

## 2.9 엑스선 조영제

의료 영상에서 '조영제(contrast agent)'라는 말은 신체 안(구강이나 혈류로 주입되는)에 주입되는 화학 물질을 일컫는다. 이 물질은 수동적 또는 능동적인 운송 수단을 통해 신체의 특정 기관(organ)이나 구조물(structure)에 누적되고 구조물과 주변의 조직 사이의 대비를 높인다. 조영제는 주로 엑스선, 초음파, 그리고 자기공명영상에 이용된다: 핵의학 기술은 원래 주입되는 물질을 전적으로 기반으로 한다. 조영제는 최소한의 투여량으로 최대한의 대비를 얻을 수 있고, 불리한 부작용(side-effect)의 정도를 가능한 한 작게 하도록 설계된다.

엑스선 조영제는 엑스선을 흡수할 때 매우 효율적으로, 즉 광전자 상호 작용의 영향이 크도록 만들어진다. 엑스선 조영제는 두 가지 유형이 있다. 첫 번째는 위장관(gastrointestinal tract, GI tract) 장애가 있는 경우 이용되는데, 구강으로(orally), 직장으로(rectally), 또는 코 삽관(cannula)을 통해 투여된다. 두 번째는 혈류에 주입되는 수용성(water-soluble) 요오드화(iodinated) 화합물을 기반으로 한 것으로 뇌, 심장 또는 말초 동맥 및 정맥에 있는 혈관구조(vasculature)를 시각화하는 데 이용된다.

### 2.9.1 위장관을 위한 조영제

바륨(barium) 황산염(sulphate) 조영제는 궤양(ulcer), 폴립(polyp), 종양(tumor) 및 탈장(hernia)과 같은 위장관의 이상을 조사하기 위해 이용된다. 바륨은 37.4 keV의 K-에지를 가지므로 엑스선을 흡수하기에 매우 효율적이다. 바륨 황산염은 가루 형태로, 환자들이 진한 현탁액(thick suspension in water)으로 복용할 수 있도록

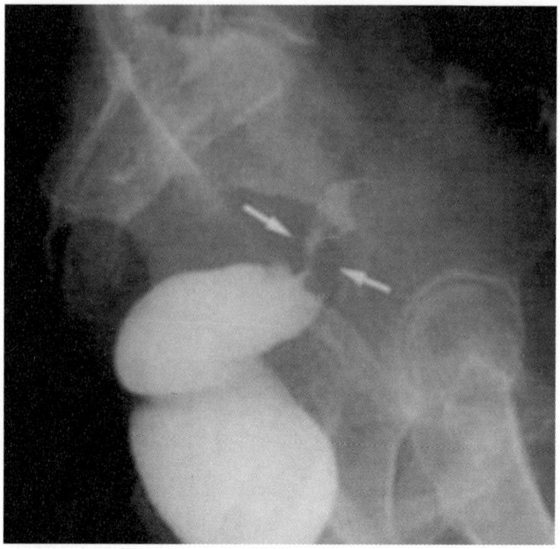

그림 2.21

결장의 바륨 황산염 강화된 영상은 선암종(흰 화살표)을 보여준다. 바륨 황산염의 높은 감쇠는 영상 밝기를 매우 높게(흰색) 한다.

준비되어 있다. 상층부 위장관 연구에서는 바륨 황산염은 구강으로 투약되고, 위장관 하층부를 연구할 때에는 직장으로 주입된다. 조영제는 본질적으로 전체 내강(lumen)을 채우기 때문에, 조영제가 없는 영역은 엑스선 흡수가 낮은 영역으로 볼 수 있다. 결장 선암종(adenocarcinoma)의 예가 그림 2.21에 나타나 있다. 관장(enema)을 할 때 바륨 황산염을 '이중 조영제(double contrast agent)'로도 이용한다: 바륨 황산염이 먼저 주입되고, 공기가 뒤따른다. 바륨 황산염이 위장관 표면의 안쪽에 도포된 뒤 공기가 내강을 팽창시킨다. 이러한 이중 조영제 방법은 대장(large intestine), 결장(colon) 및 직장(rectum)에서 작은 병리를 규정하는 데 활용된다.

### 2.9.2 요오드기반 조영제

매년 4천만 이상의 임상 연구가 환자에게 정맥으로 투여되는 요오드기반 조영제를 이용하여 행해진다. 요오드를 선택하는 이유는, 요오드가 33.2 keV에서 K-에지를 가지므로 혈액에서 엑스선 감쇠가 상당히 증가하기 때문이다. 그래서 ~50 μm 이

하의 아주 작은 혈관까지 검출된다. 모든 조영제는 안전성이 최고의 관심사이므로, 조영제는 최소한의 양으로 최대한 효과적이면서 최소한의 부작용을 갖도록 설계되어야 한다. 현재 사용되는 모든 조영제는 다른 곁가지(side-group)—그림 2.22에서 R로 표기된 부분—를 가진 삼중 요오드화 벤젠 고리를 기반으로 하는데, 이 곁가지는 특별한 조영제의 약물 동력학(pharmacokinetic) 특성을 기술한다. 삼중 요오드화 구조는 요오드 원자의 최대 개수를 가지는데, 이는 필요 선량(dose)을 줄일 수 있다. 부징적인 부삭용을 줄이기 위해 조영제는 삼투압(osmolarity)이 낮은 비이온성(non-ionic)이다. 최고의 생체 적합성은 혈액 및 CSF의 삼투압(290 mOsm/kg)과 매우 비슷한 요오딕사놀(iodixanol)과 같은 조영제이다.

그림 2.22에서 볼 수 있듯이, 조영제는 단량체(monomeric)이거나 이량체(dimeric)이다. 이량체 조영제의 분자량의 범위는 1300–1600이고 단량체의 경우는 650–800이다. 이량체의 삼투압은 단량체보다 훨씬 낮다. 각 조영제는 ml당 270에서 370 mg 요오드를 포함한다. 조영제는 혈액 내 혈장(plasma) 단백질과 매우 낮은 결합력을 보여, 대사되지 않은(unmetabolized) 채 소변으로 24시간 내 배출된다.

요오드화 조영제의 주요한 용법 중 하나는 2.10.1절에서 다룰 계수공제 혈관조영술이다. 또, 요오드화 엑스선 조영제는 정맥 요로 조영(urography), 신우 조영(pyelography), 그리고 담관 조영(cholangiography)에 이용된다. 컴퓨터 단층 촬영에서 요오드화 조영제는 전체 촬영의 ~50%까지 사용된다.

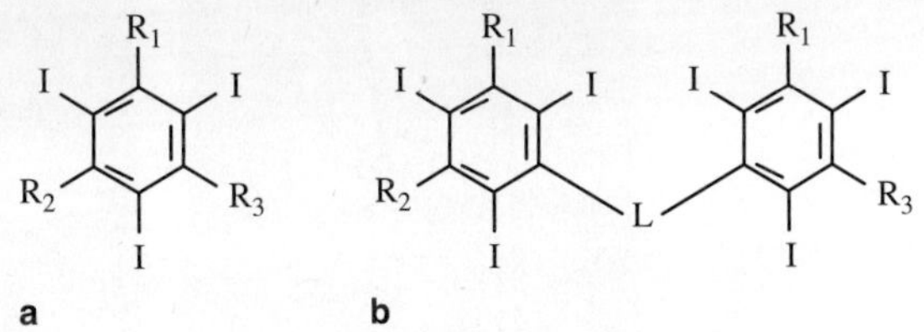


R1=R3= $CONHCH_2CH(OH)CH_2OH$

L=$N(COCH_3)CH_2CH(OH)CH_2N(COCH_3)$

그림 2.22

(a) 단량체 요오드화 엑스선 조영제의 일반적인 형식. 곁가지 R1, R2, R3는 모두 같거나 다를 수 있다. (b) 이량체의 일반적인 형태. 두 개의 벤젠 고리가 화학적 연결고리(L)로 연결되어 있다. 혈액과 같은 삼투압 특징을 가지고 비이온성의 요오딕사놀의 화학적 구조가 나타나 있다.

## 2.10 특별한 엑스선 영상 기술

평면 엑스선 영상 외에도, 엑스선을 이용한 특별한 영상 기술이 수없이 많이 있고, 이들 중 주된 예는 다음 절에서 설명하도록 한다.

### 2.10.1 계수공제 혈관조영술

계수공제 혈관조영술(digital subtraction angiography, DSA)은 몸에 있는 혈관계의 영상을 매우 높은 해상도로 생성하여, 직경 10 μm 미만인 작은 혈관도 자세하게 보여준다. 과정을 살펴보면, 일반적인 영상을 획득하고 난 후 혈류에 요오드화

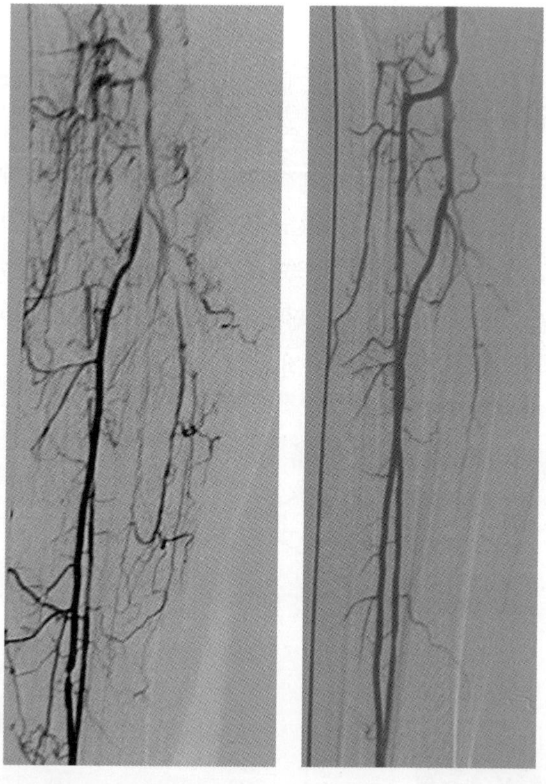

그림 2.23

미세한 혈관 구조를 보여 주는 계수공제 혈관조영술. 요오드화된 조영제를 포함한 혈관은 감산 영상에서 어두운 부분으로 보여진다.

조영제 1회 주입한 뒤, 두 번째 영상을 획득한 다음에, 두 디지털 영상의 감산 연산을 수행한다. DSA의 예를 그림 2.23에 나타냈다. DSA는 동맥과 정맥의 협착(stenosis) 및 응고(clotting)와 같은 질병, 그리고 전신 혈류의 불규칙성을 조사하는 데 사용된다.

### 2.10.2 디지털 유방조영술

디지털 엑스선 유방조영술은 가슴에 있는 작은 종양이나 미세석회화를 검출하는 데 이용된다. 이러한 유형의 병리학에서는 직경이 1 mm 미만일 수도 있기 때문에 매우 높은 공간 해상도와 CDR이 요구된다. 낮은 방사선량은 조직 손상을 피하는 데에 특히 중요하다. 몰리브덴(molybdenum)—텅스텐(tungsten)이 아니라—으로 만들어진 양극 표적을 가지는 특별한 엑스선관이 사용된다. 몰리브덴은 그림 2.24와 같이 17.9 keV와 19.6 keV인 두 개의 K-에지를 가진다. 음극 필라멘트는 보다 많은 초점이 맞는 전자 빔을 만들기 위해 나선형이 아니라 편평하다. 0.3 mm 또는 미만의 유효 초점 크기를 만들기 위해 양극의 베벨각을 줄인다. 엑스선관에 있는 유리창은 낮은 에너지 엑스선의 필터링 정도를 줄이기 위해 베릴륨(beryllium)으로

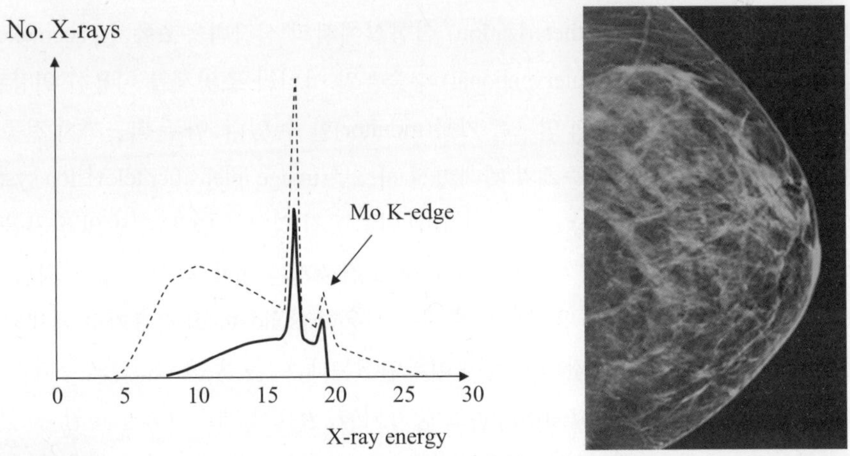


그림 2.24

(왼쪽) 디지털 유방조영술에 사용되는 엑스선 스펙트럼. 엑스선관의 kVp는 26 keV이다. 양극은 몰리브덴으로 만들어졌고 상당한 양의 낮은 에너지 엑스선을 발생시킨다(점선). 매우 낮은 에너지 엑스선의 영향을 줄이기 위해 30 μm 두께의 몰리브덴 필터가 사용되었다(실선). (오른쪽) 매우 높은 공간 해상도를 보여 주는 디지털 유방조영술의 예.

제작된 것으로 대체된다. 몰리브덴 필터(30 μm 두께)는 높은 에너지(>20 keV) 엑스선 양을 줄이기 위해 이용되는데, 그렇지 않으면 영상 질을 개선하지 못하고 환자의 방사선량만 증가시킬 것이다(그림 2.24). 가끔 엑스선 감쇠가 높은 방사선 비투과(radio-opaque) 유방의 경우는 몰리브덴 대신 알루미늄 필터가 이용될 수 있다.

이전에 언급하였듯이, 검출기는 CR이나 DR 둘 중 하나를 기반으로 한다. 가장 높은 공간 해상도 규격은 둘 중 어느 경우에라도 사용될 수 있다. 기하학적인 불선명도 효과를 줄이기 위해, 초점과 검출기의 거리(45에서 80 cm까지)를 길게 한다. 산란 방지 격자는 4:1 또는 5:1의 격자 비율이고, 격막 밀도는 전형적으로 센티미터당 20에서 50줄 사이이며, 격막 두께는 20 μm 미만, 그리고 격막 높이는 1 mm 미만이다. 엑스선 전송을 개선하고 콤프턴 산란의 영향을 줄이기 위해 일반적으로 약 4 ㎝ 두께로 가슴 압박이 필요하다. 그림 2.24 오른쪽에 있는 디지털 유방조영술 영상은 획득할 수 있는 매우 정교한 부분까지 보여준다.

## 2.10.3 디지털 형광투시경

디지털 형광투시경(digital fluoroscopy)은 연속적인 엑스선 영상을 이용하고, 예를 들어 카테터(catheter), 유도철선(guide-wire), 스텐트(stent) 및 심장카테터삽입(cardiac catheterization) 실험실에서의 심장박동조율기(pacemaker)의 위치와 같은 중재적인(interventional) 수술뿐만 아니라 조영제를 이용한 위장관과 심장 혈관 시스템의 동적 연구를 기록(monitor)할 수 있다. 아주 최근까지 전통적인 검출기는 디지털 영상 증폭기 텔레비전 시스템(image intensifier television system, IITV)이었다. 엑스선 영상 증폭기에 의해 만들어진 영상은 CCD 기반의 장치를 이용하여 디지털화되었다. 그러나 이런 유형의 검출기는 현재 간접 검출 디지털 방사선 촬영 기술(2.7.2절)과 유사한 반도체를 이용한 (solid-state) 검출기로 대체되고 있다. DR 장비에 대한 약간의 수정이 이루어졌는데, 예를 들면, CsI:Tl의 두께가 감지 효율을 높이기 위해 550−650 μm로 증가되어, 필요한 엑스선량을 줄일 수 있다[3]. 최근 몇 년 동안, 대부분의 심장카테터삽입 실험실에서 반도체를 이용한 디지털 검출기 기술로 옮겨 가고 있다. 그림 2.25는 신경혈관 중재 실험실의 예이다.

반도체를 이용한 디지털 형광투시경 시스템은 검사 유형과 환자 크기에 따라 ~5−20 ms 간격의 매우 짧은 주기의 엑스선을 사용한다. 형광투시경 영상은 일반

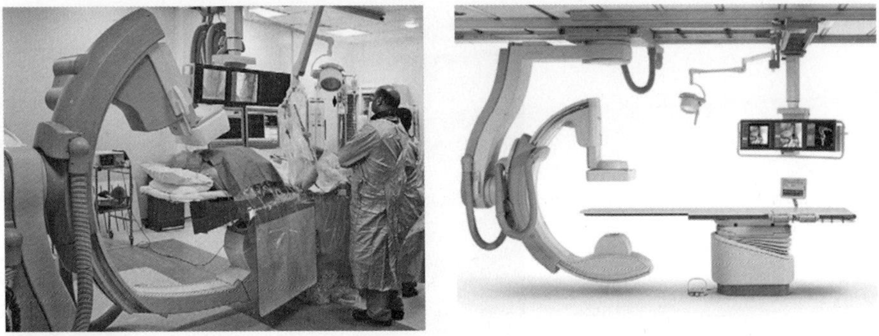

그림 2.25

(왼쪽) 스텐트와 심장박동조율기의 위치를 확인하기 위해 디지털 형광투시경 장치를 사용하는 심장카테터삽입 실험실. (오른쪽) C-암(C-arm) 디지털 형광투시경 유닛을 이용하는 신경혈관 중재 장치.

적으로 초당 최대 30 프레임 속도로 생성된다. 형광투시경 동안 프레임당 엑스선량은 연속 영상 수집 동안 사용되는 양의 천분의 일만큼 작다.

## 2.11 평면 엑스선 영상의 임상 적용

수많은 엑스선 영상의 임상 적용 예는 이미 설명하였다. 평면 방사선 촬영은 뇌, 가슴, 골반, 팔, 다리, 손, 그리고 발의 뼈 구조에서 골절(fracture) 및 균열 여부와 심각성을 판단하는 데 이용된다. 요오드기반의 조영제를 주입하여 얻은 혈관 영상은 주로 뇌와 심장뿐만 아니라 말초 정맥 및 동맥 시스템에서 손상된 혈류를 연구하기 위해 사용된다. 위장관의 질병은 조영제로 바륨 황산염을 사용하며, 일반적으로 엑스선 형광투시경 기법으로 지속적인 모니터링(monitoring)이 필요하다. 평면 엑스선 영상의 가장 흔한 응용 분야 가운데 요로(urinary tract) 검사가 있는데, 신장-요관-방광(kidney-ureter-bladder, KUB) 영상 및 정맥신우조영사진(intravenous pyelogram, IVP)의 형태로 수행된다. KUB 영상은 조영제 없이 수행되고, 위장관의 다양한 상태를 나타내는 장내 공기의 비정상적인 분포와 큰 신장 결석을 감지할 수 있다. KUB 영상은 대개 바륨 황산염을 이용한 위장관 영상이나 비뇨기계(urinary system)에 문제가 있다고 의심되는 경우의 IVP를 수반하는 후속 영상 절차의 선도

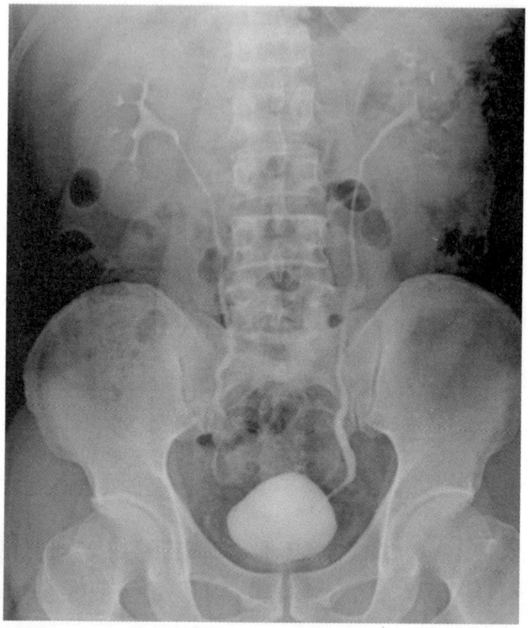

그림 2.26

정맥신우조영사진의 예. 요오드화 조영제가 투여되고, 조영제가 분포된 영역은 밝은 신호로 보여질 수 있다.

자 역할이다. IVP는 비뇨기계의 급배수 과정(filling and emptying)을 시각화하기 위해 주입되는 요오드화 조영제를 이용하여 수행된다. IVP의 예가 그림 2.26에 나타나 있다. 시스템을 통한 정상 흐름의 장애물은 주로 신장 결석에 의해 야기되지만, 비뇨기계 감염에 기인할 수도 있다. IVP는 조영제 주입 후 다른 시간에 획득된 일련의 영상으로 수행된다. 신장을 통해 혈류로부터 조영제의 정상적 배출은 대략 30분이 걸리지만, 비뇨기계의 감염된 부분을 통해 조영제가 지연 배출되는 것으로 어떤 장애물을 감지하거나 추정할 수 있다.

## 2.12 컴퓨터 단층 촬영

컴퓨터 단층 촬영(computed tomography, CT)의 원리는 1972년에 고드프리 하운스필드(Sir Godfrey Hounsfield)와 앨런 코맥(Allan Cormack)에 의해 먼저 기술되었고 [4], 1979년에 공동으로 노벨 의학상을 수상하였다. 전 세계적으로 ~30,000대의 CT 스캐너가 있고, 미국 내에서만 매년 6천만 이상의 CT 영상이 얻어진다. 그림 2.27과 같이 CT의 기본 원리는 위치에 따라 다른 엑스선 감쇠 계수를 가진 물체의 2차원 구조가 다양한 각도에서 획득된 일련의 1차원 '투영법(projection)'으로 재구성될 수 있고, 1.10절에서 언급했듯이, 적절한 영상 재구성이 뒤따른다. 반도체를 이용한 검출기 배열이 엑스선관 맞은편에 위치하고, 검출기 모두 환자의 1차원 투영을 기록한다. 엑스선원과 검출기는 기본적으로 연속적인 데이터를 획득하면서 환자 주위를 한 바퀴 돌면서 회전한다. 대부분의 상용 촬영기기(scanner)는 넓은 부채꼴빔(fan-beam)과 512와 768개 사이의 검출기를 사용하는 소위 '제3세대 촬영기기'라 불린다. 두 개의 분리된 조준기(collimator)가 엑스선원(X-ray source) 앞에서 이용된다. 첫 번째 조준기는 45−60° 폭의 각도로 빔을 제한한다. 첫 번째와 수직으로 놓이는 두 번째 조준기는 환자의 머리와 발 방향에서 대체적으로 1−5 mm의 원하는 슬라이스 두께로 빔을 제한한다. 촬영기기는 일반적으로 70−80 keV의 유효 엑스선 에너지를 제공하도록 여과하면서 ~140 kV의 kVp와 70과 320 mA의 관전류(tube current)에서 동작하지만, 환자가 큰 경우 훨씬 더 높은 값들이 사용되기도 한

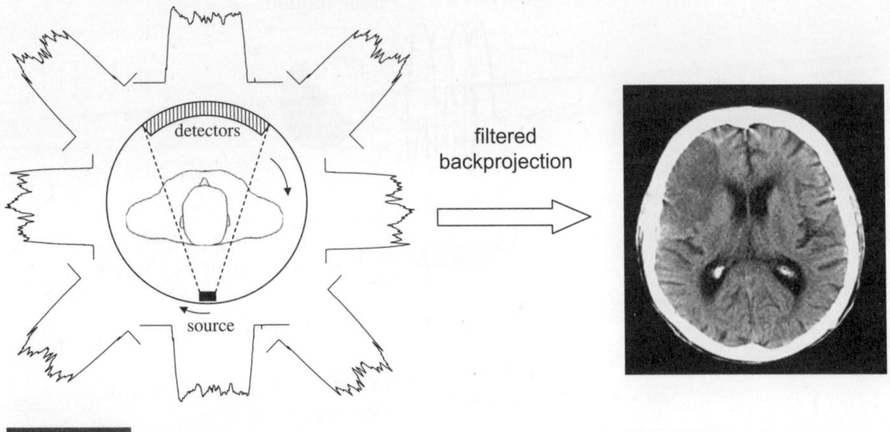


그림 2.27

(왼쪽) 컴퓨터 단층 촬영의 물리적 원리는 연속적인 1차원 투영을 기록하기 위해 엑스선관과 다중 검출기의 동기 회전(synchronous rotation)을 포함한다. (오른쪽) CT 영상은 여과후 역투영(filtered backprojection) 절차에 의해 만들어진 것이다.

다. 초점 크기는 0.6과 1.6 mm 사이이다. 일반적인 작동 조건은 1초당 1회 회전 속도, 512 × 512나 1024 × 1024의 재구성된 영상의 데이터 행렬, 그리고 ~0.35 mm의 공간 해상도이다.

## 2.12.1 나선형/나선의(spiral/helical) CT

특정 기관(organ)을 통한 단일 축방향 슬라이스를 얻는 것은 진단 용도가 매우 제한적이므로, 여러 개의 인접 슬라이스가 포함된 볼륨(volume) 전체로 항상 얻게 된다. 이 일을 하는 한 가지 방법은, 엑스선원이 환자 주위를 한 번 회전한 다음, 환자 테이블이 전기적으로 머리 또는 발 방향으로 조금 움직이고, 엑스선원이 시작 위치로 다시 회전하여 돌아오게 되면 또 다른 슬라이스를 얻게 된다. 이는 분명히 비교적 느린 과정이다. 해결책은 데이터를 얻을 때 테이블을 끊임없이 옮기는 것이다: 이는 환자를 통과하는 엑스선 빔 경로가 그림 2.28에서 보이듯이 나선형(helical)임을 의미한다. 이러한 영상 획득(scanning) 모드를 'spiral'이나 'helical'이라 하고, 두 용

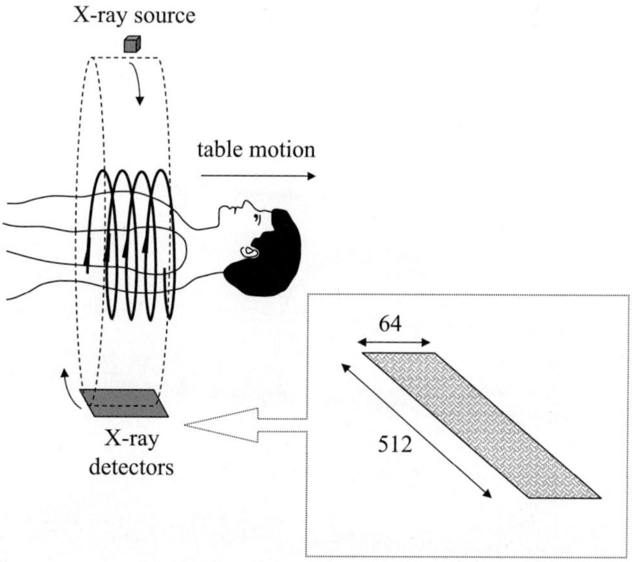


그림 2.28

나선형 컴퓨터 단층 촬영의 원리. 머리/발 축에 따른 테이블 이동 때문에 엑스선 빔이 환자를 통과하여 나선형 패턴을 그린다. 다중 검출기 열 사용(머리에서 발쪽 방향으로 대표적인 64-슬라이스 스캐너를 위한 수많은 검출기들이 보인다)으로 CT 영상을 훨씬 더 빠르게 얻을 수 있게 되었다.

어는 서로 바꿔 쓸 수 있다. 그렇지만 이 개념이 성공적으로 수행된 1990대 초반 이전에는 해결해야 할 서너 개의 하드웨어와 영상 처리에 관한 쟁점이 있었다. 첫 번째는, CT 시스템에 연결될 매우 높은 전력 케이블이 물리적으로 한쪽 방향으로 계속해서 회전할 수 없었고, 검출기 배열에 연결된 데이터 전송 케이블의 경우도 비슷했다. 전원 공급과 데이터 수신 모두 '비접촉(contactless)'하는 방법이 설계되어야만 했다. 두 번째로, 엑스선관은 연속 모드에서 효과적으로 동작하기 때문에 양극의 발열이 단일슬라이스 영상보다 훨씬 더 크다. 마지막으로, 환자를 통과한 빔 패턴이 현재 병렬 투영(parallel projection)으로 구성된 것이 아니라 나선형이므로, 수정된 영상 재구성 알고리즘이 개발되어야만 했다. 1990년대 초기에 개발된 첫 '나선형(spiral) CT'는 영상 획득 시간을 현저히 줄였고, 더 큰 볼륨을 임상 영상에서 다루는 것이 가능해졌다.

나선형 스캔에서, 피치(pitch, p)는 엑스선관의 회전당 평행한 슬라이스 두께(S)와 테이블 이동(feed, d)의 비로 정의되고 다음과 같다.

$$p = \frac{d}{S}. \tag{2.15}$$

임상 영상에서 대표적으로 사용되는 p의 값은 1과 2 사이에 있다. 같은 개수의 연속적인 단일슬라이스 영상과 비교했을 때 조직 방사선량의 감소는 p의 값과 같다.

## 2.12.2 다중슬라이스 나선형 CT

나선형 CT(helical CT)의 효율성은 머리/발 방향에 단 하나의 검출기를 가지는 것보다 검출기의 배열을 도입함으로써 더 증가시킬 수 있다. 이러한 배열은 그림 2.28에 나타나 있다. 사용 가능한 회전당 테이블 이동 값을 더 증가시킬수록 효율성은 증가한다. 다중슬라이스 나선형 CT는 전통적인 나선형 CT에 비해 주어진 시간 내 더 큰 볼륨을 영상화하거나, 주어진 볼륨에 대한 영상을 더 짧은 시간 동안 얻는 데 사용할 수 있다. 더 얇은 슬라이스 획득이 가능한 단일 검출기의 경우에서, 유효 슬라이스 두께는 평행하게 조준된 엑스선 빔의 너비가 아닌 검출기의 크기에 따라 정해진다. 최근 다중-검출기 CT(multi-detector CT, MDCT) 시스템은 256 또는 320개까지 검출기를 한 줄로 갖는다.

# 2.13 CT용 기기

엑스선관, 조준기와 산란 방지 격자와 같은 CT 시스템의 여러 구성 요소는 평면 엑스방사선 촬영기기에 대해서 이전에 기술한 장비와 매우 비슷하다. 관과 검출기는 매우 빠르게 회전하면서 큰 인력을 생성하기 때문에 무거운 지지대에 고정되어야 한다. 엑스선관에 전력을 공급하기 위해 고전력 케이블을 사용하고, 영상 장치로부터 중앙 컴퓨터까지 데이터를 전송하기 위해 대형 병렬 케이블을 사용한다. 연속적으로 각각의 투영 영상을 얻게 되므로, 영상 재구성 속도를 높이기 위해 나머지 데이터를 획득하는 동안 각 검출기로부터의 데이터를 전처리(preprocess)할 용도로 전용 디지털 신호 처리 보드(board)를 사용한다.

CT에서 사용되는 검출기는 엑스선 에너지를 형광체(scintillator)를 이용하여 빛으로 변환한 뒤, 빛은 광다이오드에 사용되는 전압으로 변환되는 것을 기본으로 하는 반도체를 사용한 장치이다. 각각 검출기 요소는 그림 2.29에 도식도로 보여지듯이 대표적으로 길이 ~15 mm와 폭 1 mm이다. 환자 주위를 회전하는 검출기 모듈에 이러한 요소들이 수백 개가 있다. 형광체는 독점적인 가돌리늄(gadolinium) 세라믹을 기반으로 만들어져 있는데, 이는 엑스선 흡수에 매우 효과적이다. 산란 방지 격자는 일반적으로 검출기 배열에 통합되어 있다.

## 2.13.1 나선형 CT용 기기 개발

나선형 영상 획득을 위한 기본 CT 설정에 대한 여러 가지 장비 수정이 필요하다.

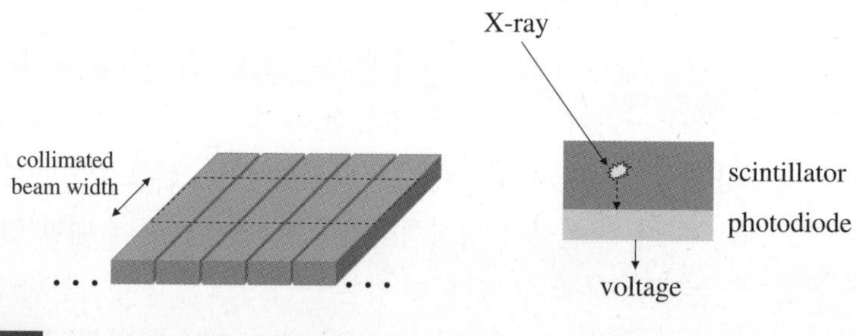


그림 2.29

(왼쪽) 검출기 배열의 단일 열. (오른쪽) 각각의 반도체를 이용한 검출기에서 입사 엑스선 에너지가 형광체와 광다이오드를 통해 전기적 신호로 변환된다.

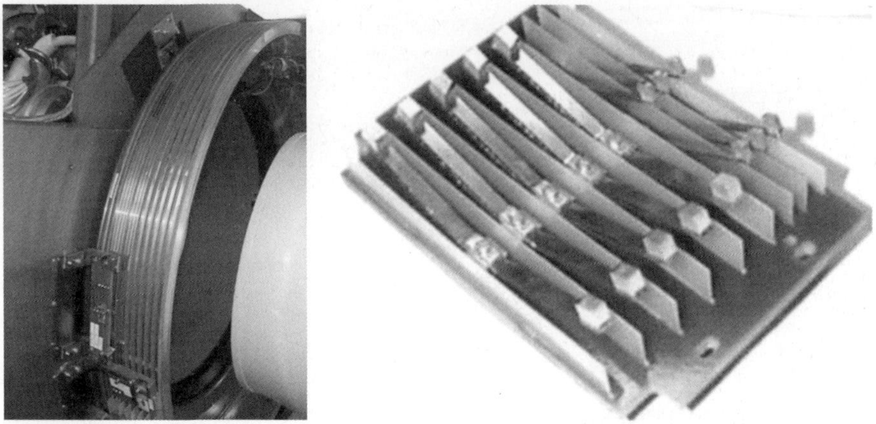

그림 2.30

(왼쪽) 슬립링을 보여 주는 나선형 CT 스캐너의 단면. (오른쪽) 고정된 지지대로부터 회전하는 엑스선관으로 전력을 전송하는 데 사용되는 슬라이딩 브러시의 확대 그림.

이미 언급하였듯이, 전원 공급을 엑스선원에 연결하거나 또는 반도체를 이용한 검출기의 출력을 직접 디지타이저(digitizer)와 컴퓨터로 연결하기 위해 고정된 케이블을 사용하는 것은 불가능하다. 대신, 전원과 신호 전송을 위해 다중 슬립링(slip ring)을 사용한다. 하나의 슬립링은 지지대가 계속해서 회전할 수 있도록 하는 슬라이딩 브러시(sliding brush)가 있는 원형 접점이다(그림 2.30).

나선형 CT 시스템에서 또 다른 장비의 시도는 전형적인 CT에서 연속적인 슬라이스 획득 사이에 존재하는 냉각 기간 없이 거의 계속해서 엑스선을 만들어야 하는 것이다. 이는 양극 표면에 있는 전자 빔의 초점의 온도를 매우 높게 한다. 양극 발열은 신체의 다른 영역을 영상화하는 것보다 관전류와 노출 값이 더 높아야 하는 복부 영상에 특히 문제가 있다. 그러므로 엑스선원은 반드시 높은 열용량(heat-capacity)을 가져야 하고, 매우 효율적으로 냉각되어야 한다.

## 2.13.2 다중슬라이스 CT를 위한 검출기

단일슬라이스(single-slice)와 나선형 CT에서, 머리/발 방향의 슬라이스 두께는 평행한 빔 너비의 치수에 의해 결정된다. 다중슬라이스(multi-slice) CT의 경우에는, 머리/발 방향으로 16 cm 길이에 걸쳐 이어져 있는 최대 320개의 검출기가 있다. 개

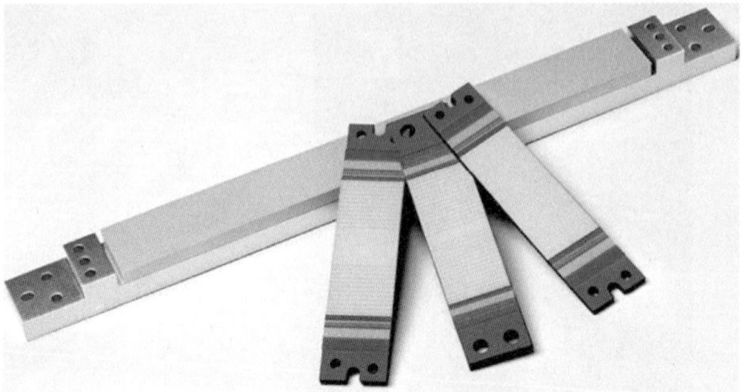

그림 2.31

다중슬라이스 CT 검출기. 뒷면에 가장 큰 검출기의 경우 최대 320개의 행을 가진다.

별 신호가 각각의 검출기에서 감지되므로, 슬라이스 두께는 평행한 빔의 너비보다 검출기 자체 크기에 의해 결정된다. 2차원 배열은 단일-검출기 나선형 CT에서 가로당 같은 수의 주변 요소를 가지고, 본질적으로 동시에 250,000개에 가까운 개별 신호가 기록된다. 다중-검출기 모듈의 예가 그림 2.31에 나타나 있다. 검출기 개별 가로의 치수는 같거나, 일반적으로 배열의 중심에서 가장 가까운 곳에 가장 작은 검출기가 위치하도록 크기가 다양할 수 있다. 지멘스(Siemens)에서 개발한 검출기 배열은 40개의 검출기 행을 가지는데 중심의 32개 행의 너비는 0.6 mm이고, 바깥의 8개 행은 1.2 mm 폭을 가진다: 따라서 전체 너비는 28.8 mm이다. 배열의 중심에서 0.6 mm 두께의 32개의 슬라이스를 얻을 수 있는 것 외에도, 인접한 내부의 요소로부터의 신호를 조합함으로써 1.2 mm 두께의 24개 슬라이스가 또한 만들어진다. 검출기의 치수보다 더 작은 값으로 공간 해상도를 개선할 수 있는 방법들이 있다: z-비점 기술(z-flying spot technology)이라 불리는 것으로, 엑스선관에서 양극에 있는 초점이 두 개의 약간 다른 지점 사이에서 빠르게 번갈아 변하는 방법이다[5].

## 2.14 CT에서 영상 재구성

일련의 투영된 영상을 재구성할 때 수학적인 기본은 1.10절에서 살펴본 여과후 역투영(filterd backprojection)을 이용하여 수행하는 역라돈변환(inverse Radon transform)이다.

### 2.14.1 여과후 역투영 기법

단순히 검출기 배열의 각 요소로부터 만들어진 신호는 병렬 엑스선으로부터 발생한다고 가정하면, 데이터를 여과하고 역투영하면 영상을 얻을 수 있다. 이 과정은 그림 2.32에 뇌 CT에 대한 예로 설명되고 있다.

CT 영상은 실제로 공간의존적인 조직 감쇠 계수 그 자체의 지도를 보여 주지 않지만, 조직 CT 번호(CT number)의 지도를 보여 주고, 다음과 같이 정의된다.

$$\mathrm{CT_o} = 1000\frac{\mu_o - \mu_{\mathrm{H_2O}}}{\mu_{\mathrm{H_2O}}}, \tag{2.16}$$

여기서 $\mathrm{CT_0}$는 하운스필드 단위(Hounsfield unit, HU)로 표현되는 값으로 CT 번호를 말하고, $\mu_0$는 각 픽셀에 있는 조직의 선형 감쇠 계수이다. 재구성된 영상은 +3000에서 −1000까지 값이 변하는 CT 번호로 구성된다. 표 2.1에서 볼 수 있듯이,

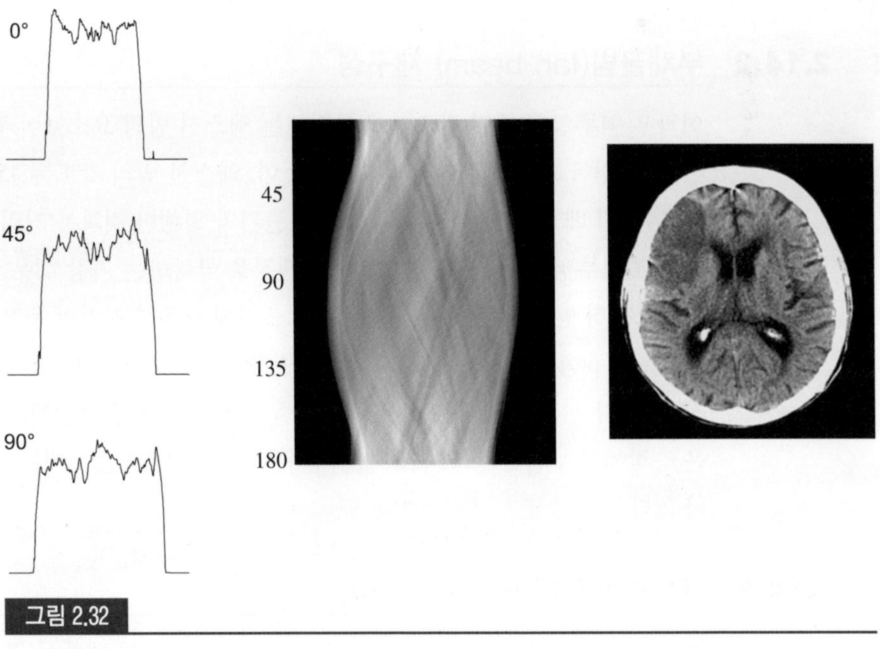


그림 2.32

(왼쪽) 환자의 머리에 대한 슬라이스로부터 서로 다른 각도에서 얻은 세 가지 투영. (가운데) 0에서 180까지의 회전 각도 함수로서 투영을 보여주는 사이노그램(sinogram). (오른쪽) 여과된 역투영에 의한 영상.

〈표 2.1〉 70 keV에서 다른 조직의 CT 번호

| Tissue | CT number (Hounsfield units) |
|---|---|
| Bone | 1000–3000 |
| Muscle | 10–40 |
| Water | 0 |
| Lipid | −50 to −100 |
| Air | −1000 |
| Brain (white matter) | 20 to 30 |
| Brain (grey matter) | 35 to 45 |
| Blood | 40 |

가장 높은 CT 번호는 조밀한 뼈와 일치한다. 매우 높은 CT 번호 또한 요오드화 조영제의 높은 양을 포함한 혈관 또는 바륨 황산염으로 도포된 장(bowel) 영역에서 비롯된다. 이러한 조직/조영제의 감쇠 계수가 매우 높으므로, 이러한 영역은 높은 CT 번호를 가지고, CT 영상에서 밝게 나타난다.

### 2.14.2 부채꼴빔(fan-beam) 재구성

여과후 역투영은 개별 검출기에 부딪히는 엑스선 빔의 요소들이 평행하다고 가정한다. 그러나 그림 2.27에서 살펴보았듯이, 엑스선 빔의 각도는 45−50°에 대응하고, 검출기 배열이 꽤 넓으므로, 빔은 검출기와 평행한 것과는 거리가 멀다. 간단한 여과후 역투영 사용을 유지하면서 이 쟁점을 극복하는 가장 쉬운 방법은, 다른 투영으로부터 얻은 데이터를 빔 형상이 검출기에 평행한 것처럼 동작하는 '합성 투영(synthetic projections)' 조합으로 정렬하는 것이다. 엑스선원과 검출기의 위치는 회전 동안 각 시점마다 매우 높은 정확도를 가지는 것으로 간주되기 때문에 이 과정은 측정에서 무시할 정도의 오차를 가져온다. 이러한 과정의 예는 그림 2.33에 나타나 있다.

### 2.14.3 나선형 CT 데이터의 재구성

환자를 통한 엑스선의 나선형 궤도는 데이터가 환자에 대해서 완전히 180° 또는 360° 회전한 것과 일치하지 않는다는 것을 의미하므로, 여과후 역투영—위에서 설

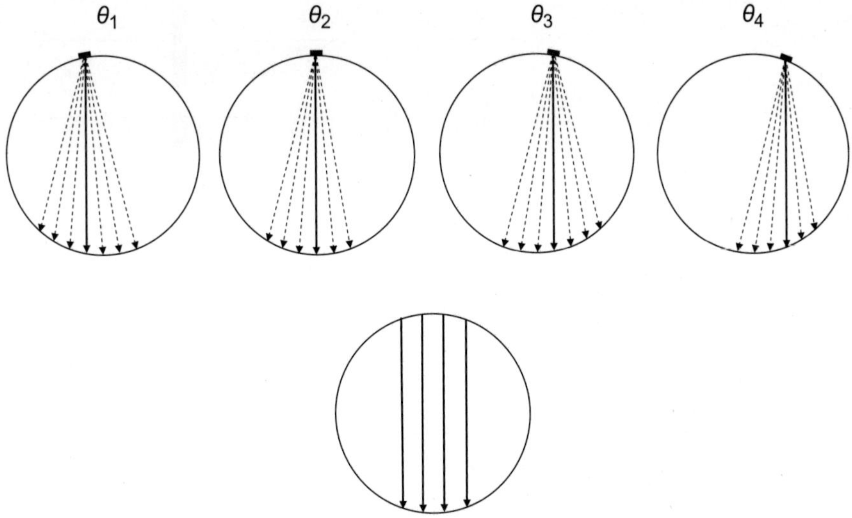


그림 2.33

부채꼴빔 데이터로 평행 투영을 얻기 위한 데이터 재조합(rebinning) 과정. 4개의 다른 투영 각, $\theta_1$, $\theta_2$, $\theta_3$, $\theta_4$로부터 얻은 데이터를 보여 준다. 실선으로 보여지는 하나의 투영은, 4개의 평행 투영을 가진 합성 데이터 조합(아래)을 생성하기 위해 각각의 데이터세트로부터 얻어지고 난 후 영상 재구성을 위한 간단한 여과후 역투영 알고리즘을 사용할 수 있다.

명한 부채꼴빔 재표본추출(resampling)과 통합된—이 연속된 인접 축방향 슬라이스를 생성하는 데 사용될 수 있기 전에 데이터가 재표본추출이 되어야 한다. 재표본추출은 그림 2.34에서 볼 수 있듯이, '유실(missing)' 데이터를 추정하기 위해 나선형 궤도에서 180° 떨어진 데이터의 선형 보간(linear interpolation)을 포함한다. 보간에 부여된 중요도(weight)를 조절함으로써 슬라이스가 위치에서 약간 옮겨질 수 있고, 인접한 재구성된 슬라이스를 함께 추가함으로써 평행(collimation) 너비보다 큰 두께를 가진 영상이 생성될 수 있다. 이러한 중복된(overlapping) 슬라이스는 병변(lesion)의 주요한 부분이 슬라이스 사이에 놓일 확률이 적으므로 병변 탐지의 정확성이 증가하는 것으로 나타났다.

## 2.14.4 다중슬라이스 나선형 CT 영상의 재구성

다중슬라이스 나선형 CT의 영상 재구성은 슬라이스 두께를 데이터 획득 후 소급하

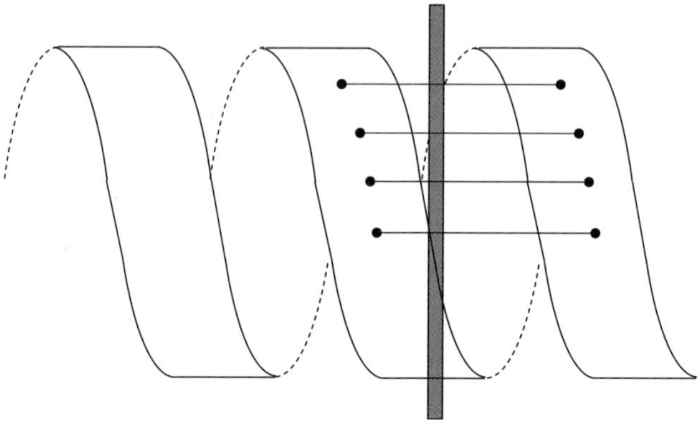

그림 2.34

나선형 CT 데이터로부터 영상 재구성. 과정은 획득되지 않는 데이터의 보간을 포함한다. 검은 점은 보간된 데이터의 위치가 되는 채워진 모양의 획득된 데이터를 나타낸다.

여 선택할 수 있는 추가적인 장점을 가지고 있으면서 기본적으로 단일슬라이스 나선형 영상의 방법과 동일하다. 얇은 슬라이스는 각 슬라이스로부터 더 높은 SNR을 갖는 고화질의 3차원 영상을 형성하기 위해 재구성될 수 있지만, 동일한 데이터가 더 두꺼운 슬라이스 조합을 생성하는 데 사용될 수도 있다.

### 2.14.5 전처리 데이터 보정

데이터 수집의 모든 방식에 대한 영상 재구성은 기구 결함과 환자에 의한 엑스선 빔 특성의 변화 모두를 설명하기 위해 획득한 투영에 대한 일련의 보정 작업이 선행되어야 한다. 첫 번째 보정 작업은, 더 낮은 엑스선 에너지의 더 큰 감쇠로 인해 엑스선 빔의 유효 에너지가 환자를 관통할 때 증가하는 '빔경화(beam-hardening)' 효과에 대해 수행된다. 이는 신체의 더 두꺼운 부분에서 빔경화가 효과가 더 커지기 때문에 유효 감쇠 계수가 더 작다는 것을 의미한다. 재구성된 영상에서, 이는 신체의 중앙의 CT 번호가 명백히 감소하는 것과 일치한다(그림 2.35). '나비형 필터(bowtie filter)'를 사용하거나 조직을 통과한 각 엑스선 빔이 이동한 거리를 기반으로 한 보정 알고리즘을 적용하는 등 이 효과를 최소화하는 여러 가지 많은 방법들이 있다(그림 2.35).

두 번째 유형의 보정은, 개별 검출기와 검출기 경로의 민감도에서 경미한 차이

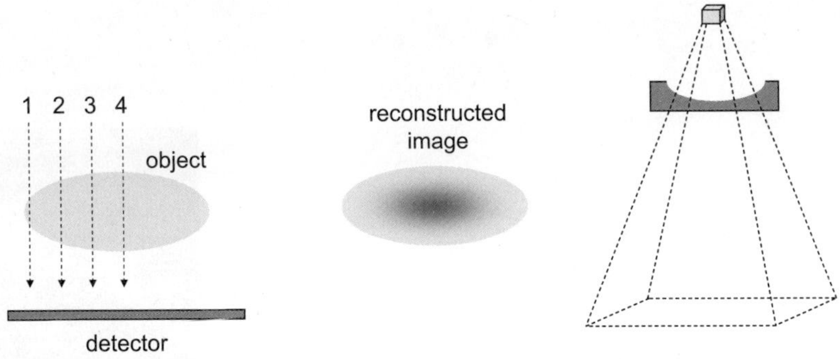


그림 2.35

(왼쪽) 네 개의 평행한 엑스선 빔이 공간적으로 균일한 감쇠 계수를 가지고 타원형 물체를 관통한다. 빔 4가 물체를 관통해서 가장 먼 거리를 이동해야 하고, 빔 3, 2, 1보다 더 많이 물체를 관통하기 때문에 빔 4의 유효 에너지는 증가한다. 이 효과는 빔경화(beamhardening)로 알려져 있다. (가운데) 여과후 역투영을 이용하여 재구성한 영상은 물체의 중앙에서 CT 번호가 줄어든 것을 보여준다. (오른쪽) 빔경화의 효과는 알루미늄과 같은 금속으로 만들어진 나비형 필터(bow-tie filter)를 이용하여 줄어들 수 있고, 팔과 같은 끝부분에서 방사선량도 줄어든다.

에 대한 것이다. 검출기에서 불균형은 일반적으로 실제 환자 연구에 앞서서 공간적으로 균일한 감쇠 계수를 가진 물체를 이용하여 측정된다. 이 교정(calibration) 영상으로 인한 결과는 역투영 전에 임상 영상으로 획득한 데이터를 보정하는 데 사용된다.

## 2.15 이중원(dual source)과 이중 에너지 CT

나선형 CT의 시간적(temporal) 해상도는 기본적으로 지지대의 회전율에 의해 제한된다. 180° 회전에 대한 최소 시간은 현재 상용 시스템의 경우 ~160 ms이다. 만약 현저히 속도가 증가된다면, 시스템에 거대한 인력(gravitational force)이 발생할 것이다. 더 높은 시간 해상도를 얻는 다른 방법은 이중원 컴퓨터 단층 촬영(dual source computed tomography, DSCT)이라 불리는 기술로, 두 번째 엑스선관/검출기를 스캐너에 추가하는 것이다. 두 번째 선원은 그림 2.36과 같이 주 선원(primary source)의 FOV의 크기만큼 다루지는 않고 보통 약 2/3 정도 포함시킨다. 이러한 시

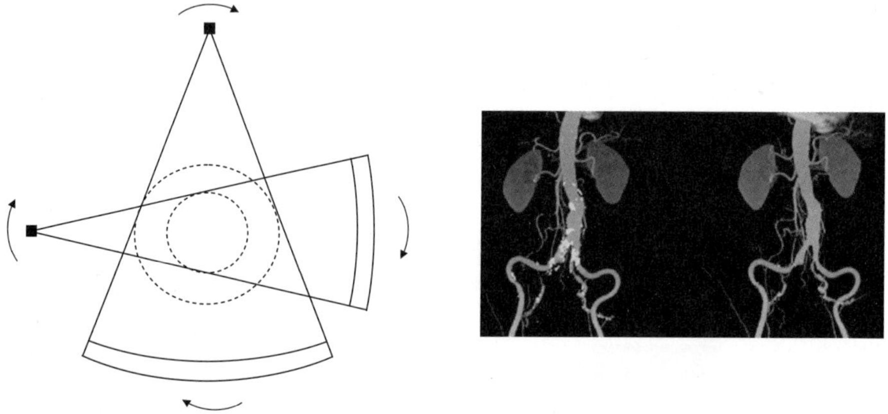

그림 2.36

(왼쪽) 이중원 CT 시스템. (오른쪽) 이중원 CT 시스템을 이용한 영상 개선. 왼쪽 영상은 DSA 영상에서 동맥 윗부분에 중첩된 미세석회화(조금 밝은 부분)를 보여 준다. 오른쪽은, 동맥계의 정확한 시각화를 위해 미세석회화가 제거되었다.

스템의 시간 해상도는 동일한 단일 선원 나선형 CT 스캐너의 해상도의 두 배이고, 이는 특히 심장(cardiac) 영상에서 중요하다[6;7].

두 개의 다른 엑스선원을 가짐으로써 가능해진 데이터 획득의 또 다른 방식은 각 관에 다른 kVp와 관전류를 사용하여 '이중 에너지(dual energy)' 영상을 만드는 것이다. 응용 예는 그림 2.36에 나타나 있다. 단일 에너지를 이용하면, 조영제를 담고 있는 혈관 주변에 존재하는 미세석회화(microcalcifications)와 같은 임상 예와 같이 뼈를 나타내는 복셀(voxel)과 조영제를 표현한 복셀을 구별하기가 비교적 어렵다. 이중 에너지 영상을 이용하면 그림 2.36의 오른쪽과 같이 미세석회화가 '제거된(removed)' 영상을 만들 수 있다. 일반적으로, 사용되는 두 kVp 값은 140 keV와 80keV이고, 영상의 각 복셀은 요오드, 뼈와 연조직(softtissue)의 기여도(percentage contribution)로 분해된다.

## 2.16 디지털 엑스선 단층영상합성법

디지털 엑스선 단층영상합성법(tomosynthesis)은 평면 방사선 촬영과 CT의 혼합으로 간주되는 상대적으로 새로운 기술이다[8;9]. 가슴 단층영상합성법은 주로 작은 폐 결절(pulmonary nodule)을 검출하는 데 사용되고, 유방 영상에도 이용된다. 환자가 편평한 평면 검출기 앞에 서고, 그림 2.37과 같이 동력 장치가 수직 경로로 엑스선관을 이동시킨다. 엑스선의 짧은 노출 파동을 가진 0.6 mm 초점이 이용된다: 선원과 검출기 간 거리는 ~1.8 m이다. 일반적으로 엑스선원이 수직으로 움직이는 동안 61개의 투영 영상을 얻을 수 있다. 방사선량은 CT보다 훨씬 더 작지만, 영상 정보 내용은 평면 방사선 촬영보다 훨씬 더 높다. 제한된 각도 범위만 얻을 수 있어 종래의 여과후 역투영 알고리즘을 사용할 수 없기 때문에 좀 더 정교한 형태의 역투영이나 반복적인 알고리즘이 주로 사용된다.

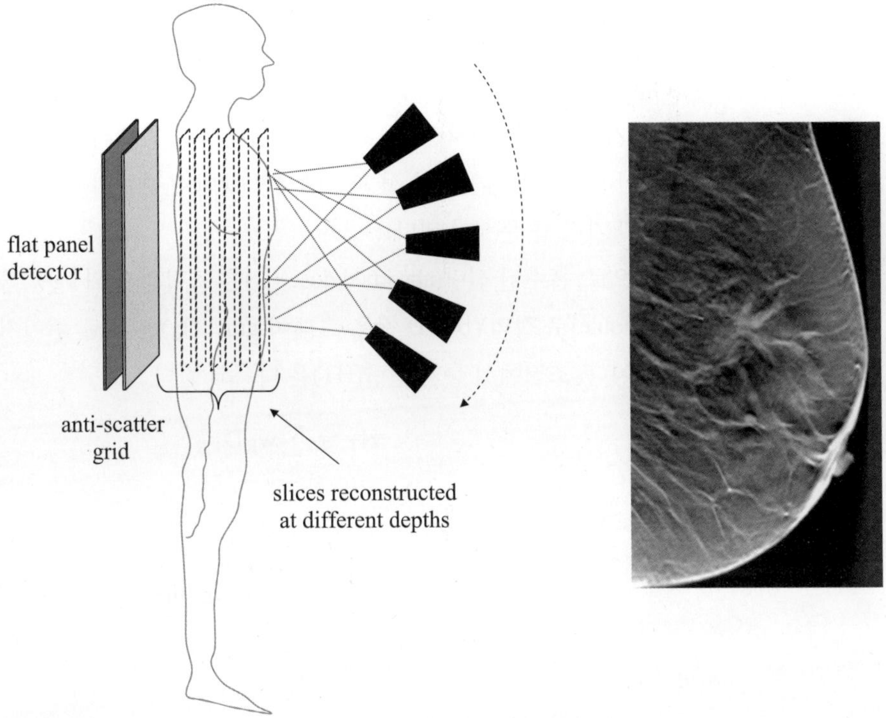


그림 2.37

(왼쪽) 엑스선원이 상대적으로 작은 각도로 회전하면서 평면 영상이 개별 각도에서 만들어지는 엑스선 단층영상합성법의 기본적인 기술. 디지털 검출기는 각 영상을 촬영하는 동안 고정되어 있다. 영상 재구성은 다른 깊이에서 슬라이스들이 생성되도록 한다. (오른쪽) 디지털 단층영상합성 유방조영술의 예.

## 2.17 방사선량

엑스선 영상이 이온화(ionizing) 방사선을 사용한다는 사실은 단일 연구 및 환자에게 사용될 수 있는 연간 누적 방사선량(radiation dose)에 대한 엄격한 안전 지침이 있다는 것을 의미한다. 방사선 보호 국제 위원회(International Committee for Radiation Protection, ICRP)는 두 가지 다른 형태의 방사선 효과, 즉 '결정론적' 효과와 '확률론적' 효과를 규정하고 있다. 결정론적 효과(deterministic effect)는 만약 충분한 수의 세포가 손상된다면 조직 기능의 손실을 가져오는 세포 손상을 말한다. 이 효과가 일어날 가능성은, 방사선량이 적으면 매우 낮지만, 특정 임계치 수준 이상의 선량에 대해서는 꾸준히 올라간다. 반대로 확률론적 효과(stochastic effect)는 세포가 죽지는 않았지만 염색체(chromosomal) 손상으로 인한 유전적 돌연변이(genetic mutation)가 암 유발을 야기하는 생물학적 상황을 일컫는다. 이러한 확률론적 효과는 결정론적 효과보다 훨씬 낮은 선량에서 일어날 수 있다: 양이 높을수록 암 발생 가능성이 커지지만, 중요하게도 절대적인 임계치 수준은 없다. 결정론적 임계치 한계가 정상적인 엑스선 과정에서 발생한 선량보다 훨씬 더 크다면, 확률론적 효과가 가장 큰 문제가 된다.

양적으로, 흡수된 선량(absorbed dose)(D)은 조직의 단위 kg당 흡수된 방사선 에너지(E, Joule)로 정의된다. D 값은 그레이(gray, Gy) 단위로 주어지는데, 1 Gy는 1 Joule/kg이다. 조직에서 등가 선량(HT)은 다음과 같다.

$$H_T = \sum_R w_R D_{T,R}, \tag{2.17}$$

여기서

$$D_{T,R} = \frac{1}{m_T} \int_{m_T} D_R \, dm \tag{2.18}$$

이다.

$D_{T,R}$은 주어진 방사선의 양 R로부터 질량($m_T$)을 가지는 조직(T)에서 흡수된 선량의 평균값이고, $w_R$은 방사선 가중 계수(radiation weighting factor, 엑스선과 γ-선 모두 1의 값을 가짐)이다. HT의 단위는 J/kg이지만, 일반적으로 시버트(sievert, Sv) 또는 현실적인 선량에는 밀리시버트(millisievert)로 보고된다.

다른 조직보다 방사선 손상이 더 민감한 몇몇 조직이 있고, 이것은 유효 선량(effective dose, E)을 계산함으로써 고려되는데, 기관의 조직 가중 계수(tissue weighting factor, $w_T$)에 의해 가중치가 부여된 조직 등가 선량(tissue equivalent dose)으로 주어진다.

$$E = \sum_T w_T H_T. \tag{2.19}$$

다른 조직들의 $w_T$ 값은 다음과 같이 보다 널리 정의된 숫자로 표 2.2에 나타나 있다.

$$\sum_T w_T = 1 \tag{2.20}$$

$w_T$ 값은 모든 다른 조직과 기관의 전체 확률론적 방사선 위험의 비율을 나타낸 것이다. 가장 높은 위험을 가지는 생식선에서는 유도된 유전 조건의 가능성을 말한다: 표 2.2에 있는 다른 기관의 경우, 암 위험을 의미한다.

CT에서, 환자에 대한 방사선량은 각 슬라이스를 가로지르는 엑스선 빔의 윤곽

**〈표 2.2〉** 유효 선량을 계산하기 위한 조직 가중 계수

| Tissue / organ | Tissue weighting factor, $w_T$ |
|---|---|
| Gonads | 0.2 |
| Bone marrow (red) | 0.12 |
| Colon | 0.12 |
| Lung | 0.12 |
| Stomach | 0.12 |
| Chest | 0.05 |
| Bladder | 0.05 |
| Liver | 0.05 |
| Thyroid | 0.05 |
| Oesophagus | 0.05 |
| Average (brain, small intestines, adrenals, kidney, pancreas, muscle, spleen, thymus, uterus) | 0.05 |
| Skin | 0.01 |
| Bone surface | 0.01 |

(profile)이 균일하지 않기 때문에 조금 다른 방법으로 계산되고, 인접한 슬라이스들은 서로서로 약간의 선량을 주고받는다. 예를 들면, 미국의 식품 의약품 관리국(food and drug administration, FDA)은 14-슬라이스 시험에 대한 컴퓨터 단층 촬영 선량지수(computed tomography dose index, CTDI)를 다음과 같이 정의했다.

$$\mathrm{CTDI} = \frac{1}{\mathrm{T}} \int_{-7\mathrm{T}}^{+7\mathrm{T}} \mathrm{D_z dz}, \tag{2.21}$$

여기서 $D_z$는 z 위치에서 흡수된 선량을 뜻하고, T는 슬라이스 두께이다. 이 정의가 다소 진부해졌기 때문에, 현대적인 CT 영상 장치로 획득할 수 있는 수많은 슬라이스들의 경우, 다음과 같이 정의된 $\mathrm{CTDI_{100}}$으로 수정된 지수를 사용한다.

$$\mathrm{CTDI_{100}} = \frac{1}{\mathrm{NT}} \int_{-5\mathrm{cm}}^{+5\mathrm{cm}} \mathrm{D_{single,,z} dz}, \tag{2.22}$$

여기서 N은 획득한 슬라이스 수, T는 각 슬라이스의 미미한 너비이다. 더 나아가 $\mathrm{CTDI_{100}}$ 값은 스캔 평면 안의 위치에 의존한다는 사실을 포함한다. 가중된 CDTI, $\mathrm{CDTI_w}$는 다음과 같이 정의된다.

$$\mathrm{CTDI_w} = \frac{1}{3}(\mathrm{CTDI_{100}})_{\mathrm{centre}} + \frac{2}{3}(\mathrm{CTDI_{100}})_{\mathrm{periphery}}. \tag{2.23}$$

나선형 CT의 경우, $\mathrm{CTDI_{vol}}$은 간단하게 $\mathrm{CDTI_w}$/pitch로 주어지고, 여기서 pitch는 식 (2.15)에서 정의되었다. 이 모든 측정이 아주 조잡한 근사치이고, 실재 환자

**〈표 2.3〉** 일반 평면 방사선 촬영과 CT 영상의 방사선량

| Procedure | Effective dose (mSv) |
|---|---|
| Abdominal planar X-ray | 1.5 |
| Chest planar X-ray | 0.04 |
| Lumbar spine planar X-ray | 2.4 |
| Intravenous pyelogram | 4.6 |
| Chest CT scan | 8.3 |
| Brain CT scan | 1.8 |
| Abdominal CT scan | 7.2 |

상태를 위한 CT 선량의 자세한 수학적인 시뮬레이션은 매우 활발한 연구 분야이며, 특히 나선형 다중검출기 영상 장치에서 최근 진전이 있다.

표 2.3은 일반적인 엑스선 과정에서의 대략적인 선량을 보여 준다: 정확한 선량은 영상 획득에 사용되는 특정 시스템, 환자의 크기 등에 따라 달라진다. 미국 연방법에 따라 연간 선량의 한계는 50 mSv이다.

## 2.18 CT의 임상 응용

컴퓨터 단층 촬영은 신체의 거의 모든 기관에서 광범위한 임상 조건을 위해 이용된다. 뇌, 림프절(lymph node), 폐, 골반(pelvis), 간, 쓸개(gall bladder), 비장(spleen), 신장, 위장관, 척추, 그리고 사지 말단 모두 CT를 이용하여 연구되고 있다. 다음은 특정 영역에서 아주 드문 응용 연구이다.

### 2.18.1 대뇌 영상(cerebral scan)

컴퓨터 단층 촬영은 만성 및 급성 머리 및 뇌 영상 촬영을 위해 사용된다. 급성 외상(trauma)의 경우, 방사선 전문의(radiologist)는 내출혈, 조직 부종(oedema), 그리고 두개골 골절의 징후를 찾는다. 예를 들어, 동맥류 파열(aneurysm rupture)이 있다면 내부 출혈을 일으켜 급성 상태도 발생할 수 있다. 혈액은 주변 조직에 비해 높은 신호(높은 CT 번호)로 나타나는 반면, 부종은 조직보다 다소 낮은 밝기를 가진다.

컴퓨터 단층 촬영은 또한 뇌종양을 진단하고 그 진행을 추적하는 데 이용된다. 수막종과 신경 교종은 특히 진단하기 쉽다. 대부분의 경우 조영제는 종양을 가장 밝게 하기 위해 정맥 내에 주입된다. 정상적인 조직은 이러한 조영제가 혈액뇌장벽(blood brain barrier, BBB)을 넘지 않지만, 종양의 성장은 이 장벽을 파괴하여 조영제가 종양으로 들어갈 수 있게 된다.

### 2.18.2 폐(pulmonary) 질환

정상적인 폐 조직은 CT 영상에서 어둡게 보이지만, 폐 내에서 공기만큼 어둡지는 않다. 만약 국소 병변이나 '결절(nodule)'이 평면 엑스선상에서 검출된다면, CT가

종종 쓰인다. CT 영상은 병변의 크기와 기하학적인 구조뿐만 아니라, 주입된 요오드화 조영제의 복용 여부 및 석회화 여부를 판단할 수 있도록 설명할 수 있다. 예를 들어 일반적으로 폐암은 결절 내부에 작은 공기 영역이 있으며 불규칙적인 경계—종양 주변의 섬유증(fibrosis)에 의해 야기되는—를 가지는 결절을 만든다. 높은 감쇠를 일으키는 결절의 석회화는 일반적으로 전이성(metastatic)보다는 100 HU를 훨씬 웃도는 영상 밝기를 가진 양성(benign)임을 나타낸다. 폐암은 일반적으로 조영제 이후 양성 결절보다 조직 감쇠에서 훨씬 큰 증가를 보여 준다. 종종 기생(parasitic)이나 박테리아 감염(infection)과 연관된 폐농양(lung abscess)은 주로 괴사성(necrotic) 중심부가 있다: 이는 심지어 조영제 주입 이후의 낮은 감쇠에 의해 검출되고, 괴사 핵심부로 피가 거의 흐르지 않거나 아예 흐르지 않는다는 것을 보여 준다. 기종(emphysema)은 주변의 폐 실질 조직(parenchyma)과 비교하면 낮은 감쇠를 보이는 넓은 영역만큼 나타나고, 주로 폐의 상엽(upper lobe)에서 대부분 보인다.

## 2.18.3 간 영상

다중-검출기 CT 기술을 이용하여, 한 번의 호흡 이내 높은 해상도로 폐 전체를 영상화할 수 있다. 간의 병변은 요오드화 조영제 주입 후 동적 영상을 이용하여 시각화할 수 있다. 조영제 주입 이전 영상은 영상 밝기에 대해 조영제가 유발하는 변화를 계산할 수 있는 기준선으로 한다. 부피가 100에서 150 ml 사이인 조영제는 파워 주사기(power injector)를 이용하여 30–40 s 이상 주입된다. 주입 후 대략 30초에 첫 번째 볼륨 데이터를 얻는데, 이를 '동맥 위상(arterial phase)' 획득이라 일컫는다. 이는 주로 간 동맥에 의해 공급된 혈액을 가진 과다혈관(hypervascular) 병변을 검출하기 위해 사용된다: 예를 들면 국소 결절 증식증(hyperplasia)과 간종양(hepatoma)을 포함한다. 이러한 병변은 주변 조직보다 감쇠 계수의 엄청난 증가를 보여 주므로 영상에 더 밝게 나타난다. 두 번째 볼륨 영상은 주입 후 ~65초에 얻는다: 이를 '포털 위상(portal phase)' 획득이라 일컫는다. 이 시기는 최댓값에 있는 정상적인 간 실질 조직의 증가와 일치하므로, 병변은 주변의 조직보다 더 어둡게 나타난다. 마지막으로, 특정 연구에 따라, 주입 후 15분쯤에 세 번째 데이터를 얻을 수도 있다: 이는 지연된 섬유성(fibrotic) 종양의 증가와 지연된 혈관종(hemangioma) '보결(fill-in)'을 보여 준다.

간으로의 지방 침투는 당뇨병과 알코올 중독을 포함한 수많은 만성 질환에 의해 발생될 수 있다. 지방 침투된 간의 전체 영상 밝기는 대부분 건강한 간보다 ~20 HU 정도 낮고, 간이 물리적으로 커진다. 높은 지방 침투 특정 영역이 있으면, 낮은 신호 밝기의 영역으로 보인다.

## 2.18.4 심장 영상

심장을 연구하는 컴퓨터 단층 촬영은 요오드화 조영제를 일반적으로 사용하고, 그림 2.38에서 보여 주듯이, 주로 심장, 특히 관상동맥 내 석회화를 평가하는 것을 주된 목표로 한다. MRI와 초음파 영상은 이온화 방사선이 없기 때문에 선호되지만, 심장박동조율기(pacemaker) 또는 세동제거기(defibrillator)가 있고, MRI가 불가능하다면 CT가 유용하다. 관상동맥의 석회화는 죽상경화판(atherosclerotic plaque) 형성 정도와 매우 관련이 있다. 아무런 심장 질환 증상이 없는 환자라도, 관상 석회화의 존재는 향후 심장 문제 발현을 쉽게 예측할 수 있다. 영상 획득은 심장 운동을 '정지(freeze)'시켜야 하기 때문에 될수록 빨리 이루어져야 하고, 가능하면 한 번의 호흡 내에 모든 투영 영상을 얻어야 한다: 영상 획득은 ECG 트리거(trigger)를 통해 심장 운동에 동기가 된다. CT 혈관조영술은 정기적인 임상 과정은 아니지만, 질

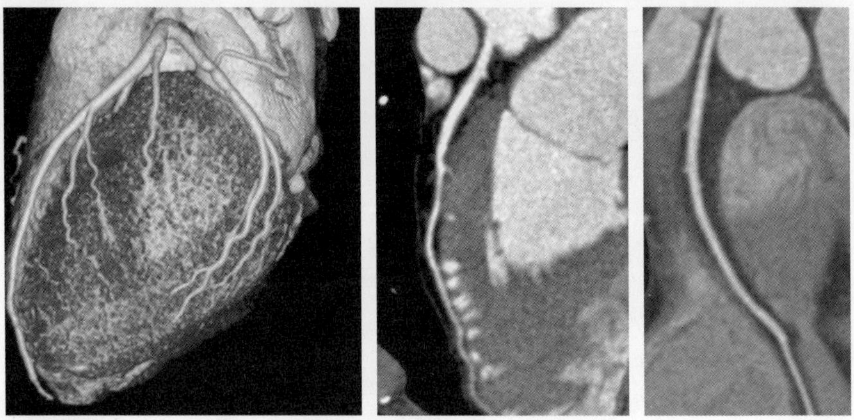

그림 2.38

심장의 세 가지 CT 영상. (왼쪽) 64-슬라이스 CT 영상 장치로부터의 3차원 영상은 심근(myocardium) 바깥쪽의 관상동맥을 보여준다. (가운데)와 (오른쪽) 각각 좌측 앞쪽의 하행 동맥(left anterior descending artery, LAD)과 우측 알고리즘 동맥(right coronary artery, RCA)의 알고리즘 동맥 조영술.

병에 잘 걸리는 환자의 관상동맥 협착(stenosis)을 배제할 때 매우 유용하고, 선천성(congenital) 동맥 기형임을 알거나 의심되는 환자에게 매우 유익하다.

## 연습문제

엑스선 에너지 스펙트럼

**2.1** 다음의 kVp 값을 가지는 텅스텐 엑스선관의 에너지 스펙트럼을 그리시오. 120 keV, 80 keV, 60 keV, 그리고 40 keV.

**2.2** (a) 0.1초 동안 100 mA에서 동작하는 엑스선관의 표적(target)에 부딪히는 전자의 총 개수를 계산하시오.

(b) 100 kVp에서 생성되는 엑스선 빔의 최대 에너지와 최소 파장을 계산하시오.

**2.3** 엑스선 에너지 스펙트럼은 엑스선이 조직을 통과할 때 에너지가 선형 감쇠 계수에 의존하기 때문에 변한다. 엑스선원에서 나온 빔의 전형적인 에너지 분포는 그림 2.6에서 확인할 수 있다. 빔이 신체를 통과하고 난 후의 에너지 스펙트럼을 그리시오.

**2.4** 텅스텐에서 L과 M 전자각의 전자의 정확한 결합 에너지를 찾아보시오. 이 결합 에너지를 기반으로 하여 생성되는 특성 에너지 선의 정확한 분포를 그리시오.

**2.5** 그림 2.39는 손에 대한 두 개의 엑스선 영상이다. 하나는 140 keV의 유효 에너지를 가진 엑스선 빔에 해당하고, 다른 하나는 50 keV의 유효 에너지의 영상이다. 영상의 대조도와 신호 밝기의 차이를 근거로 어느 영상이 어느 것에 해당하는지 설명하고 이유를 밝히시오.

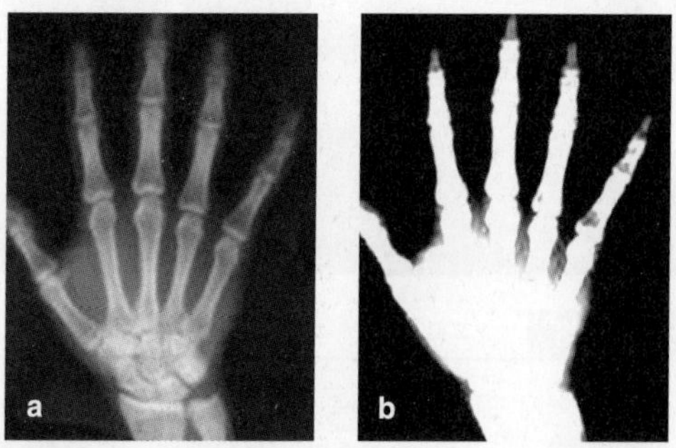


그림 2.39

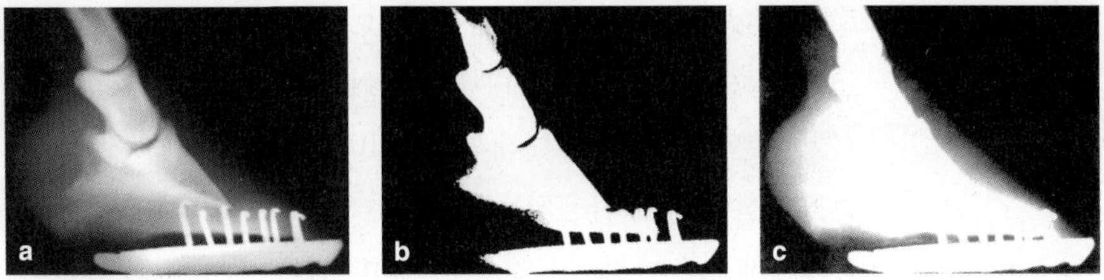


그림 2.40

**2.6** 그림 2.40은 말 다리의 평면 엑스선이다. (a) 영상에서 뼈와 주변 조직 간의 높은 대조도를 제공하기 위해 kVP와 관전류(mA)가 정해진다. (b)와 (c) 영상을 얻기 위해 kVp와 mA 조정이 어떻게 변해야 하는지(증가, 감소, 유지) 설명하시오.

**2.7** 식 (2.4)로부터 식 (2.5)와 (2.6)을 유도하시오.

선형(linear) 및 질량(mass) 감쇠 계수

**2.8** 산란 방지 격자가 있음에도 불구하고 콤프턴 산란 엑스선이 검출되는 신체에서 산란과 관련된 두 가지 방법을 보이시오.

**2.9** 그림 2.41에서 세 가지 엑스선 빔에 대해서 검출기에 도달하는 엑스선 강도를

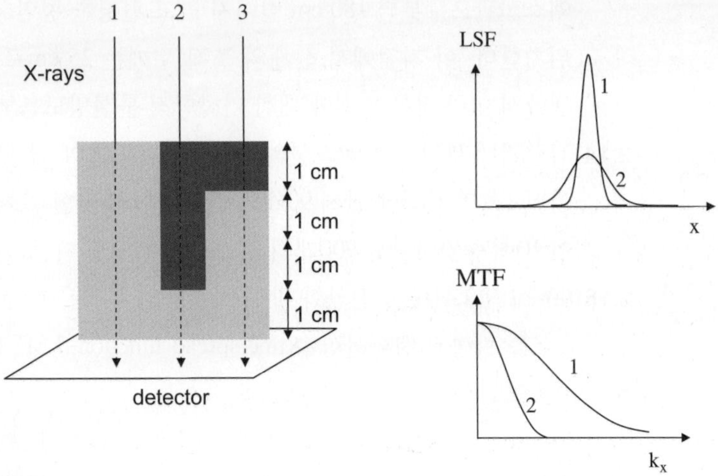


그림 2.41

입사 강도 $I_0$의 함수로 계산하시오. 어두운 음영 영역은 뼈를 나타내고 밝은 음영 영역은 조직을 나타낸다. 68 keV의 유효 엑스선 에너지에서 선형 감쇠 계수는 뼈와 조직에 대해서 각각 10 $cm^{-1}$과 1 $cm^{-1}$이다.

**2.10** 엑스선 검출에 사용되는 가돌리늄으로 만든 형광체의 선형 감쇠 계수는 150 keV의 엑스선 에너지에서 560 $cm^{-1}$이다. 10 μm, 25 μm, 50 μm 두께의 형광체 층에 의해 검출되는 엑스선의 비율은 얼마인가? 공간 해상도 관점에서 트레이드오프(trade-off)는 무엇인가?

### 엑스선 검출기

**2.11** 60 keV의 엑스선은 415 nm 파장에서 광양자를 만들어 내는 CR 평면의 가돌리늄으로 만들어진 형광체에 부딪힌다. 이 과정에서 에너지 변환 계수는 20%이다. 각 입사 엑스선에 대해서 얼마나 많은 광양자가 생성되는가? (플랑크 상수(Planck's constant) = $6.63 \times 10^{34}$ Js, 1 eV = $1.602 \times 10^{-19}$ J)

**2.12** 엑스선은 산란 방지 격자의 상층부로부터 거리 z만큼 떨어진 곳에서 각도 θ만큼 콤프턴 산란이 일어난다. 간단한 기하학 구조를 이용하여 주어진 격자 비율 h/d에 대해서 엑스선이 검출되는 최대 각도 θ를 계산하시오.

### 평면 엑스선 영상의 정량적인 특징

**2.13** 엑스선관에서 전자 빔의 너비는 6 mm이고, 양극 베벨각은 10°이다. 환자는 엑스선관으로부터 180 cm 떨어져 있고 편평한 평면 검출기의 상층부에 직접 위치한다. 이 지점에서 신체의 조직 두께는 25 cm로 가정한다면, 복부 앞과 뒤에서 아주 작은 병변에 대한 기하학적 불선명도를 계산하시오.

**2.14** 검출기에 부딪히는 엑스선의 평균 개수는 1초에 픽셀당 100개라고 가정하면, 어떤 1초의 시간에 단지 90개의 엑스선이 부딪힐 확률은 얼마인가? 엑스선량이 10배 증가한다면 900개의 엑스선이 부딪힐 확률은 얼마인가?

**2.15** (a) 그림 2.41에서 전산화 방사선 촬영의 두꺼운 형광체 층과 얇은 형광체 층을 관련된 선확산함수(line spread function, LSF, 1 또는 2)와 일치시키시오.

(b) 이와 비슷하게, 작은 엑스선 초점과 큰 엑스선 초점을 MTF(mass transfer function, 1 또는 2)와 일치시키고 각 선택에 대해 간략하게 설명하시오.

### 특별한 엑스선 영상 방법

**2.16** 유방 촬영 검사에서 유방은 두 개의 평면 사이에서 압축된다. 아래의 질문에 간단한 설명으로 답하시오.

(a) 압축에 따라 기하학적 불선명도는 증가하는가, 감소하는가?

(b) 이 과정에 의해서 영상의 대조도가 증가하는 이유는 무엇인가?

(c) 압축에 따라 주어진 영상 SNR을 얻기 위해 필요한 엑스선량은 높아지는가, 낮아지는가?

**2.17** 계수공제 혈관조영술(DSA)에서 조영제 주입 전과 후의 두 가지 영상이 얻어진다.

(a) 첫 번째 영상의 엑스선 강도 ($I_1$)에 대한 식을 $I_0$, $\mu_{tissue}$, $x_{tissue}$, $\mu_{blood}$, $x_{blood}$를 이용하여 표현하시오. 이때 $x_{tissue}$와 $x_{blood}$는 엑스선 진행 방향의 각 기관 크기이다.

(b) 두 번째 영상의 엑스선 강도 ($I_2$)에 대응하는 식을 $\mu_{blood}$ 대신에 $\mu_{contrast}$로 대체하여 표현하시오.

(c) 두 영상의 감산 연산을 통해 고정 조직의 영상 신호 밝기가 제거되는가?

(d) $\log(I_2) - \log(I_1)$ 연산을 통해 고정 조직의 신호가 제거됨을 보이시오.

### 컴퓨터 단층 촬영

**2.18** 그림 2.42에서 보여지는 구성으로부터 얻어지는 CT 투영을 그리시오. 구형 표본은 볼륨 전체에 대해 일정한 감쇠 계수를 가진다고 가정한다.

**2.19** 빔경화 효과를 고려하여 그림 2.42에서 보여지는 물체로부터 얻어질 수 있는 실제 CT 투영을 그리시오. 연습문제 2.18의 표본 전체에서 얻어지는 모든 투

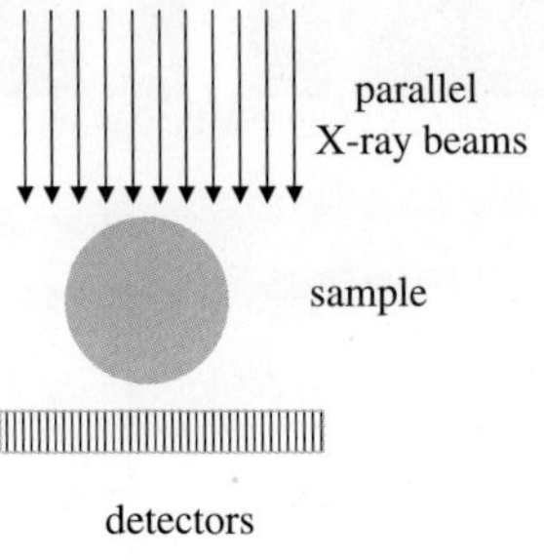


그림 2.42

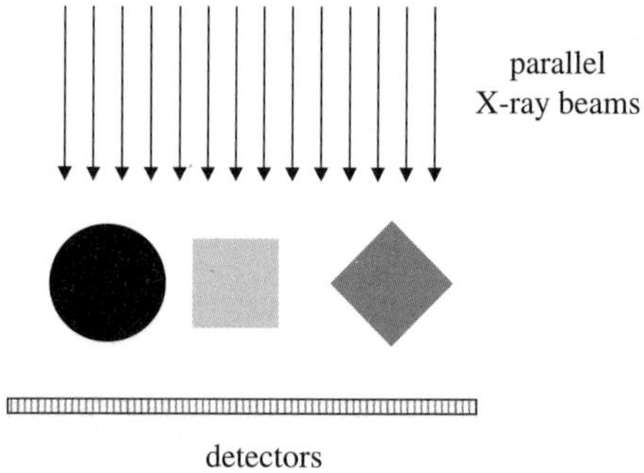


그림 2.43

영의 여과후 역투영으로 형성될 수 있는 최종 영상을 그리시오.

**2.20** 그림 2.43의 물체에 대해서 빔경화 효과는 무시하고 각도 $\varphi = 0, 45, 90, 135, 180°$에서 얻어질 수 있는 투영을 그리시오. 0에서 360°의 $\varphi$ 값에 대한 사이노그램(sinogram)을 그리시오.

**2.21** 그림 2.44는 세 가지 CT 영상—여과 없이 재구성된 영상, 고주파통과필터(highpass filtered) 영상, 그리고 저주파통과필터(lowpass filtered) 영상이다.

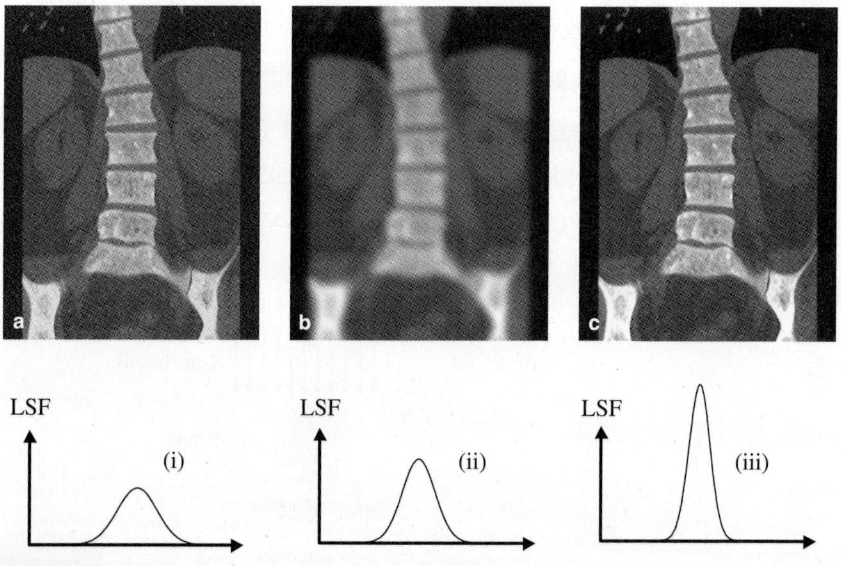


그림 2.44

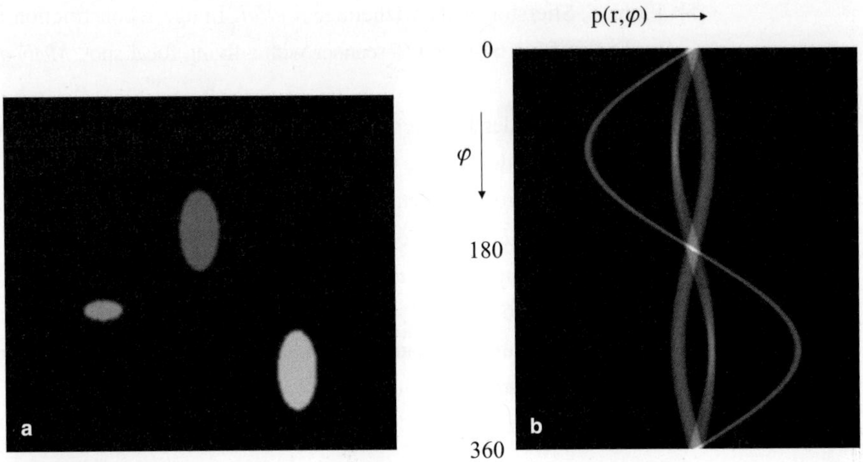


그림 2.45

각 영상((a), (b), (c))에 대해서 사용된 여과의 형태와 여과가 SNR(signal-to-noise), 공간 해상도, 그리고 CNR(contrast-to-noise)에 미친 영향을 설명하시오. 마지막으로 영상을 세 가지 선확산함수(line spread function, (i), (ii) 또는 (iii)) 중 하나에 일치시키시오.

**2.22** 그림 2.45 (a)의 CT 영상을 만들어 내는 사이노그램(sinogram)을 그리시오.

**2.23** 그림 2.45 (b)의 사이노그램에 대해서 여과후 역투영으로 만들어진 영상을 그리시오.

## 참고문헌


[1] Cowen AR, Davies AG and Kengyelics SM. Advances in computed radiography systems and their physical imaging characteristics. *Clinical Radiology* 2007;**62**(12), 1132–41.

[2] Cowen AR, Kengyelics SM and Davies AG. Solid-state, flat-panel, digital radiography detectors and their physical imaging characteristics. *Clinical Radiology* 2008;**63**(5), 487–98.

[3] Cowen AR, Davies AG and Sivananthan MU. The design and imaging characteristics of dynamic, solid-state, flat-panel X-ray image detectors for digital fluoroscopy and fluorography. *Clinical Radiology* 2008;**63**(10), 1073–85.

[4] Hounsfield GN. Computerized transverse axial scanning(Tomography).1. Description of system. *British Journal of Radiology* 1973;**46**(552), 1016–22.

[5] Flohr T, Stierstorfer K, Ulzheimer S *et al*. Image reconstruction and image quality evaluation for a 64-slice CT scanner with *z*-flying focal spot. *Medical Physics* 2005:**32**, 2536–47.

[6] Flohr TG, Bruder H, Stierstorfer K *et al*. Image reconstruction and image quality evaluation for a dual source CT scanner. *Medical Physics* 2008;**35**(12), 5882–97.

[7] Petersilka M, Bruder H, Krauss B, Stierstorfer K and Flohr TG. Technical principles of dual source CT. *Eur J Radiol* 2008 Dec;**68**(3), 362–8.

[8] Dobbins JT. Tomosynthesis imaging: At a translational crossroads. *Medical Physics* 2009;**36**(6), 1956–67.

[9] Dobbins JT, III and McAdams HP. Chest tomosynthesis: Technical principles and clinical update. *Eur J Radiol* 2009 Jul 17.

# 3 핵의학: 평면 섬광촬영, SPECT 그리고 PET/CT

## 3.1 서론

핵의학(nuclear medicine) 주사에 있어 방사성 추적자(radiotracer)라고 불리는, 전형적으로 나노그램에 해당하는, 매우 적은 양의 방사성 물질이 환자의 정맥 안으로 주입된다. 그 다음 그 방사성 물질은 인체의 특정 장기들에 축적되는데, 얼마나 많이, 얼마나 빨리, 그리고 이러한 흡수가 어디에서 발생하는지가 인체 조직이 건강한지 병들었는지, 예를 들면 종양이 존재하는지를 결정하는 인자들이 된다. 일반적으로 핵의학의 범주에 있어 세 가지 다른 양상이 존재한다. 가장 기본적으로 평면 섬광촬영(planar scintigraphy)은 평면 엑스선 주사와 유사하게 단일 2차원 영상으로 방사성 물질의 분포를 이미지화한다. 이러한 종류의 주사는 대개 전신 종양, 특히 뼈와 전이성 종양의 검사를 위해 사용된다. 가장 일반적인 방사성 추적자는 140 KeV에서 단일 에너지 감마선을 내보내는 원소인 테크네튬($^{99m}$Tc)의 화합물이다. $^{99m}$Tc의 다양한 화합물들은 인체의 다른 장기들을 목표로 디자인되어 왔다. 주사의 두 번째 종류인 단일광자 방출 컴퓨터 단층촬영(single photon emission computed tomography, SPECT)은 평면 섬광촬영과 동일한 물질을 사용하여 일련의 방사성 추적자의 연속적 2차원 영상들을 만들어 낸다. 그러므로 평면 엑스선/CT와 평면 섬광촬영/SPECT 사이에는 직접적인 유사성이 존재한다. SPECT 주사는 대부분 소위 '핵 심장스트레스 테스트(nuclear cardiac stress test)'라고 불리는 심근관류(myocardial perfusion)를 위해 사용된다. 마지막 방법은 양전자 방사 단층촬영

(positron emission tomography, PET)이다. 이 방법은 다른 종류의 양전자들(양전하를 띤 전자들)을 방사하는 방사성 추적자 주입을 수반한다. 이 추적자들은 몸속에서 511 KeV의 에너지를 가진 감마선을 방사함으로써 전자와 함께 소멸한다. PET 방법은 이 세 가지 기법 중에서 종양 진단에 특별한 강조점을 가진 고품질의 3차원 영상들을 만들어 냄으로써 가장 높은 감도를 가진다. 지난 5년 이내에 PET와 CT 시스템들의 모든 상업화한 판매된 단위체들은 현재 PET/CT 스캐너의 결합된 형태로 통합되었다. PET/CT 시스템들은 현장에 설치하는 작은 사이클로트론(cyclotron)이 요구되므로 상대적으로 대형 병원들이 가지고 있는 반면에 SPECT 시스템들은 매우 광범위하게 이용 가능하고, 평면 섬광촬영은 아주 흔하게 쓰이게 되었다. 미국에서는 매년 1,500만에서 2,000만 핵의학 주사가 행해지고 있는데 SPECT가 대략 전체의 75%—이 중 60%가 심근관류임—를 차지하고 있다. PET/CT 주사의 숫자는 대략 2백만 정도이나 지난 5년 동안 매년 어림잡아 두 배씩 증가하고 있다.

그림 3.1은 평면 섬광촬영과 SPECT 둘 다에 사용되고 있는 감마카메라의 기본적 형태를 보여 준다. 평면 섬광촬영에 있어 단일 감마카메라가 환자의 위에 고정되어 놓여 있다. SPECT에서는 두 개 또는 세 개의 카메라가 각각의 각도 증분에 따라 데이터를 수집하면서 환자 주위를 천천히 회전한다. 인체 내에서 방사성 추적자

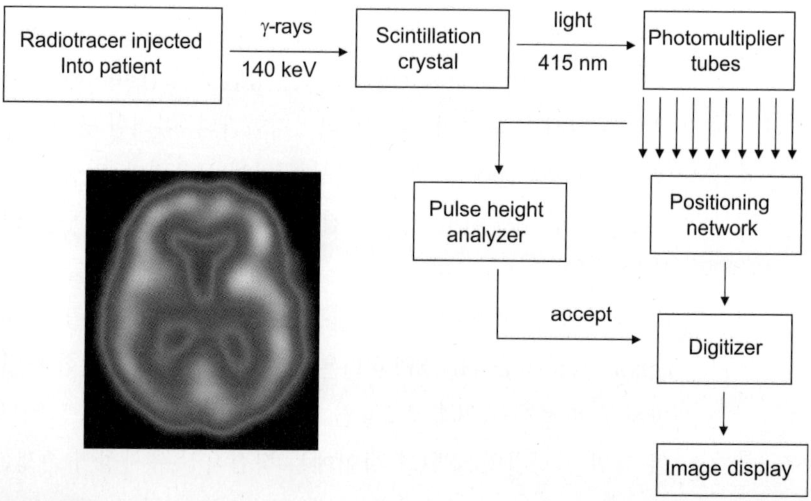


그림 3.1

핵의학 감마카메라의 작동. 그림은 $^{99m}$Tc를 사용하는 SPECT 뇌 주사를 보여 준다.

의 감쇠는 감마선을 만들어 내고 그것의 일부는 인체를 통과하게 된다(대부분은 인체에 흡수된다). 2차원 조준기—엑스선 영상에서 산란 방지 격자와 유사한—가 환자와 검출기 사이에 놓여서 감마카메라에 오직 수직 방향으로 때리는 감마선만이 검출된다. 큰 단일 섬광결정(scintillation crystal)은 감마선 에너지를 빛으로 변환하는 데 사용된다. 그리고 그 빛은 높은 이득 광전증배관(photomultiplier tube, PMT)에 의해서 순차적으로 전기 신호로 변환된다. 공간 정보는 저항기 기반 위치 확인 망이나 더 현대화된 시스템의 디지털화된 등가물을 통해서 각 PMT에 의해서 전류로 변환된다. 파고 분석기(pulseheight analyzer, PHA)는 인체 내에서 콤프턴 산란된, 그래서 아무런 유용한 신호를 가지지 못하는 감마선으로부터 나오는 신호를 배제하는 데 사용되어진다. 결국 그 신호들은 디지털화되어 표시된다.

대부분의 다른 영상 양상들과 비교하여 핵의학 주사, 특히 평면 섬광촬영과 SPECT는 좋지 않은 SNR, 낮은 공간 분해능(~5–10), 그리고 느린 영상 획득을 가지지만, 인체 내에는 천연 방사능이 없기 때문에 매우 높은 감도—주입된 방사성 물질을 나노그램 수준으로 검출하는 능력—와 높은 특이성을 가지는 특징이 있다. 영상 정보물의 이러한 고유 기능적 특성 때문에 핵의학은 MRI, CT, 그리고 초음파에 있어 중요한 보완체가 되었다.

## 3.2 방사능 그리고 방사성 추적자 반감기

방사성 동위원소(radioactive isotope)는 에너지 방출을 초래하는 '분열(disintegration)'이라고 일컬어지는 핵 구성 요소의 자발적인 변화를 수반하는 것이다. 방사성은 Q라는 기호로 표시하고, 단위시간당 분열 횟수로 정의되어지거나, 대안적으로 방사능 핵 수의 시간당 변화율로 정의되어진다. 예를 들어 한 특정 방사성 동위원소 N 핵에 대해서,

$$Q = -\frac{dN}{dt} = \lambda N, \tag{3.1}$$

여기서 $\lambda$는 붕괴 상수이고 단위는 $s^{-1}$이다. 방사능(radioactivity)은 퀴리(Ci)라는 단위로 측정되고, 1퀴리는 시간당 $3.7 \times 10^{10}$ 분열에 해당한다. 역사적으로, 라듐

1그램의 초당 분열 횟수를 말하고 이는 피에르 퀴리(Pierre Curie)의 이름을 따서 붙여졌다. 임상 의학 연구에 적절한 선량에 대해서는 가장 흔히 사용하는 단위는 밀리퀴리(mCi), 즉 1퀴리의 1/1000 또는 $3.7 \times 10^7$ 단위 시간당 분열이다. 식 (3.1)은 다음과 같이 해가 주어질 수 있다.

$$N(t) = N(t = 0)e^{-\lambda t}. \tag{3.2}$$

방사능의 가장 일반적인 측정법 중의 하나는 반감기($\tau_{1/2}$)로서, 그림 3.2에 보이는 것과 같이 방사능이 그 값의 반으로 떨어지는 데 요구되어지는 시간이다. 그림 3.2로부터 $\tau_{1/2}$의 값은 N 값과는 독립적이라는 것은 명확하다. λ 값도 또한 N에 독립적이기 때문에, $\tau_{1/2}$ 또한 방사성 핵의 수가 반으로 떨어지는 시간에 상응한다. 그래서 식 (3.2)로부터 $\tau_{1/2}$ 값은 다음과 같이 주어진다.

$$\tau_{1/2} = \frac{\ln 2}{\lambda}. \tag{3.3}$$

핵의학 주사에 있어서 환자가 경험하는 전체 방사능 선량(radioactive dose)은 미국 연방 정부 안전 지침에 의해 제한된다. 이 선량을 계산하기 위해서 방사성 추적자의 생물학적 반감기(얼마나 오랫동안 방사성 추적자가 인체 내에서 유지되는가) 또한 반드시 고려되어야 한다. 많은 경우에 있어서 인체 조직에서 방사성 추적자의 이상생성물은 상응하는 생물학적 반감기, $\tau_{1/2,bio}$에 의해서 특징되어질 수 있는 지

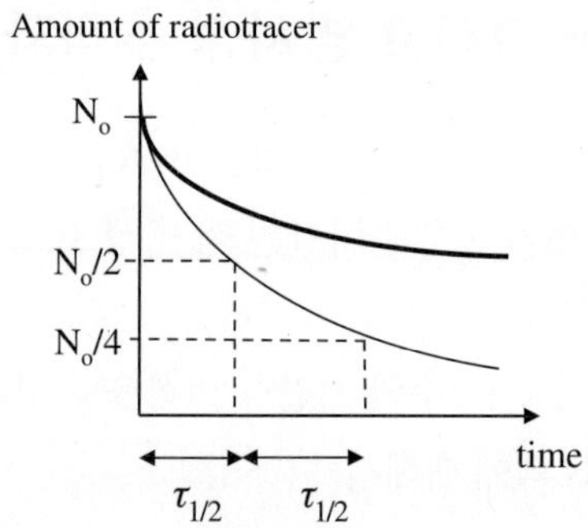


그림 3.2

두 개의 다른 방사성 추적자들의 시간의 함수에 따른 양을 나타낸 그림. 가는 선은 굵은 선에서 표시된 것보다 더 짧은 반감기를 가진 방사성 추적자에 상응한다. $\tau_{1/2}$는 더 짧은 반감기를 가진 방사성 추적자에 해당한다.

수함수적으로 붕괴한다. 인체 내에서의 유효반감기($\tau_{1/2,\text{eff}}$)는 두 반감기의 조합으로 다음과 같이 주어진다.

$$\tau_{1/2,\text{eff}} = \frac{\tau_{1/2}\tau_{1/2,\text{bio}}}{\tau_{1/2} + \tau_{1/2,\text{bio}}}. \tag{3.4}$$

그러므로 $\tau_{1/2,\text{eff}}$의 값은 두 반감기 $\tau_{1/2}$과 $\tau_{1/2,\text{bio}}$ 중 더 짧은 것보다 항상 적다.

**예제 3.1** 두 명의 환자가 핵의학 주사를 받는다. 한 명은 방사성 추적자 A의 선량을 받고, 다른 한 명은 다른 방사성 추적자 B를 받는다. A의 반감기는 6시간이고 B는 24시간이다. 만약 주입된 방사성 추적자 A의 선량이 방사성 추적자 B의 선량의 3배이고, A와 B의 생물학적 반감기가 각각 6시간과 12시간이라면, 인체 내에서 방사능이 두 환자에게서 같아지는 시간은 언제인가?

**풀이** 수학적으로 시간 t에 대해서 다음과 같이 풀 수 있다.

$$3e^{-t\lambda_A} = e^{-t\lambda_B}$$

$\lambda_A$와 $\lambda_B$의 값은 식 (3.4)로부터 유도될 수 있고, 각각 $6.42 \times 10^{-5}$과 $2.41 \times 10^{-5}\,s^{-1}$이다. 시간 t에 대한 풀이는 7.63시간 값을 제공한다.

## 3.3 핵의학을 위한 방사성 추적자의 특성

평면 섬광촬영과 SPECT를 위한 방사성 추적자의 이상적 특성들은 다음을 포함한다.

(i) 매우 큰 초기 선량을 요구함이 없이 중요한 방사능을 생산할 정도로 충분히 짧은 방사능의 반감기를 가지나 요구되어지는 후주입이 방사성 추적자가 혈액을 배제하고 적절한 장기에 분포하는 것을 지연시키기 전에 중요한 붕괴가 있을 정도로는 짧지는 않은 특성.

(ii) 붕괴는 알파 또는 베타 입자의 방사 없이 단일 에너지 감마선의 방사를 통해야

한다. 단일 에너지 감마선은 콤프턴 산란(Compton scatter)과 비산란 감마선 간의 구별을 허용함으로써 영상 대조를 향상시킨다.

(iii) 감마선 에너지는 조직 내에서 방사되는 합리적인 감마선의 비율이 인체를 통해서 이동하여 검출기에 도달할 정도로 충분한 에너지를 가질 수 있도록 ~100 keV보다 커야 한다.

(iv) 감마선 에너지는 조준기(이것은 엑스선 영상에 있어 산란 방지 격자와 유사하다) 내에 있는 얇은 납 격막들을 관통할 수 없을 정도인 ~200 keV보다 적어야 한다.

(v) 방사성 추적자는 관심 있는 장기에는 높게 흡수되어야 하고 인체의 나머지 부분에 대해서는 상대적으로 낮은 비특이적 흡수를 가져야 한다. 이 두 가지 요소들은 각각 환자에게 요구되는 선량은 낮추고 영상 대조는 증가시킨다.

가장 넓게 사용되는 방사성 추적자는 평면 섬광촬영과 SPECT 연구의 90% 이상에 관여하는 $^{99m}$Tc이다. 이것은 상대적으로 긴 반감기(6.02시간)를 가진 상태인 준안정 상태(metastable state)로 존재하고 붕괴 양상에 따라 $^{99}$Mo로부터 형성된다.

$$ {}^{99}_{42}\mathrm{Mo} \xrightarrow{\tau_{1/2}\,=\,66\,\mathrm{hours}} {}^{0}_{1}\beta + {}^{99m}_{43}\mathrm{Tc} \xrightarrow{\tau_{1/2}\,=\,6\,\mathrm{hours}} {}^{99g}_{43}\mathrm{Tc} + \gamma $$

방사된 감마선의 에너지는 140 keV이다. 이는 2장에서 다루었던 엑스선원에 의해 생산된 엑스선의 넓은 스펙트럼과는 달리 단일 에너지 방사라는 것을 주지하는 것이 중요하다. 현장 발생과 $^{99m}$Tc의 사용에 대해서는 3.4절에서 자세히 다룰 것이다.

감마선은 또한 K 또는 L 전자껍질로부터의 궤도전자가 핵에 의해 '포획'되는, 이른바 전자포획이라고 하는 과정을 통해서도 만들어 질 수 있다는 사실을 주지하기 바란다. 바깥껍질들로부터의 전자들은 캐스케이드 과정에 있어 K 또는 L 껍질의 공백을 채운다. 각각의 에너지 준위들 사이의 에너지 차이는 고유 에너지의 감마선으로 방출된다. 몇 가지 유용한 방사성 추적자들은 이러한 메커니즘에 의해 붕괴된다: 예로서는 요오드-123(iodine-123), 탈륨-201(thallium-201)과 인듐-111(indium-111)을 포함한다. 표 3.1은 핵의학에서 가장 흔히 사용되는 방사성 추적자들을 열거하고 있다.

〈표 3.1〉 평면 섬광촬영과 SPECT에 사용되는 일반적인 방사능 추적자들의 특성

| Radiotracer | Half-life (hours) | γ-ray energy (keV) | Clinical application |
|---|---|---|---|
| $^{99m}Tc$ | 6.0 | 140 | various |
| $^{67}Ga$ | 76.8 | 93, 185, 300, 394 | tumour detection |
| $^{201}Tl$ | 72 | 167, 68–82 (X-rays) | myocardial viability |
| $^{133}Xe$ | 127.2 | 81 | lung ventilation |
| $^{111}In$ | 67.2 | 171, 245 | inflammation |

## 3.4 테크네튬 발생기

테크네튬 발생기(technetium generator)는 한 주를 시작할 때 핵의학과에 전달되고, 그 주가 끝날 때 돌려받는다. 이것은 $^{99m}Tc$를 생성하는 매우 편리한 방법이다. 현장 테크네튬 발생기는 방사능 $^{99}Mo$가 그 표면에 몰리브덴산암모늄, $(NH_4)_2MoO_4$의 형태로 흡수되어 있는 알루미나 자기 기둥으로 구성되어 있다. 그 기둥은 안전을 위해서 납 차폐물 안에 수용되어 있다. Tc 발생기의 도해와 사진을 그림 3.3에 나타냈다. 앞에서 언급했듯이, $^{99}Mo$는 $^{99m}Tc$로 그리고 Tc의 기저 상태인 $^{99g}Tc$로 차례차례 붕괴한다. 어떤 시간에서도 발생기 기둥은 $^{99}Mo$, $^{99m}Tc$ 그리고 $^{99g}Tc$의 혼합물을 포함한다. $^{99m}Tc$를 선택적으로 제거하기 위해서는 생리식염수를 담은 병을 기둥의 입력 부분에 그리고 바늘과 빈병을 출구 쪽에 놓는다. 그 식염수는 기둥을 통해 배출되면서 기둥에 강하게 붙어 있지 않은 대부분의 $^{99m}Tc$를 씻어 내는데 과테크네튬산나트륨의 형태로 용출된다: 어림잡아 이용 가능한 $^{99m}Tc$의 80%가 용출되는데 이는 $^{99}Mo$가 1%보다 적은 양이 용출되는 것과 비교된다. 그 다음 용출된 $^{99m}Tc$의 농도와 순도를 결정하기 위해서, 그리고 Al과 $^{99}Mo$의 불순물들이 특정 안전 수준보다 아래에 있기를 요구하면서, 적절한 방사능 분석이 수반된다. 전형적으로 테크네튬은 매 24시간마다 용출되고, 발생기는 일주일에 한 번씩 교체된다. 따라서 대부분의 핵의학 주사들은 한 주의 시작 시점에 일정이 잡힌다.

방사능의 시간 의존성은 2단계 과정으로 분석될 수 있다. $N_1$으로 표시된 $^{99}Mo$ 원자들의 수는 시간 $t = 0$에서의 초기 극댓값 $N_0$에서 시간에 따라 감소한다. 이 방

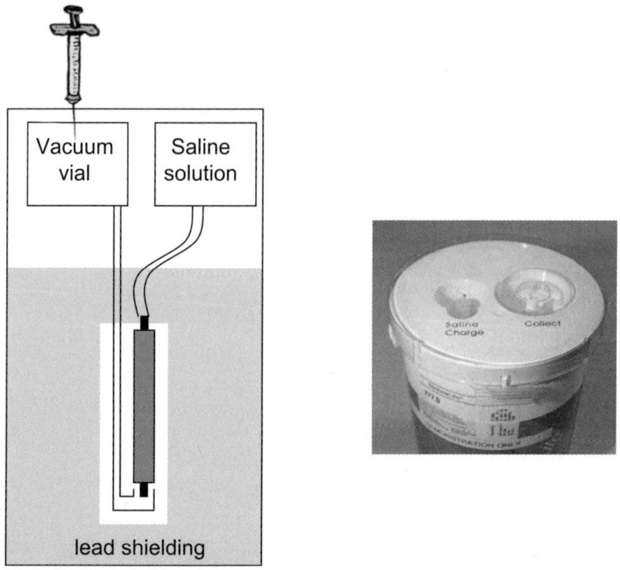


그림 3.3

테크네튬 발생기. (오른쪽) 상용화된 테크네튬 발생기.

사능 붕괴는 $^{99m}Tc$의 $N_2$ 원자들을 생산하고, 이는 최종 안정 생성물인 $^{99g}Tc$의 $N_3$ 원자들을 형성하면서 붕괴한다.

$$\begin{array}{ccccc} {}^{99}\mathrm{Mo} & \xrightarrow{\lambda_1} & {}^{99m}\mathrm{Tc} & \xrightarrow{\lambda_2} & {}^{99g}\mathrm{Tc} \\ (N_1) & & (N_2) & & (N_3) \end{array}$$

각각의 반감기들로부터 유도된 $\lambda_1$과 $\lambda_1$ 값들은 각각 $2.92 \times 10^{-6}\ s^{-1}$과 $3.21 \times 10^{-5}\ s^{-1}$이다. (어미핵이라 불리는) $^{99}Mo$의 붕괴는 식 (3.2), $N_1 = N_o e^{-\lambda_1 t}$에 의해 주어진다. 2단계 붕괴 과정이기 때문에, $^{99m}Tc$의 양은 $^{99}Mo$의 붕괴 덕분에 증가하지만, 그 자체의 $^{99g}Tc$로의 붕괴 때문에 감소하게 된다.

$$\frac{dN_2}{dt} = \lambda_1 N_1 - \lambda_2 N_2 \Rightarrow \frac{dN_2}{dt} + \lambda_2 N_2 = \lambda_1 N_1 \tag{3.5}$$

이 간단한 1계 미분방정식을 풀기 위한 많은 방법들이 있다. 예를 들면, 동차방정식과 특수방정식들은 다음과 같이 풀 수 있다.

$$
\begin{aligned}
&(\text{homogeneous})\ N_2 = Ce^{-\lambda_2 t}\\
&(\text{particular})\ N_2 = De^{-\lambda_1 t}
\end{aligned}
\tag{3.6}
$$

특수해의 경우, D에 대해 계산하면,

$$D = \frac{\lambda_1 N_0}{\lambda_2 - \lambda_1}. \tag{3.7}$$

동차해와 특수해를 함께 더하면,

$$N_2 = Ce^{-\lambda_2 t} + \frac{\lambda_1 N_0}{\lambda_2 - \lambda_1} e^{-\lambda_1 t}. \tag{3.8}$$

$t = 0$에서 $N_2 = 0$인 것을 알고 있기 때문에, 이 경계조건을 이용하여 상수 C에 대해 풀 수 있다.

$$C = -\frac{\lambda_1 N_0}{\lambda_2 - \lambda_1} \tag{3.9}$$

그러므로 $N_2$에 대한 최종 해는,

$$N_2 = \frac{\lambda_1 N_0}{\lambda_2 - \lambda_1} \left(e^{-\lambda_1 t} - e^{-\lambda_2 t}\right). \tag{3.10}$$

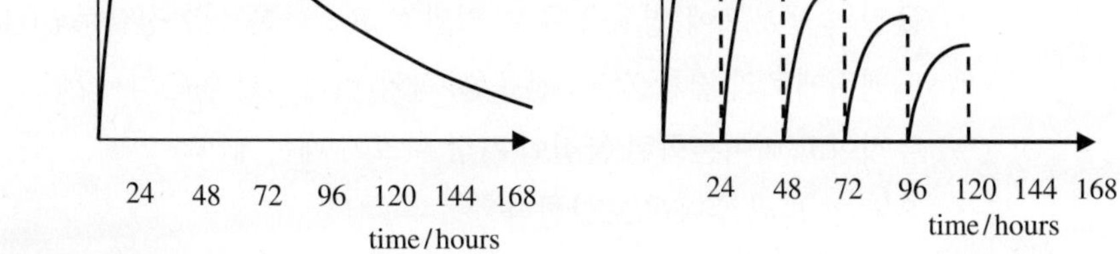


**그림 3.4**

(왼쪽) $^{99m}$Tc의 방사능 대비(vs.) '짜내기'가 없는 발생기 시간의 이론적 그림. (오른쪽) 점선으로 표시된 것처럼 매 24시간마다 '짜내어진' 발생기에서의 실제적 방사능 곡선.

그러므로 $^{99m}Tc$의 방사능 $Q_2$는

$$Q_2 = \lambda_2 N_2 = \frac{\lambda_1 \lambda_2 N_0}{\lambda_2 - \lambda_1}\left(e^{-\lambda_1 t} - e^{-\lambda_2 t}\right). \tag{3.11}$$

직관적으로 예상할 수 있듯이, 방사능은 하나는 $^{99m}Tc$ 양의 증가를 지배하고 다른 하나는 그의 붕괴를 지배하면서, 그 두 개의 지수함수들의 차이에 비례한다. 그림 3.4는 방사능의 최댓값이 ~24시에 발생하는 것을 보여주는데, 이것은 발생기가 첫 번째 '짜내기'—즉 $^{99m}Tc$가 제거되는—가 일어나는 논리적인 시간이다. 방사능은 영으로 떨어지고 나서 다시 증가하기 시작한다. 방사능의 최대치는 대략 매 24시간마다 발생하는데 이것은 매일 임상 일정과 접목하는 것을 매우 쉽게 만들어 준다.

## 3.5 인체 내 테크네튬 기반 방사성 추적자의 분포

발생기에서 용출된 $^{99m}Tc$는 과테크네튬산나트륨, $NaTcO_4$의 형태이다. 이 화합물은 핵의학 주사들에서 광범위하게 사용되지는 않는데, 그것의 가장 일반적인 용처는 소아들의 위장관(GI tract) 출혈에서이다. 가장 일반적으로 사용되는 방사성 추적자를 생산하기 위해서는 추가적인 화학적 변형이 필요하다. 인체가 '원(가공되지 않은)' 금속이온으로부터 보호되기 위해서는 일반적으로 화학 리간드와 Tc 이온 사이에 강한 화학적 결합이 형성되어야 한다. 방사능 추적자가 인체 내에서 해체되지 않기 위해서 그 리간드는 금속이온에 단단하게 결합되어야 한다. 관심 있는 장기에 대해 높은 특이도를 가지기 위해서 특정 리간드가 또한 선택되어진다. 특정 물질의 생분포에 영향을 주는 일반적 요소들은 인혈청알부민(HSA)과 같은 혈액 단백질에로의 결합 강도, 친유성, 화학 리간드의 이온화—세포막 투과 이송은 친유적이고 비이온화된 물질이 가장 빠르기 때문에—와 인체, 예를 들면 간이나 신장을 통한 분비 수단을 포함한다.

화학적 변형은 다른 제조업자들이 제공하는 특별한 키트를 이용하여 수행된다. 가장 일반적인 방사성 추적자들 중 두 개는 뇌관류를 측정하는 데 사용되는 Ceretec과 심근관류를 평가하는 데 사용되는 Sestamibi이다. Ceretec 키트는 질소대기하에서 밀봉되어진 엑사메타짐(exametazime) 리간드, 환원제로서 염화제1주석 이수화물(stannous chloride dihydrate), 그리고 4.5 mg의 염화나트륨의 미리 제공되어 동결건조된 화합물을 포함한다. $^{99}$Tc 발생기로부터 과테크네튬산나트륨/식염수 용액이 Ceretec의 병에 첨가될 때 엑사메타짐을 가진 $^{99m}$Tc 화합물이 형성되고 그것은 정맥 주사로 환자에게 30분 이내로 주입된다.

## 3.6 감마카메라

그림 3.5에 보이는 것같이 감마카메라(gamma camera)는 평면 섬광촬영과 SPECT 둘 다에 중요한 기기이다[1]. 환자는 관심 있는 장기 가까이 위치한 감마카메라 아래 침상에 눕는다. 감마카메라는 초당 수만 정도까지의 감마선 검출률 능력이 있어

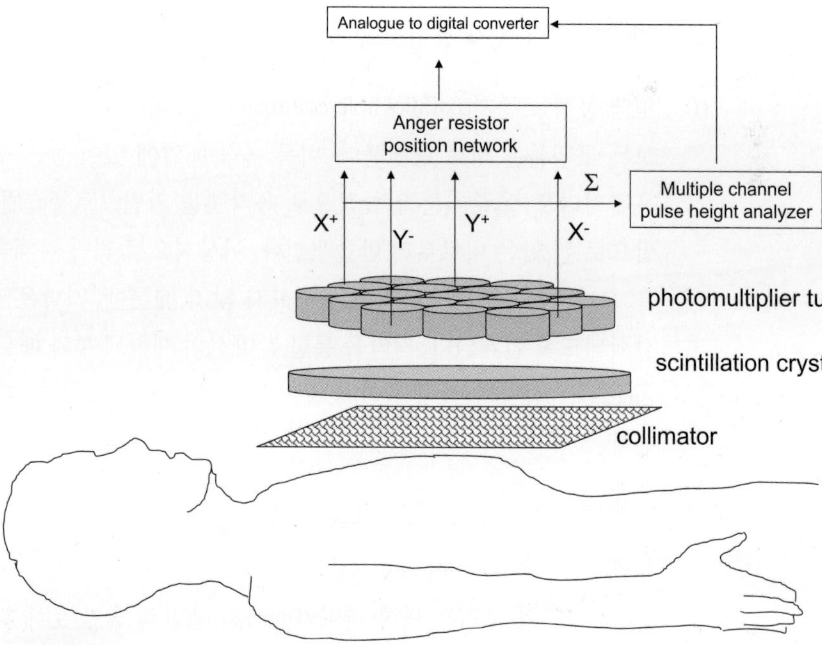


그림 3.5

평면 섬광촬영(하나의 카메라)과 SPECT(두 개 또는 세 개의 회전하는 카메라들) 둘 다에 사용되는 감마카메라.

야 하고, 신체 내에서 산란되어서 아무런 유용한 공간 정보를 가지지 못하는 감마선을 배제해야 하며, 임상적으로 용인할 수 있는 촬영 시간 내에 가장 높은 품질의 영상을 만들어 내기 위해 가능한 한 높은 감도를 가져야 한다. 감마카메라의 개별 요소들의 각 역할에 대해서는 아래 절들에서 다룰 것이다.

### 3.6.1 조준기

핵의학에 있어서 조준기(collimator)의 역할은 엑스선 촬영에 있어 산란 방지 격자의 역할과 매우 유사하다. 신체 내에서 방사능 소스로부터 나온 감마선은 모든 방향으로 방출되기 때문에, 핵의학에서는 엑스선 촬영보다 매우 높은 정도의 조준이 요구된다. 이것은 신체 내에서, 감마선의 매우 높은 감쇠와 더불어, 방출된 감마선의 매우 높은 부분(>99.9%)이 검출되지 않는 결과를 초래한다. 조준기에는 여섯 가지 디자인이 있다—평행 공형, 경사 공형, 집속형, 확산형, 팬-빔, 그리고 핀홀. 각 조준기는 영상 SNR, CNR, 그리고 공간 분해능에 대한 효과 측면에서 특별한 특징들을 가지고 있다. 평행 공형 조준기는 가장 일반적인 디자인이라 먼저 설명한다.

(i) 평행 공형 조준기(parallel hole collimator): 그 이름이 의미하듯이, 조준기 내의 모든 구멍들은 서로 평행하다. 비록 육각 배열에 있어 둥근 구멍들이 또한 사용될지라도, 조준기는 일반적으로 육각형을 기반으로 한 '벌집' 기하 형상의 납으로 된 얇은 띠로부터 만들어진다. 이상적으로 격막 자체를 통해서 감마선은 통과하지 않지만, 이것은 가능하지 않기 때문에, 격막은 감마선의 95%가 감쇠되도록 설계된다. 격막을 통한 감마선의 제한된 투과 때문에 유효 격막 길이($L_{eff}$)는 격막의 실제 물리적 길이(L)보다 조금 더 짧으며 다음 식으로 주어진다.

$$L_{eff} = L - \frac{2}{\mu_{septa}} \tag{3.12}$$

납띠의 크기와 분리는 또한 감마카메라의 전반적 공간 분해능에 대한, 조준기에 의해 만들어지는, 기여도를 결정한다. 그림 3.6에서, 만약 두 점 소스가 R보다 더 작은 거리로 떨어져 위치한다면 분리되어질 수 없다. 공간 분해능 R의 값은 다음과 같이 주어진다.

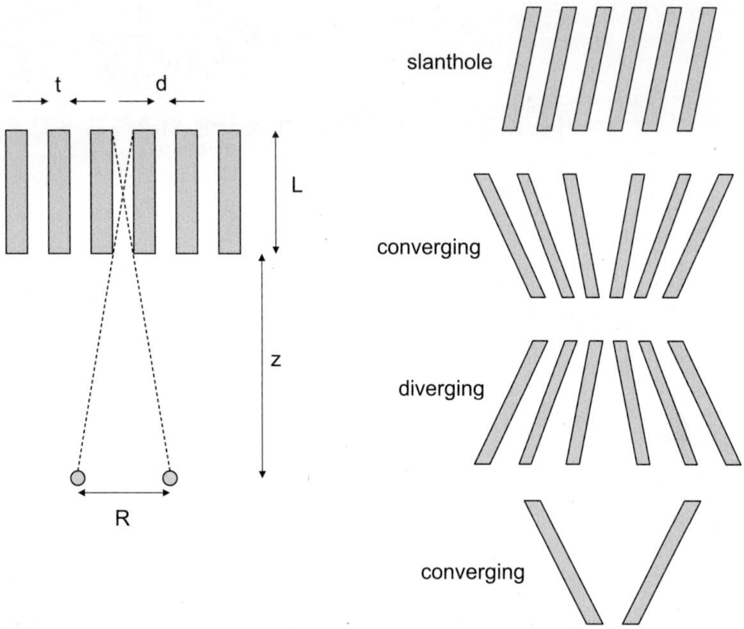


그림 3.6

(왼쪽) 공간 분해능 R을 계산하기 위해 필요한 매개변수들을 가진 평행 공형 조준기. 감마카메라가 위에 놓이고, 환자는 그림의 바닥에 위치하게 된다. (오른쪽) 네 가지 일반적 유형의 조준기들—위로부터 경사공형, 집속형, 확산형, 그리고 핀홀.

$$R = \frac{d(L_{eff} + z)}{L_{eff}} \tag{3.13}$$

식 (3.13)으로부터 주지할 중요한 요소는, 영상의 공간 분해능이 방사성 추적자 소스가 축적되는 장기의 신체 내에서 깊이(z)에 의존한다는 것이다. 표면에 더 가까이 있는 방사성 추적자의 영역은 신체의 더 깊은 곳에 있는 것보다 더 나은 공간 분해능을 만들어 낸다. 그리고 이 사실은 영상 해석을 위해 반드시 고려되어야 한다.

식 (3.13)은 또한 공간 분해능이 조준기의 격막의 깊이를 증가시키고 격막의 두께를 감소시키고 가능한 한 환자 가까이에 감마카메라를 위치시킴으로써 향상될 수 있음을 보여 준다. 그러나 L과 d의 값들이 조준기의 성능에 또한 영향을 줄 수 있고, 이것은 검출된 감마선을 방출된 전체 수로 나눈 비(신체 내에서 감쇠를 무시)로 정의할 수 있다. 검출기의 성능 (g)는 다음과 같이 주어진다.

$$g \approx K^2 \frac{d^2}{L_{eff}^2} \frac{d^2}{(d+t)^2} \tag{3.14}$$

여기서 K 값은 특정 구멍-기하 형상에 의존하고 육각 배열에서 육각형 구멍에 대해서는 0.26의 값을 가진다. 공간 분해능과 조준기 성능 사이에 고유의 균형이 존재한다는 것은 식 (3.14)로부터 분명하다.

$^{99m}$Tc 이미징을 위해 사용되는 조준기들은 낮은 에너지로 간주된다(140 keV 감마선): 상대적으로 큰 구멍들을 가진 것들은 낮은 에너지 만능(low-energy all-purpose, LEAP)이라고 불리고 더 작은 구멍과 더 긴 격막을 가진 것들은 낮은 에너지 높은 분해능(low-energy high-resolution, LEHR)이라고 불린다. 중간 에너지와 높은 에너지 조준기들은 증가하는 두께의 격막을 가지고, $^{67}$Ga/$^{111}$In과 $^{131}$I을 위해 각각 사용된다.

(ii) 경사 공형 조준기(slanthole collimator): 검출 결정 방향으로 일정 각도로 기울어진 평행 격막들로 이루어져 있다. 유방과 심장 이미징을 위해 주로 사용된다.

(iii) 집속형 조준기(converging collimator): 신체를 향해 집중된 구멍들을 가지고 있는데, 곡률의 중심이 이미징 시계(FOV)의 가운데에 이상적으로 위치하고 있다.

(iv) 확산형 조준기(diverging collimator): 기본적으로 회전된 형태의 집속형 조준기이다. 평행 공형 조준기와 비교해 볼 때, 이것은 더 큰 FOV가 촬영되는 것을 가능하게 한다. 한 가지 응용은 전신 섬광촬영이다.

(v) 팬-빔 조준기(fan-beam collimator): 주로 뇌와 심장 연구에 사용된다. 조준기의 두 크기들은 다른 기하 형상들을 가진다—머리/발 방향으로 구멍들은 평행한 반면에 반경 방향으로는 집속형 조준기와 유사하다. 따라서 이러한 종류의 조준기는 감소된 FOV에 대해 영상 확대를 제공한다.

(vi) 핀홀 조준기(pinhole collimator): 갑상선과 부갑상선 같은 매우 작은 장기들을 촬영하는 데 사용된다. 이 조준기는 3, 4, 또는 6 mm의 조리개가 있는 교체 가능한 부속물들을 가진 단일 구멍을 가진다. 핀홀 조준기는 상당한 배율과 더 높은 공간 분해능을 가진 영상을 만들어 내지만, 특히 영상의 가장자리에서 기하학적 왜곡 또한 만들어 낸다.

### 3.6.2 검출기 섬광결정과 결합 광전증배관

신체 내에서 감쇠되지 않은 감마선들은 그 에너지를 빛으로 변환시키는 섬광결정을 사용하여 검출된다. 감마카메라에 있어 검출기는 대략적으로 40−50 cm 지름인, 탈륨활성화 요오드화나트륨 NaI(Tl)의 하나의 큰 단일 결정이다. 감마선이 결정을 때릴 때, 결정 내에 여기된 전자 상태의 집단을 초래하는 광전자와 콤프턴 상호작용을 통해서 에너지를 상실한다. 이러한 상대의 탈여기는, 4 eV의 광에너지에 해당하는, 415 mm 파장(가시적 푸른 빛)을 가진 광자의 방출을 통해서 230나노초 뒤에 일어난다. NaI(Tl)과 같은 섬광기의 매우 중요한 특징들은 생성된 빛의 양(광자의 수)은 입사 감마선의 에너지에 직접적으로 비례한다는 것이다.

요오드화나트륨이 다음과 같은 많은 이유로 선택된다: (i) 140 keV에서 2.22 $cm^{-1}$의 높은 선형 감쇠 계수를 가진다, (ii) 흡수된 에너지의 30 eV당 하나의 광자가 생성될 정도, ~15%의 효율, 로 효율적이다, (iii) 자신의 빛 방출 파장인 415 nm에서 투명해서 흡수로 인한 에너지 손실이 거의 없다, (iv) 큰 원형 또는 직사각형의 결정이 쉽고 값싸게 성장될 수 있고, (v) 415 nm 방출 파장은 전통적인 광전증배관들(PMT)의 최적 성능과 잘 일치되어진다. NaI(Tl) 결정의 유일한 단점은 흡습성(물 흡수)이 있어서 완전히 밀폐되어야 하고, 그래서 또한 기계적으로 매우 잘 깨진다는 것이다.

결정의 두께는, 평면 엑스선 이미징에서 DR 검출기와 마찬가지로, 공간 분해능과 민감도 사이에 절충을 필요로 한다—결정이 두꺼울수록 광확산함수가 더 넓어지고 공간 분해능이 더 낮아진다. 하지만 검출되는 감마선의 수는 더 커지고, SNR은 더 높아진다. $^{99m}$Tc 또는 $^{201}$Tl을 사용하는 이미징에서, 최적 결정 두께는 ~6 mm이다. 하지만 대다수의 핵의학 주사들은 $^{99m}$Tc를 사용할지라도, 감마카메라는 또한 더 높은 감마선 에너지를 방출하고 더 두꺼운 결정을 요구하는 $^{68}$Ga, $^{131}$I 그리고 $^{111}$In과 같은 다른 방사성 추적자들을 위해 사용되어지고, 그래서 1 cm의 절충된 결정 두께가 일반적으로 사용된다. 그림 3.7은 그러한 결정들을 위해 감마선 에너지 함수로 값의 가파른 하락뿐만 아니라, 감마카메라를 위해 상업적으로 생산된 직사각형 NaI(Tl) 결정을 보여 준다.

섬광결정을 때리는 매 감마선마다, 몇 전자볼트의 매우 낮은 에너지를 가진, 수천의 광자들이 생성된다. 이 매우 낮은 빛 신호들은 증폭되고 디지털화될 수 있는

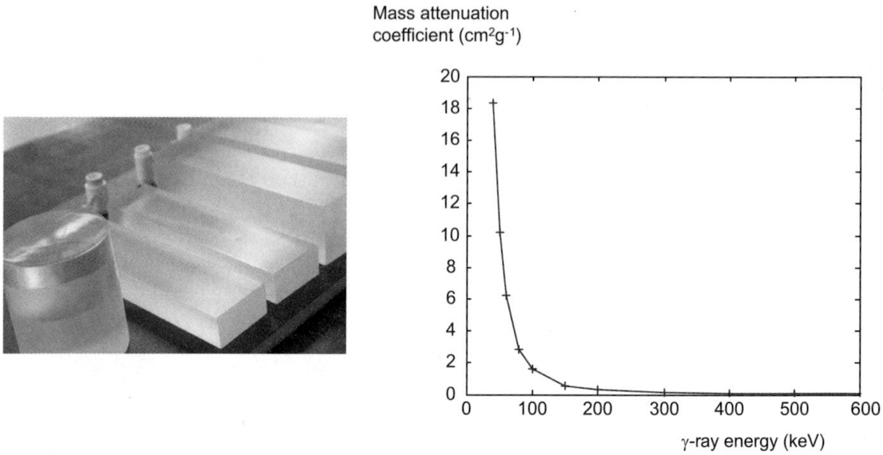


그림 3.7

(왼쪽) 상업적으로 생성된 NaI(Tl) 결정. (오른쪽) 에너지 증가에 따른 대략적인 지수적 감소를 보이는 NaI(Tl) 질량 감쇠 계수 vs. 감마선 에너지를 나타낸 그림.

전류로 변환될 필요가 있다—PMT는 이러한 구체적인 작업을 수행하기 위해 사용되는 기기이다. PMT의 기본 디자인은 그림 3.8에 도시되어 있다. PMT의 투명한 입구 창의 안쪽 표면은 광음극(photocathode)을 형성하는 세슘 안티몬(CsSb)과 같은 물질로 코팅되어 있다. 섬광결정으로부터 나온 광자들이 이 물질을 때릴 때, 광전 상호작용(photoelectric interaction)을 통해서 자유전자들(광전자들)이 생성된다. 이러한 전자들은 증폭의 첫 단계, 즉 광음극에 대하여 +300볼트 전압이 걸린 다이노드(dynode)라 불리는 금속판을 향해서 가속되어진다. 이 판은 또한 CsSb와 같은 바이알칼리 물질로 코팅되어 있다. 전자들이 이 다이노드를 때릴 때, 몇몇 이차 전자들이 매 입사전자마다 방출된다—전형적인 증폭 인자는 3과 6 사이이다. 이전 다이노드에 비해 +100볼트의 전압을 각각 가진, 8개에서 10개의 일련의 추가 가속 다이노드들은, 각 초기 광전자에 대해 PMT의 출력부에 증폭된 전류를 생성하면서, $10^5$에서 $10^6$개의 전자들을 생성한다. 1–2 kV 범위의 고전압 전원 장치가 각각의 PMT를 위해 요구된다. PMT는 유리로 밀폐되고 전체 밀봉된 부분은 다이노드들 사이에서 전자들의 감쇠를 감소시키기 위해 진공처리된다—단일 PMT의 사진이 그림 3.8에 나타나 있다.

각 PMT는 2–3 cm의 직경을 가지고 있고, NaI(Tl) 결정은 훨씬 더 크기가 크기

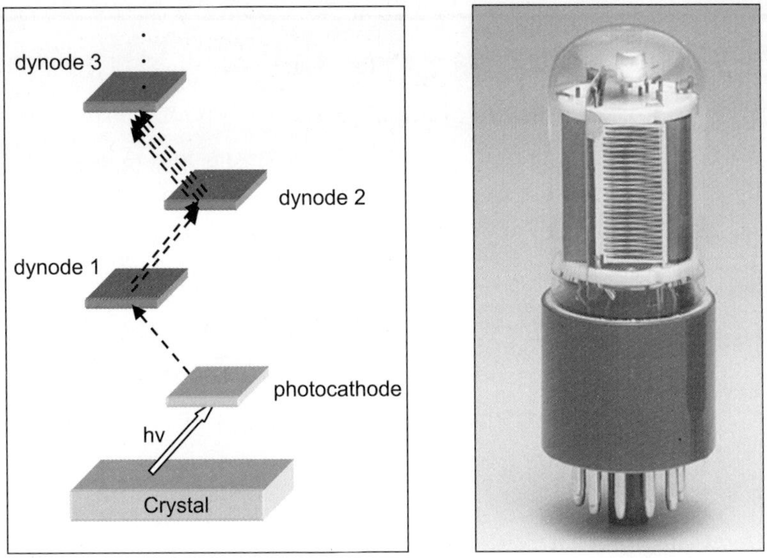


그림 3.8

(왼쪽) PMT 관에서 첫 세 개의 증폭 단계들. (오른쪽) 상업적 PMT.

때문에, 몇 개의 PMT들이 섬광결정에 가깝게 결합되어 있다. 가장 효과적인 포장 디자인은, 하나의 PMT 중앙으로부터 각각의 이웃하는 PMT까지의 거리가 동일한 특징을 가진, 육각형에 가까운 형태이다—이 특징은 다음 절에서 다뤄질 앵거 위치 네트워크(Anger position network)를 사용하여, 섬광 사건의 공간적 위치를 결정하는 데 있어 매우 중요하다. 각 PMT의 표면이 섬광결정과 접속되도록 사용되는 얇은 광학 결합층과 함께 61, 75 또는 91 PMT의 배열들이 전형적으로 사용된다. 각 PMT들은 이상적으로 동일한 에너지 반응성을 가져야 한다. 즉 주어진 감마선 에너지에 대한 출력 전류가 동일해야 한다. 만약 동일하지 않다면 영상 인공물(image artifact)이 생성된다. 평면 핵의학 주사에 있어서, 10%까지의 균일도 변화량이 용인된다. 하지만, SPECT 이미징(이 장의 후반부에 다룬다)에서 이 값은 1%보다 적어야 한다. 실제로 PMT의 보정은 균일한 그리고 알려진 방사능 샘플들을 사용하여 수행하고, 자동 데이터 보정 알고리즘이 그 다음 그 데이터에 적용될 수 있다. 더 최근에는 핵의학 주사 동안 각 PMT를 위한 발광다이오드(light-emitting diode, LED) 보정 소스를 사용하여 개별 PMT의 연속적인 모니터링이 가능하게 되었다.

**예제 3.2** 방사성 추적자 원소인 $^{99m}$Tc, $^{68}$Ga, $^{131}$I와 $^{111}$In에 대한 NaI(Tl) 결정의 선형 감쇠 계수는 각각 2.2, 1.7, 1.3, 그리고 1.2 $cm^{-1}$이다. 6 mm와 1 cm 두께의 결정에 대해서, 각 방사성 추적자 원소에 대한 상대적 신호 강도를 계산하시오.

**풀이** 신호 강도들이 흡수되고 결정을 통과하지 못하는 감마선들의 수에 비례한다는 점에 주목한다면, 그 상대적 값들은 로 계산될 수 있다. 만약 상대적 값으로 1을 취한다면 모든 감마선이 흡수되는 것에 상응하고, 이는 다음 값을 제공한다: (6 mm 결정) 0.73, 0.64, 0.54와 0.51, (1 cm 결정) 0.89, 0.82, 0.73과 0.7. 6 mm 결정에 비교해서 1 cm 두께 결정에 대한 방사성 핵종의 더 높은 에너지에 대한 민감도의 비례적 증가는 더 커짐을 주지하기 바란다.

### 3.6.3 앵거 위치 네트워크와 파고분석기

섬광 사건이 NaI(Tl) 결정에서 일어날 때는 언제나, 섬광 사건에 가장 가까운 PMT는 가장 큰 출력 전류를 생성한다. 이것이 신호 위치 측정을 위한 유일한 방법이라면, 공간 분해능은 PMT의 치수, 즉 수 cm보다 더 정밀할 수는 없다. 그러나 검출된 빛의 양이 대략적으로 섬광 사건들과 특정 PMT 사이의 거리에 반비례하면서, 인근 PMT들은 더 적은 출력 전류를 생성한다. 모든 PMT로부터의 전류의 크기들을 비교함으로써 결정 내 섬광의 위치는 훨씬 잘 예측될 수 있다. 더 오래된 아날로그 감마카메라들에서 이 과정은 앵거 논리 회로를 사용하여 수행되었다. 그리고 그것은 각 PMT의 출력부에 연결되어 있는 네 개의 저항들로 구성되어 있다(그림 3.9). 이 네트워크는 모든 PMT를 위해 합해지는 네 개의 출력 신호들, $X^+$, $X^-$, $Y^+$, $Y^-$를 생성한다. 그 다음 이 합산된 신호들의 상대적 크기와 부호는 결정 내 섬광 사건의 예상 위치(X, Y)를 다음 식에 의해 정의한다.

$$X = \frac{X^+ - X^-}{X^+ + X^-}, Y = \frac{Y^+ - Y^-}{Y^+ + Y^-} \qquad (3.15)$$

최근의 디지털 카메라에서는, 모든 PMT를 위한 전류가 저장되고 모든 데이터가 획득된 후 컴퓨터 알고리즘을 사용하여 위치 예상이 수행된다. 각 PMT의 비균

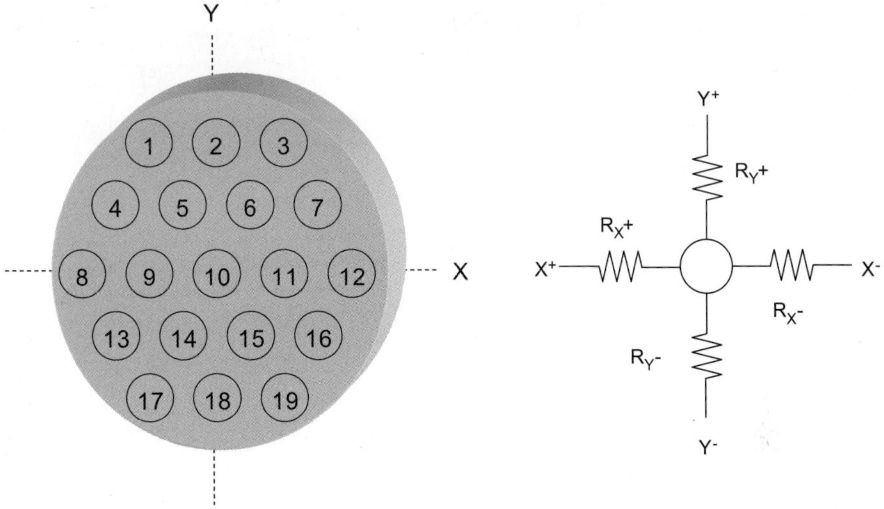


그림 3.9

(왼쪽) NaI(Tl) 결정상에 육각형으로 배열된 19개 PMT. (오른쪽) 각 PMT에 연결된 네 개의 저항 네트워크.

일 성능에 대한 보정들은 디지털 시스템으로 쉽게 만들어질 수 있다.

### 파고분석기

개별 요소들인 $X^+$, $X^-$, $Y^+$와 $Y^-$를 기록하는 것 이외에도, 'z-신호(z-signal)'라고 명명된 합산된 신호 $\Sigma(X^+ + X^- + Y^+ + Y^-)$가 파고분석기(PHA)로 보내진다. 파고분석기의 역할은 기록된 사건들 중 어떤 것이 조직 내에서 산란되지 않고 (일차 방사선) 유지되어야 하는 감마선에 상응하는지를 결정하고, 어떤 사건이 환자에게서 콤프턴 산란되고, 어떤 유용한 공간 정보도 가지고 있지 않으며, 그래서 배제되어야 하는지를 결정하는 것이다. PMT로부터의 전압 펄스의 크기가 검출된 감마선의 에너지에 비례하기 때문에, PMT의 출력의 크기에 기초하여 구분하는 것은 감마선 에너지에 기초하여 구분하는 것과 동등하다. 다중채널분석기(multiple channel analyzer, MCA)—여기서 '채널'이라는 용어는 구체적인 에너지 범위를 나타낸다—는 신호를 디지털화하기 위해서, 그러고 나서 파고 스펙트럼을 생성하기 위해서, 즉 출력 전압 수준의 함수로서 PMT에서 나오는 사건 수에 관한 그림을 생성하기 위해서 아날로그-디지털 변환기를 사용한다. 그림 3.10에 보이는 것과 같이 근본적

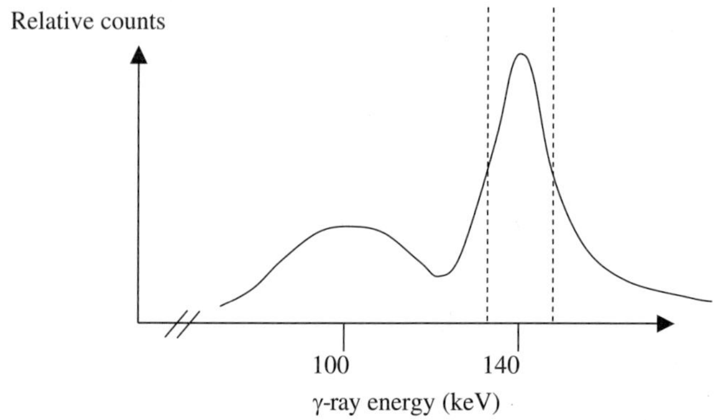


그림 3.10

환자로부터 기록된 계수를 감마선 에너지 함수로 보여 주는 다중채널분석기 판독. 140 keV의 가운데에서 주요한 광전피크의 FWHM를 정의함으로써 점선들은 카메라의 에너지 분해능을 보여 준다.

으로 완성된 에너지 스펙트럼이 만들어지는 것을 허용함으로써, MCA에서 채널의 수는 천 개 이상일 수 있다. 디지털화 이후, 감마선을 수용하기 위한 상부와 하부의 경계치가 설정된다.

처음에는 산란 없이 조직을 직접적으로 통과해서 검출기에 도달하는 140 keV 감마선과 등가인 단일 경계치 전압이 충분해 보일 것이다. 하지만, 매우 작은 각도로 산란되는 감마선들은 여전히 유용한 정보를 가지고 있으며 기록되어야 한다. 게다가 NaI(Tl) 결정의 다른 부분들에 반응하는 비균일성이 존재하고 PMT에서도 유사하게 존재하는데, 이러한 것들이 단일 에너지 감마선으로부터 일련의 출력 전압을 생산할 것이다. 섬광결정 그 자체 내에서 감마선의 콤프턴 산란은 또한 감마선 에너지의 작고 변화하는 감소를 일으킨다. 시스템의 에너지 해상도(energy resolution)는 그림 3.10에 보이는 것처럼 광전피크(photopeak)의 반치전폭(full-width-half-maximum, FWHM)으로 정의되는데, 환자가 없는 상태에서 대부분의 감마카메라에 대해서 전형적으로 대략 14 keV(또는 10%)이다. 시스템의 FWHM이 좁을수록 비산란과 산란 감마선 사이를 구분하는 데 있어 더 낫다. 환자가 현장에 있는 임상 주사에서, '광전피크'를 받아들이기 위한 경계치는 보통 20%로, 약간 더 큰 값으로 설정된다. 예를 들면, 140 keV 광전피크 주위의 20%는 127–153 keV 값을 가진 감마선이 받아들여진다는 것을 의미한다.

### 3.6.4 기기 부동 시간

만약 방사성 추적자의 주입된 선량이 매우 크다면, 섬광결정을 때리는 감마선의 총수가 시스템의 기록 능력을 초과할 수 있다—이것은 방사능이 가장 높은 수치에 있을 때 임상 주사의 초기에 특히 맞는 말이다. 이러한 한계는 감마카메라에서 다양한 전자 회로들에 요구되는 유한한 회복과 복귀 시간 때문이다. '마비시킬 수 있는'과 '마비될 수 없는'으로 명명되는 시스템 요소들에 의해 나타나는 두 종류의 거동이 있다. 마비시킬 수 있는 거동이란, 요소가 이미 비반응 상태에 있는지 여부에 관계없이, 이전 사건 이후 하나의 고정된 시간이 될 때까지 시스템의 요소들이 새로운 사건에 반응할 수 없는 현상이다. 예를 들면, 감마선이 섬광결정을 때릴 때마다 여기된 전자 상태를 만들어 내고, 이것은 일련의 광자들을 방출하기 위해 230 ns 안에 소멸된다. 만약 또 다른 감마선이 여기 상태가 소멸되기 전에 결정의 동일한 지점을 때린다면, 소멸되기 위해 추가적인 230 ns가 걸릴 것이고, 비록 두 개의 감마선이 결정을 때렸더라도, 단지 한 개 조의 광자들만 생성될 것이다. 그러므로 감마선이 검출기를 때리는 매우 높은 비율은 잠재적으로 상당히 연장된 부동 시간(dead time)을 초래한다. 만약 방사능 수치가 매우 높다면, 이 기기 '부동 시간'이 더 길어지고, 기록된 사건의 수들은 실제적으로 감소할 수 있다. 반면에, 마비될 수 없는 요소들은 방사능 수치에 관계없이, 설정 시간 동안 반응할 수 없다. 예를 들면, 앵거 논리 회로와 PHA는 주어진 전기적 출력 신호를 처리하기 위해 어느 정도 시간이 걸린다. 그리고 이 시간 동안 어떠한 추가적인 사건들도 기록될 수 없다—이 시간은 고정되어 있고, 만약 추가적인 섬광 사건들이 발생한다면 연장되어지지 않는다. 일반적으로 시스템의 전반적 '부동 시간'(τ)은 후자인 마비될 수 없는 요소들에 의해 결정되고 다음 식으로 주어진다.

$$\tau = \frac{N - n}{nN} \tag{3.16}$$

여기서 N은 진정한 계수율(단위시간당 섬광의 수)이고, n은 측정된 계수율이다. 측정 가능한 최대 계수율은 1/τ로 주어진다.

부동 시간에 대한 보정은 알려진 방사능의 팬텀을 사용한 보정과 또한 시스템의 개별 요소들의 부동 시간에 대한 독립적인 전기적 측정들을 기반으로 한다. 예

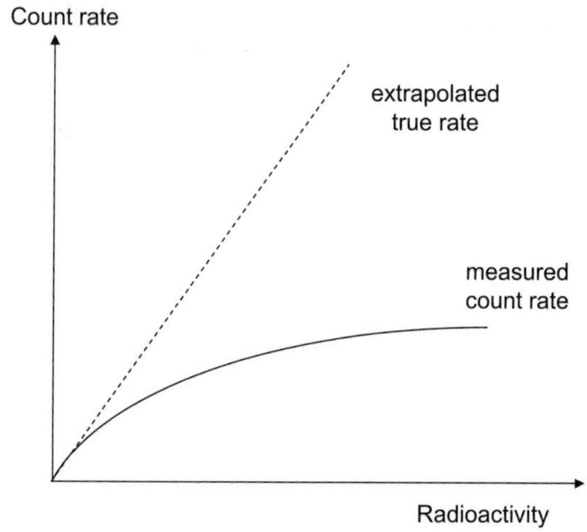


그림 3.11

부동 시간 손실을 설명하기 위하여 사용된 보정 곡선. 매우 낮은 계수율에서, 진정한 비율과 측정된 계수율이 선형적으로 연관되어 있다. 방사능이 증가함에 따라, 측정된 계수율은 진정한 값보다 아래에 있는 점근값에 도달한다.

를 들면, 그림 3.11은 식 (3.16)에 의해 기술된 점근 거동을 보이는 보정된 소스로부터 측정된 계수율 대 방사능에 대한 도시를 보여 준다. 실험적으로, 이러한 종류의 곡선은 알려진 방사능을 가진 소스를 이미징하고, 방사능 소스가 붕괴함에 따라 다른 시간 지점들에서 영상들을 획득함으로써 생성될 수 있다(높은 계수율에서 그래프의 오른쪽 데이터 지점들은 이 실험의 초기에 획득된다). 이것은 획득된 영상들을 보정하기 위한 보정 곡선을 제공한다.

**예제 3.3** 감마카메라에서 진정한 계수율이 단위시간당 10,000이지만, 측정된 계수율은 단지 단위시간당 8,000이라고 가정하자. 이 시스템의 부동 시간은 얼마인가?

**풀이** 식 (3.16)으로부터 $\tau$의 값은 25 μs로 주어진다. 매 100 μs마다 하나의 계수(진정한 값)를 획득하기보다는, 25 μs의 유효 지연이 존재하고, 한 사건은 매 125 μs마다 기록된다.

## 3.7 영상 특성들

평면 섬광 주사는 신체로부터 천연 감마선 방출이 없기 때문에 백그라운드 신호를 가지지 않아서 그 영상은 높은 고유 대조를 가진다. 그러나 방출된 감마선의 많은 부분들이 신체 내에서 산란되고, 만약 제거되지 않는다면, 영상 대조를 감소시키는 중요한 무작위적 백그라운드 신호를 초래할지도 모른다. 그러므로 매우 엄격한 조준이 요구되는데, 예를 들면 그것은 평변 엑스선의 기록된 사건 수보다 아래 수준으로 기록된 사건들의 수를 감소시켜서 SNR이 훨씬 더 낮아지게 된다. 조준은 또한 식 (3.13)의 중요한 깊이의존적 확대를 제공하고, 낮은 SNR에 기인한 영상의 저역 통과 필터에 대한 요구는 추가적으로 공간 분해능을 떨어뜨린다.

### 신호대잡음

방사성 붕괴가 통계적 절차이기 때문에, 어떤 주어진 시간에서 방사능의 공간 분포는 단일 값이 아니라 푸아송 분포에 따른 관련된 표준 편차를 가진 평균값이라는 점에서, 영상 SNR은 검출된 감마선의 전체 수에 대한 제곱근에 비례한다. 이것은 엑스선 영상과 정확히 동일한 상황이다. SNR에 영향을 주는 요소들은 다음을 포함한다.

(i) 주입된 방사성 추적자의 양, 방사성 추적자를 주입한 후 이미징이 시작되는 시간, 촬영되는 장기 내에 축적되는 방사성 추적자의 양, 그리고 총 주사 시간. 환자 내부 깊게 위치한 장기들, 또는 평면 검출기의 반대편에 위치한 장기들은 감마선들의 더 많은 조직 감쇠를 경험할 것이고, 그래서 검출기에 가까이 있는 장기들보다 더 낮은 SNR을 보일 것이다.

(ii) 감마카메라의 고유 감도. 결정의 두께와 같은 SNR에 영향을 주는 매개변수들이 고정되어 있기 때문에, 변경될 수 있는 유일한 요소들은 조준기 특성들(격막 깊이, 두께 그리고 분리)과 기하학적 구조(평행, 핀홀, 수렴 또는 발산)이다.

(iii) 획득 후 영상 필터링: 핵의학 영상의 상대적으로 낮은 SNR 때문에, 저역 통과 필터가 흔히 영상에 적용된다(1.6절 참조). 이 필터는 SNR을 증가시키지만 공간 분해능을 감소시킴으로써 영상을 흐리게 한다. 필터의 특성들은 CNR을 극대화하기 위해 조심스럽게 선택되어야 한다.

### 공간 분해능

영상의 공간 분해능은 두 개의 주요한 기기 요소들의 조합에 의해서 주어진다.

$$R_{system} = \sqrt{R_{gamma}^2 + R_{coll}^2} \tag{3.17}$$

여기서 $R_{gamma}$는 감마카메라의 고유 공간 분해능이고, $R_{coll}$은 조준기의 기하학적 형상에 의해 결정된다. 빛이 섬광결정에서 생성되는 정확한 위치와 결정의 두께에 의해 결정되어지는 정확한 위치에 대한 불확실성과 또한 앵거 위치 부호기(아날로그 또는 디지털 어느 것이나)의 고유 분해능이 $R_{gamma}$에 영향을 준다. $R_{gamma}$의 전형적인 값은 3–5 mm 범위에 놓인다. $R_{coll}$의 기여는 조준기의 종류와 방사성 추적자들이 축적되는 장기의 신체 내에서의 깊이에 의존한다(식 3.13 참조). 전반적 시스템의 공간 분해능의 전형적인 값들은 신체 내에서 대체적인 깊이에 있어 대략 1–2 cm이고, 조준기 표면 가까이에서는 5–8 mm이다.

### 대조와 대조대잡음

이론적 영상 대조는 방사성 추적자가 분포하지 않은 조직으로부터의 백그라운드 신호가 없기 때문에 핵의학에서 매우 높다. 그러나 콤프턴 산란된 감마선들의 존재는, 방사성 추적자가 농축되는 영역에 가까울수록 더 산란되면서, 무작위적 백그라운드 신호를 만들어 낸다. 공간 분해능에 영향을 주는 요소들은 또한 '부분용적효과(partial volume effect)'를 통해 대조에 영향을 미치는데, 여기에서는 영상의 흐려짐이 높은 신호 강도를 내는 작은 영역으로부터 방사성 추적자가 존재하지 않는 곳으로 신호 '출혈'을 유발한다. 최종 영상의 저역 통과 필터링을 위한 매개변수들은 주의 깊게 선택되어야 하는데, 이는 영상 흐림 때문에 대조를 감소시키는 너무 강한 필터와 충분히 잡음을 감소시키지 못하는 너무 약한 필터 사이에서 절충이 필요하기 때문이다.

## 3.8 평면 섬광촬영의 임상 적용

지난 20년에 걸쳐 임상에서 핵의학의 역할은 상당히 변화되어 왔다. 예를 들면, 이

전의 뇌 주사는 대부분 PET, CT, 그리고 MRI로 대체되어 왔고, 환기/관류 주사는 폐색전을 평가하기 위해서 다중검출기 CT를 사용하여 현재 대체로 수행되고 있다. 평면 섬광촬영의 주요한 임상 적용은 모든 핵의학 주사의 약 20%를 이루는 전신 골 스캐닝이다. 게다가 갑상선, 위장관, 간, 그리고 신장은 전문화된 물질을 가진 평면 섬광촬영을 사용하여 주사된다. 예를 들면, $^{99m}$Tc는 100 nm보다 더 작은 지름을 가진, 황 콜로이드의 작은 입자들에 부착될 수 있는데, 그것은 간, 비장, 그리고 골수에 있는 건강한 쿠퍼 세포(Kupffer cell)들에 농축된다. 간경변과 같은 병리학적 상태는 더 이상 방사성 추적자를 흡수할 수 없는 병든 쿠퍼 세포를 초래한다. 따라서 낮은 신호 강도의 영역인 '냉점(cold spot)'이 영상에 나타난다.

## 골 스캐닝과 종양 검출

하이드록시메틸렌 디포스폰산(HMDP, 상표명 Osteoscan)과 같은 $^{99m}$Tc 포스포네이트를 사용하는 전신 스캐닝은 골 종양의 검출에, 또한 골 구조의 변형과 리모델링을 일으키는 연조직 종양을 검출하기 위해서 사용될 수 있다. 뼈에 있어 이러한 물질들의 농축 방식은 대사적으로 활발한 골 광물인 수산화인회석에 대한 디포스폰산의 친화도와 관련이 있다고 생각되며, 그것은 골 성장 동안 증가된 대사 회전을 나타낸다. 종양에 대한 뼈의 일반적 반응은 종양의 위치에 새로운 뼈를 형성하는 것이다. 예를 들면, 척수 공간에 자라는 전이암 병소로 이루어진 척추 종양은 척추의 골 구조가 재구성되도록 한다. 이것은 방사성 추적자의 국소적 흡수를 야기한다. 스캐닝은 골 구조 안으로 방사성 추적자의 축적을 허용하기 위해 방사성 추적자를 환자의 혈류 속으로 주입한 후 2−3시간 후에 시작한다. 그리고 그림 3.12에서 보듯, 전신을 다루기 위해 여러 번의 종축 방향의 중첩된 주사가 사용된다. 만약 어떤 의심스러운 종양이 검출된다면, 추가적인 국소적 주사가 이루어질 수 있다. 뼈 경색 또는 공격적인 골 전이는, 골 괴사가 발생하고 그 영역에는 방사성 추적자를 전달할 혈류가 없기 때문에, 흔히 핵의학 주사에서 신호 공극으로 나타난다.

종양 검출에 사용될 수 있는 다른 방사성 추적자들은 $^{67}$Ga-citrate와 $^{201}$Tl이다. 방사성 추적자 리간드들은 어떤 수용체를 나타낸다고 알려진 구체적인 종양들의 능동적 타깃팅을 위해 고안되어질 수 있다. 예를 들면, 소마토스타틴 수용체들을 과발현시키는 종양을 목표하기 위해서 $^{111}$In-DTPA-octreotide가 고안되었다.

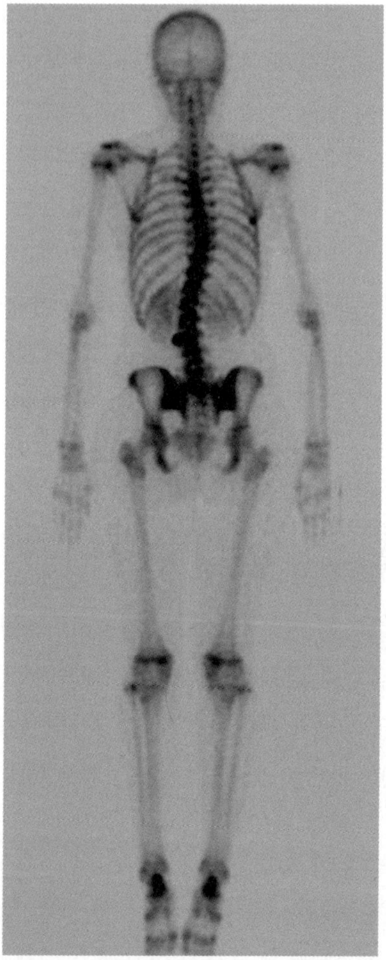

그림 3.12

신체 내 $^{99m}Tc$-메틸렌 디포스폰산의 흡수를 보여 주는, 10개의 다른 주사들의 합성을 통해 만들어진 전신 주사. 희미한 배경은 콤프턴 산란 감마선들 때문이다.

## 3.9 단일광자 방출 컴퓨터 단층촬영(SPECT)

SPECT(single photon emission computed tomography)는 몇 가지 다른 각도에서 감마선을 검출하면서 환자 주위를 회전하는 두 개 또는 세 개의 감마카메라를 사용한다. 여과후 역투영(filtered backprojection) 또는 반복적 기법들 중 어느 것이나 획득된 투영으로부터 다중 이차원 축방향 슬라이스들을 재구성하기 위해 사용된다. 평면 섬광촬영과 SPECT 사이의 관계는 평면 엑스선 영상과 CT와의 관계와 유사하다. SPECT는 근본적으로 평면 섬광촬영과 동일한 기기 장치와 많은 동일한 방사성 추적자를 사용한다. 그리고 대부분의 SPECT 머신들은 평면 주사를 위해 사용될 수 있다. 비록 SPECT가 뇌졸중, 간질 또는 알츠하이머와 같은 신경퇴행성 질병들과 관련된 감소된 혈류 영역들을 감지하기 위한 뇌 연구에도 사용되긴 하지만, 대부분의 SPECT 주사는 관상동맥 질환이나 심근경색을 감지하기 위하여 심근관류 연구들을 위해 사용된다.

일반적으로 PMT의 배열이 2차원이기 때문에, 그림 3.13에 보이는 것처럼 데이터들은 일련의 인접한 슬라이스들로 재구성될 수 있다. 소스와 검출기 사이의 거리가 신체 내 감마선 산란 분포, 조직 감쇠의 정도, 그리고 공간 분해능에 영향을 끼치기 때문에 SPECT에서 360° 회전이 일반적으로 필요하고 그래서 180°에서 획득된 투영체와 다른 편에서의 투영체는 동일하지 않다. 수렴하는 조준기는 주사의 SNR을 증가시키기 위해 SPECT에서 흔히 사용된다. SPECT 뇌 주사에 있어 다중슬라이스 데이터 집합의 각 영상은 전형적으로 500,000개의 카운트로 만들어지고 ~7 mm의 공간 분해능을 가진다. 심근 SPECT는 전형적으로 영상당 100,000개인 더 적은 수의 카운트와 뇌 주사보다 대략 두 배 정도 성긴 공간 분해능을 가진다(소스와 검출기 간 거리가 신체의 크기 때문에 훨씬 더 크기 때문).

## 3.10 SPECT에서 데이터 처리

영상 재구성 과정에 앞서 데이터는 산란과 깊이의존적 감쇠 같은 내재적 요인들뿐만 아니라 수많은 기기의 다양성에 대한 보정을 해야 한다.

### 3.10.1 산란 보정

SPECT 영상의 특징은 완전히 정량적 영상들을 획득할 수 있다는 것이다. 그 영상에서 필요하다면 상세한 약동학적(pharmacokinetic) 분석을 위해서 영상의 강도

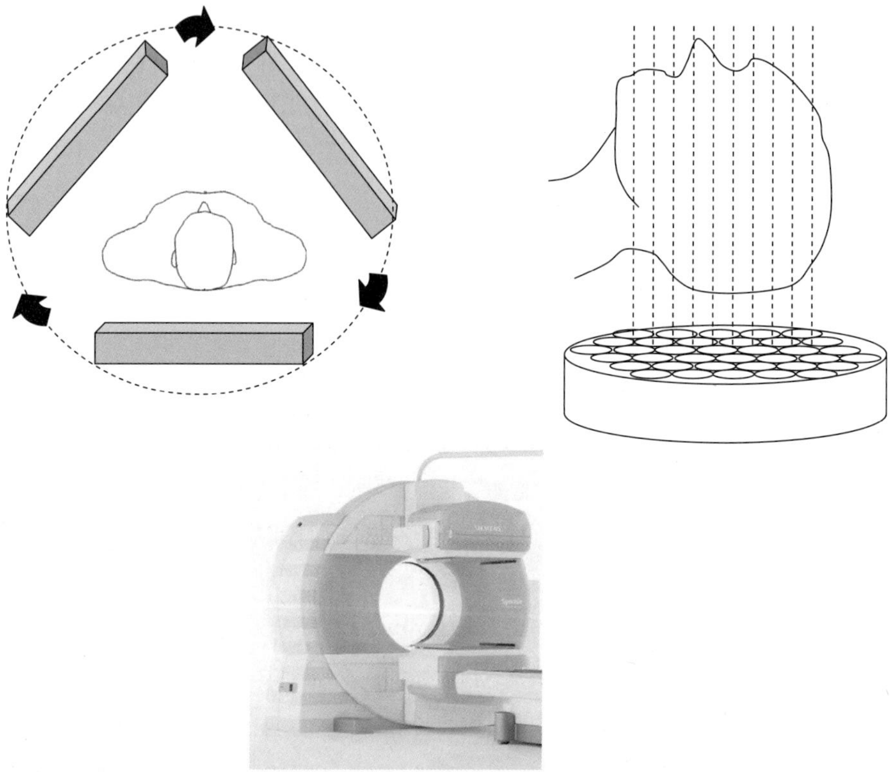

그림 3.13

(위 왼쪽) 몸통을 촬영하기 위한 세 개의 두부 회전 감마카메라 SPECT. (위 오른쪽) 다중 2D 슬라이스들이 종축 방향으로 획득될 수 있다. (아래) 2-두부 SPECT 카메라—뇌를 촬영하기 위해서 머리가 안쪽으로 또는 신체를 촬영하기 위해서 바깥으로 이송될 수 있다.

는 방사성 추적자의 절대 농도에 관련되어질 수 있다. 그러나 완전한 정량적 평가는 영상 강도의 정확한 보정을 요구한다. 데이터 처리에 있어서 첫 번째 단계는 산란 보정(scatter correction)이다. $^{99m}$Tc 광전피크의 용인된 에너지 범위가 127–153 keV(20%의 에너지 해상도)이기 때문에, 50°까지의 매우 큰 각도로 산란되는 콤프턴인 140 keV 감마선은 이 에너지 윈도우 범위 내에서 또한 검출된다. 산란된 감마선의 기여도는 일반적으로 산란되지 않은 감마선의 기여도와 동일한 수준(심지어 가동된 납 조준기를 가지고서도)이다. 산란된 감마선의 숫자는 방사성 추적자의 높은 농도가 있는 가장 가까운 위치에서 최고치이다. 그래서 위치 의존 산란 보정이 요구된다. 가장 일반적인 방법은 이중에너지 윈도우(dual-energy window) 또는 다중에너지 윈도우(multiple-energy window)와 다중채널분석기를 사용한다. 주윈도우(primary window)는 광전피크의 중앙에 위치하고 있으며, 두 번째 '부윈도우(subwindow)'는 예를 들면 그림 3.14에 보이는 것처럼 92−125 keV와 같이 더 낮은 에너지 범위로 설정되어 있다. 주윈도우는 산란과 비산란 감마선 양쪽으로부터의 기여도를 포함하고 있지만, 부윈도우는 오로지 산란된 감마선으로부터만 기여도를 가져야 한다. 데이터 투영은 주 와 부 윈도우 따로따로로부터 형성된다. 그리고 산란 투영은 주 투영으로부터 차감되기 전에 계수 인자에 의해서 크기가 조정된다. 스케일링 팩터는 $W_m/2W_s$로 주어지고, 여기에서 $W_m$은 주윈도우의 폭(26 keV)이고 $W_s$는 부윈도우의 폭(33 keV)이다—분모에 2라는 숫자는 경험적으로 결정되었다. 삼중에너지 윈도우(triple-energy window, TEW) 접근법 또한 사용될 수 있다. 여기서의 주 광전피크는 전형적으로 140 keV의 중심에서 15%의 폭을 가지고, 두 개의 부윈도우는 126과 153 keV에 중심을 두고 각각 3 keV의 매우 좁은 폭을 가진다. 이 또한 그림 3.14에 나타나 있다. 데이터 처리 절차는 산란 투영들의 각 픽셀의 수를 산란 윈도우의 keV로 표시된 폭으로 나누고, 두 개의 산란 윈도우 투영들을 함께 더하고, 그 결과로 생긴 투영들을 keV로 표시된 광전피크 윈도우 폭의 반으로

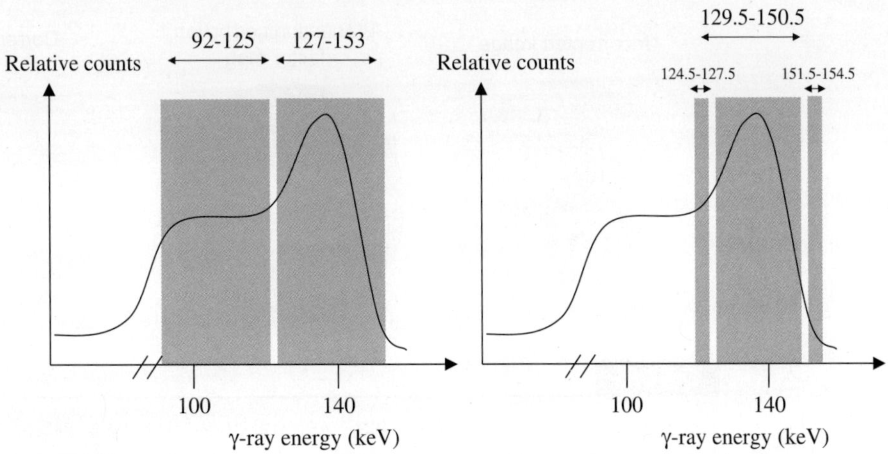


**그림 3.14**

SPECT를 위한 산란 보정의 두 방법들. (왼쪽) 이중에너지 윈도우 접근법. (오른쪽) 삼중에너지 윈도우 접근법.

곱하고, 마지막으로 원 투영들로부터 그 결과를 빼는 것이다.

## 3.10.2 감쇠 보정

환자의 중앙에 위치한 방사성 추적자들로부터 나온 감마선은 표면에 훨씬 더 가까이 있는 장기들에 존재하는 방사성 추적자들보다 더 많은 조직들을 통해서 검출기에 도달해야 하기 때문에, 인체 내 더 깊은 곳으로부터 나오는 감마선은 더 감쇠된다. 따라서 정확한 정량 측정을 위해 어떤 형태의 감쇠 보정(attenuation correction)이 요구된다. 감쇠 보정은 두 가지 방법 중 하나를 이용하여 수행될 수 있다. 장의 증가법(Chang's multiplicative method)이라고 알려진 첫 번째 방법은 영상화되는 인체의 부분 전체를 통해서 조직 감쇠 계수가 균일하다고 가정한다. 초기 영상은 어떤 보정도 없이 여과후 역투영에 의해서 형성되고 이 영상은 인체 부분의 윤곽과 감마선이 조직을 통과해서 검출기로 이동해야 하는 거리(x)를 추정하는 데 사용된다. 그런 다음 각 투영은 $e^{+\mu x}$로 주어지는 적절한 인자에 의해 크기가 늘려진다. 이 과정을 도식화한 예가 그림 3.15에 나타나 있다. 균일 감쇠 계수의 가정은 뇌와 복부에는 합리적으로 잘 작용하지만, 조직 감쇠가 매우 높게 공간적으로 의존적인 심장이나 흉부 영상에는 사용될 수 없다.

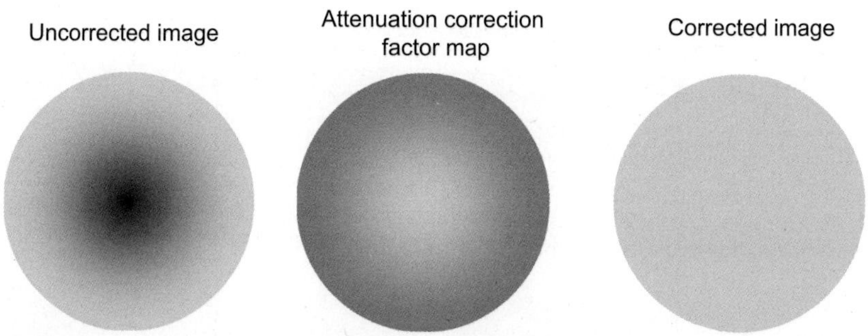


그림 3.15

감쇠 보정을 위한 장의 증가법 설명. (왼쪽) 균일한 방사능을 가진 재료로 채워진 구의 보정되지 않은 SPECT 영상. 감마선들이 그 물질을 통과함에 따라 약해지기 때문에 가운데의 어두운 부분이 발생한다. (가운데) 팬텀의 윤곽에 기초해서 중앙에 더 높은 계수 인자와 바깥에는 더 낮은 계수 인자를 가진 보정 인자 지도가 만들어진다. (오른쪽) 보정 인자의 적용은 방사성 추적자의 균일 분포를 훨씬 더 정확하게 반영하는 영상을 제공한다.

두 번째 기술은 ~102 keV의 에너지를 가진 감마선을 방출하는 가돌리늄($^{153}$Gd)을 함유하는 소스를 가지고 일반적으로 실제 환자 주사와 동시에 획득되는 투과 주사를 이용한다. $^{153}$Gd의 반감기는 242일이고 그 방사능은 몇 달에 걸쳐서 일정하다고 가정할 수 있다. Gd의 에너지는 $^{99m}$Tc 감마선의 에너지보다 훨씬 낮기 때문에, 이중에너지 윈도우는 $^{153}$Gd와 $^{99m}$Tc 데이터를 모두 동시에 얻는 데 사용될 수 있다. 분명히 $^{99m}$Tc로부터 $^{153}$Gd로의 윈도우로부터 산란된 감마선으로부터 '번짐(bleedthrough)'이 있을 수 있으나, 이것은 그 두 개의 사이에 있는 세 번째 윈도우 사용과, 산란 보정을 위해 앞에서 기술하였던 방법들을 이용하여 보정될 수 있다. 현장의 환자로부터 얻어진 각 $^{153}$Gd 투영의 신호 강도들을 환자 없이 획득한 기준 주사와 비교함으로써, 각 위치에서의 감쇠 계수가 계산될 수 있고, 환자의 영상이 보정될 수 있다.

## 3.10.3 영상 재구성

SPECT 영상을 재구성하기 위해서 두 가지 방법, 즉 여과후 역투영 또는 반복적 방법들이 선택될 수 있는데, 후자는 계산력 증가에 따라 점점 더 많이 사용되고 있다. 여과후 역투영 알고리즘은 앞에서 CT를 위해 기술한 알고리즘과 근본적으로 동일하므로 여기서는 더 설명하지 않겠다.

반복적 재구성(iterative reconstruction)의 일반적 도식이 그림 3.16에 나타나 있다. 이것은 초기 영상 추정으로 시작되는데, 매우 간단한 기하학적 모양일 수 있다. 전방 투영법 단계는 그 추정된 영상으로부터 투영을 계산해서 하나의 사이노그램(sinogram)으로 모은다. 이 과정 동안, 산란된 감마선, 공간의존적 감쇠와 깊이의존적 점확산함수의 분포 추정치들은 전방 방법들로 만들어질 수 있다. 그 사이노그램은 그런 다음 실제로 얻어진 사이노그램과 비교되고, 그 둘 사이의 차이는 비용함수로 계산된다. 이 비용함수는 픽셀과 픽셀에 기초한 실제와 예측 데이터 사이의 차의 제곱의 합이 될 수 있거나 가장 높은 신호를 가지는 사이노그램의 부분에 더 무겁게 가중치를 줄 수 있다. 비용함수에 기초하여 그 추정 데이터는 실제와 추정 데이터 사이의 유사도를 향상시키기 위해서 현재 업데이트되고 있다. 가능한 많은 업데이트 함수들이 있고, 그것의 적절한 선택은 수학 발전을 위한 활발한 영역이 되었다. 측정된 사이노그램과 예측된 사이노그램 사이에 완전한 일치는 결코 있을

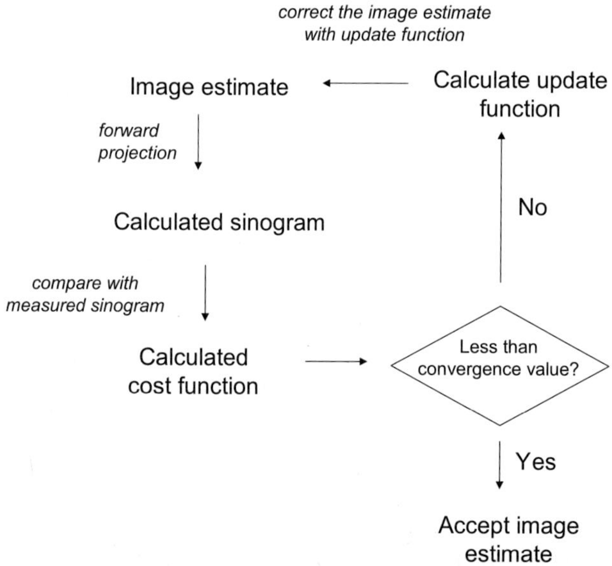


그림 3.16

SPECT를 위한 반복적 재구성 알고리즘. 알고리즘은 계산된 비용함수가 선 정의된 한계치 밑으로 떨어질 때까지 돌아간다.

수 없기 때문에 비용함수의, 용인될 수 있다고 결정된, 더 낮은 임계값이 정의되어진다(대안적으로 총 반복수가 최댓값으로 주어질 수 있다). 반복의 각 단계에서 이 계산된 비용함수는 이 임계값과 비교된다. 만약 이 값이 임계값보다 위에 있다면, 즉 재구성이 충분하지 않다면, 그 추정 영상은 에러를 기초로 하여 업데이트 함수를 사용하여 재계산된다. 반복적 재구성은 매우 계산적으로 집약적인 과정이므로 그것의 속도를 증가시키기 위해 고안된 많은 방법들이 존재한다. 한 가지 일반적인 방법은 '정돈된 부분집합들(ordered subsets)'이라고 일컬어지는 것으로, 이는 초기 반복적 단계들이 획득된 프로파일들의 단지 작은 부분집합을 이용하는 것을 말한다. 그리고 반복이 진행됨에 따라 이 (부분집합의) 수는 전체 양(집합)으로 증가하게 된다. 사용되는 가장 일반적인 알고리즘은 최대가능성 기대최대치(maximum-likelihood expectation-maximum, ML-EM) 방법이다.

## 3.11 SPECT/CT

2005년 이후로 SPECT와 CT를 하나의 결합된 스캐너에 합치려고 하는 경향이 증가해 오고 있다[2;3]. 2008년에 대략적으로 1,000개의 SPECT/CT 시스템들이 전 세계적으로 설치되었다. 환자 침상과 지지대를 가진 하나로 통합된 SPECT/CT 시스템은 두 영상 양상들로부터 데이터를 얻는다. 그 두 영상 검토는, 그림 3.17처럼 CT 스캐너로부터 SPECT 시스템으로 이동되면서 환자가 테이블 위에 남아 있는 상태로 행해진다. 전형적으로 임상 시스템들은 다중슬라이스 CT 스캐너와 함께 두 개의 두부(two-head) SPECT 카메라를 사용한다. 독립형 SPECT 시스템과 비교했을 때 결합된 SPECT/CT의 주된 이점은: (i) CT 스캐너로부터 고해상 해부학적 정보를 이용하는 SPECT 재구성을 위한 향상된 감쇠 보정, (ii) 고해상 해부학적 (CT) 정보와 기능적 (SPECT) 정보의 융합이며, SPECT 단독과 비교해 볼 때, 감소된 부분용적효과와 함께 방사능의 '뜨겁고' '차가운' 지점들의 해부학적 위치를 훨씬 더 잘 나타나게 한다. CT 기반의 감쇠 보정 대비 $^{153}$Gd 투과 주사의 장점의 관점에서, CT 데이터는 훨씬 높은 SNR을 가지고, 훨씬 빨리 획득될 수 있고, 엑스선과 감마선 사이에 혼선이 없다. 그리고 $^{153}$Gd 소스는 천천히 붕괴하는 반면에 CT 소스는 시간에 따라 일정한 유동을 가진다. 유일한 단점은 주사가 동시에 이루어지기보다는 연속적으로 얻어진다는 것인데, 이는 만약 환자가 위치를 움직인다면 잠정적으로 SPECT

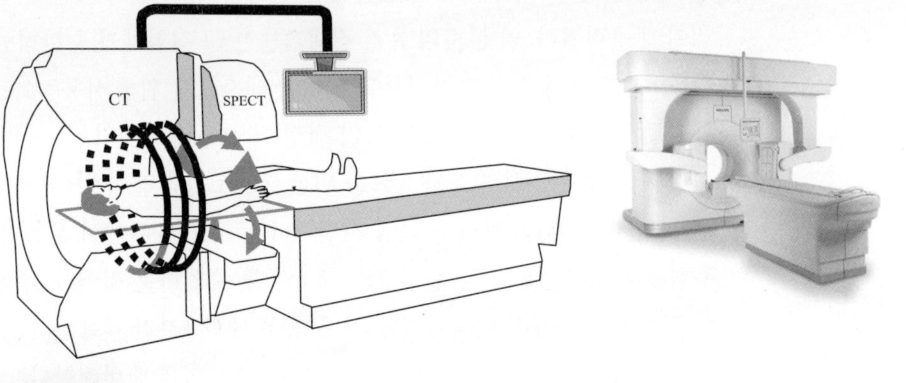


그림 3.17

(왼쪽) 환자를 위한 공동 침대를 사용하는 SPECT/CT 시스템. (오른쪽) 상용 시스템. 하나는 환자의 위에 있고, 다른 하나는 환자의 아래에 있는 두 개의 감마카메라와 다중검출기 CT를 위한 둥근 입구가 있다.

데이터와 CT 유도된 감쇠 지도 사이에 오기(misregistration)를 유발할 수 있다.

## 3.12 SPECT와 SPECT/CT의 의료 응용

앞서 개요를 서술한 바와 같이, SPECT의 주요 응용은 심장 연구들에 대해서이다. 여기에 초점을 맞추어, 특별히 빠른 심장 주사를 위해 전문화된 기기를 소개한다 (이 절의 후반부에서도 다룬다).

### 3.12.1 심근관류

SPECT의 가장 중요한 적용은 관상동맥 질환(coronary artery disease, CAD)과 심근경색(심장마비) 이후의 심근의 손상을 진단하기 위해서 심근관류(myocardial perfusion)를 평가하는 것이다. CAD는 서양에서 주요 사망 원인 중의 하나이다. 동맥경화는 관상동맥의 경화와 좁아짐을 유발할 수 있거나, 또는 죽상경화판이 혈전과 심근에서 혈류 감소를 일으키면서 동맥벽 안쪽에 축적될 수 있다. 알려진 고위험 인자를 가지고 있는 환자들 또는 흉통 또는 비정상적 EKG 기록을 가지고 있는 사람들은 종종 '핵 심장스트레스 테스트'를 받아 보도록 한다. 이러한 연구들에 사용되는 가장 일반적인 물질은 $^{99m}$Tc-sestamibi(상표명 Cardiolite)이고 그 구조가 그림 3.18에 나타나 있다. 이 화합물은 양전하를 띠고 있기 때문에, 심근의 미토콘드리아에 축적된다. 이 분자의 유기 곁사슬들은 그 집합체가 중간적인 친유성을 띠도록 한다. $^{201}$Tl 같은 다른 물질들도 이러한 테스트를 위해 사용될 수 있지만, 더 낮은 주입된 방사능 선량 덕택에 $^{99m}$Tc가 점점 더 사용되고 있다.

그림 3.18은 스트레스 테스트를 위한 프로토콜의 블록 다이어그램을 보여 준다. 그 첫 번째 단계는, 환자가 고정 자전거나 트레드밀 위에서 운동하는 동안 방사성 추적자의 상대적으로 낮은 선량인 ~8 mCi를 주입하는 것이다. 추적자의 혈액에서의 제거를 보장하기 위해서 주입 후 운동은 대략 1분간 지속된다. 방사성 추적자의 흡수는, 선량의 약 5%가 심장으로 가면서, 국소 혈류에 비례한다. 운동은 관상동맥을 확장시키면서 심장의 산소에 대한 수요를 증가시킨다. 그리고 이것은 전형적으로 혈류량을 휴식 상태보다 3~5배 정도로 증가시키고 좌심실 심근 안에 방사성 추

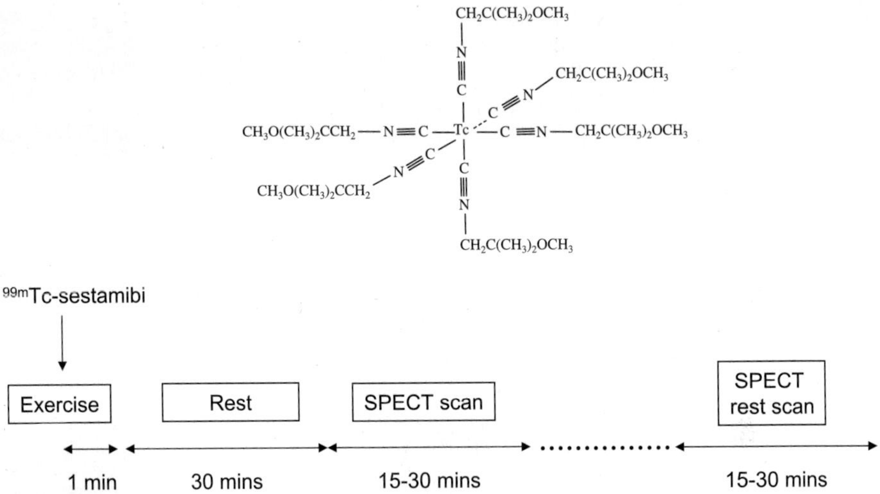


**그림 3.18**

(위) 대부분의 심근관류 주사에 사용되는 $^{99m}$Tc-sestamibi의 화학 구조. (아래) 핵의학 심장스트레스 테스트를 위한 주사 규약.

적자가 균일하게 흡수되도록 한다. 그러나 만약 관상동맥이 막힌다면, 그것은 확장될 수 없어서 혈류는 심장의 산소 수요를 충족시킬 정도로 충분히 증가할 수가 없게 되고 이것은 SPECT 주사에 있어서 낮은 신호 강도 영역으로 나타난다. 이 첫 번째 SPECT 주사의 결과들은 보통 그 날 중 한참 뒤의 휴식 상태에서 얻은 결과와 비교가 이루어진다. 그림 3.19는 영상들의 방향을 나타내는 심장의 개요와 함께, 심근 SPECT 주사로 얻은 일련의 단축 슬라이스들을 보여 준다. 다중슬라이스 데이터는 진단에 큰 도움을 줄 수 있도록 경사진, 심장의 장축 또는 단축 방향으로 재구성되어 나타낼 수 있다. 심장 SPECT 시스템은 전형적으로 검출기들이 서로 90도 방향으로 배치된 두개의 회전하는 감마카메라를 가지고 있다. 심장이 흉부의 전면부와 인체의 왼쪽에 위치하고 있기 때문에, 이미지를 형성하기 위해 180도 회전만이 사용된다.

SPECT 심근관류 프로토콜은 30분의 주사 시간을 포함하여 2 ½시간까지 절차 시간이 걸릴 수 있다. 이러한 종류의 관류 주사가 너무 일반화되어 있기 때문에 소수의 전문화된 심장 SPECT 시스템이 이 영상 시간을 대폭 단축하고 주사의 공간 분해능을 개선할 수 있도록 디자인되어 왔다. dSPECT(dynamic SPECT)라고 불리

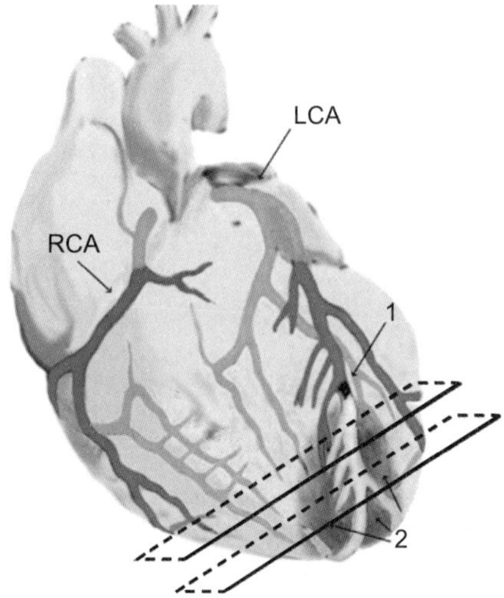


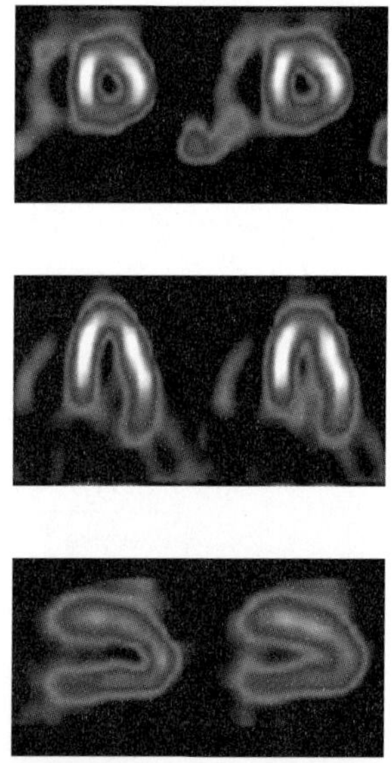

**그림 3.19**

(왼쪽) 우관상동맥(RCA)과 좌관상동맥(LCA)을 보여 주는 심장의 구조. 화살표 1은 혈관 폐색의 일반적인 한 부위를 보여 준다. 반면에 작은 화살표 2가 가리키는 부위는 종종 심근경색과 관련이 있다. (오른쪽) 맨 위는 심장 그림에 표시된 평면들에서 획득한 SPECT 주사들을 보여 준다. 획득된 데이터는, 맨 위 영상과 직교하는 두 평면을 나타내는 아래 두 세트의 영상에 보이는 것처럼 어느 방향에서든 보이도록 재구성될 수 있다.

는 접근법은, 전통적인 NaI(Tl) 결정을 사용하기보다 9개의 고체 상태 카드뮴 텔루르화 아연(CZT) 검출기(cadmium zinc telluride (CZT) detector)들을 사용하는, 흉부 위와 흉부의 한 측면에 위치한 검출기를 사용한다. 비록 NaI(Tl) 결정만큼 두껍게 검출기로 만들 수는 없을지라도 CZT는 NaI(Tl)보다 훨씬 우수한 에너지 해상도를 가지며, 더 높은 감쇠 계수를 가진다. 그림 3.20에 보이는 것처럼 그 장치는 환자로 하여금 눕기보다 앉아 있게 하여 환자의 움직임을 감소시킨다. CardiArc system이라 불리는 두 번째 장치는 동일한 고체 상태 CZT 검출기—NaI(Tl)도 또한 사용될 수 있지만—를 사용하지만 크기가 2.5 mm인 각 검출기의 매우 큰 반원형 배열을 가진다. 모든 신호 처리 하드웨어는 회로 기판의 다른 쪽에는 검출기들을 두고 회로 기판에 직접 부착된다. 조준을 위해 수직 방향으로 단지 6개의 얇은 슬롯을 가지고 환자와 검출기 사이에 얇은 납판이 놓여진다. 이 조준기의 최대 25 cm까지인

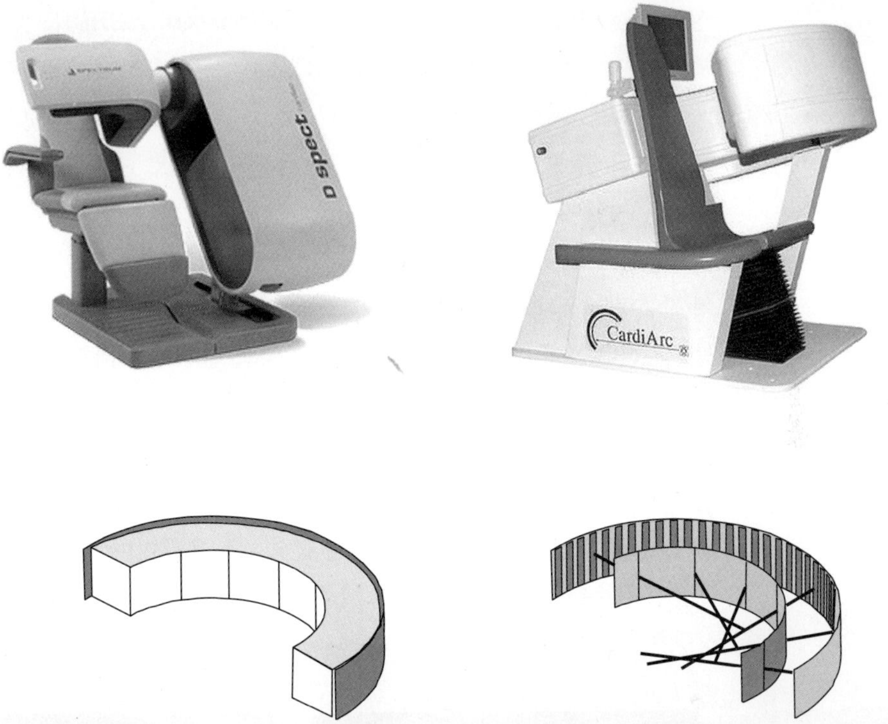


그림 3.20

(위) 상업화, 전문화된 두 개의 심장 SPECT 스캐너들. 왼쪽이 dSPECT, 오른쪽이 CardiArc이다. (아래) 일정한 움직임을 가진 6개의 슬릿 수평 조준기를 사용하는 CardiArc 스캐너의 동작 모드와 수직 조준을 위해 사용되는 납 날개들을 보여 준다.

전후 움직임은 ~0.14°의 매우 미세한—전통적인 SPECT의 3°와 비교해서—각도의 증분으로 환자를 주사할 수 있게 한다. 수직 시준을 위해서, 얇은 납 '날개'들이 CZT 검출기들의 여러 가지 다른 레벨을 분리하기 위해 사용되며, 이는 다중슬라이스 영상을 획득할 수 있도록 해 준다. 다시 말해, 환자는 보다 자연스러운 자세로 주사될 수 있다. 이러한 상대적으로 새로운 시스템들을 통해 2~4분 정도의 심장 주사 시간 단축이 가능해진다.

### 3.12.2 뇌 SPECT와 SPECT/CT

또한 SPECT 연구는 가장 일반적으로 중성 복합체, 즉 낮은 분자량, 상대적인 친유성과 영 전하량 덕분에 혈액뇌장벽(blood brain barrier, BBB)을 통과하는 중립적인 복합체인 $^{99m}$Tc-exametazime(상표명 Ceretec)을 사용하여, 뇌에서 혈액관류(blood perfusion)를 측정하기 위해 행해진다. 이 물질은 세포 내에서 보다 친수성 물질들로 대사되기 때문에 세포 밖으로 쉽게 확산되어 도로 나올 수 없게 된다. 그리하여 시간이 지남에 따라 국소뇌혈류량(rCBF)에 비례하는 양만큼 축적된다. 뇌에서의 흡수량은 투여 후 1분 이내에 주입된 양의 최대 5%에 도달한다. 주입 후 2분 이내에 활동량의 최대 15%가 뇌로부터 제거되는데, 이후 24시간 동안 방사성 추적자의 농도는 일정하게 유지된다. 건강한 뇌는 양쪽 반구에서 대칭적인 혈액관류 양상을 가지고 있으며, 백색질보다는 회색질에서 더 높은 혈류 속도를 보인다. 변경된 관류 양상을 일으키는 질병으로는 간질, 뇌경색, 정신분열증과 치매가 있다. 치매에 관한 일반적 연구 형태가 알츠하이머병인데, 그림 3.21에 보이는 것과 같이 일차적인 운동감각과 시각적인 피질에서는 정상적인 흐름이며 측두엽, 전두엽 양쪽에서 흐름이 감소하는 특징을 가진다. 뇌졸중 환자들은 뇌졸중이 발생한 뇌의 측면에서 상당히 감소된 혈액관류를 종종 나타낸다.

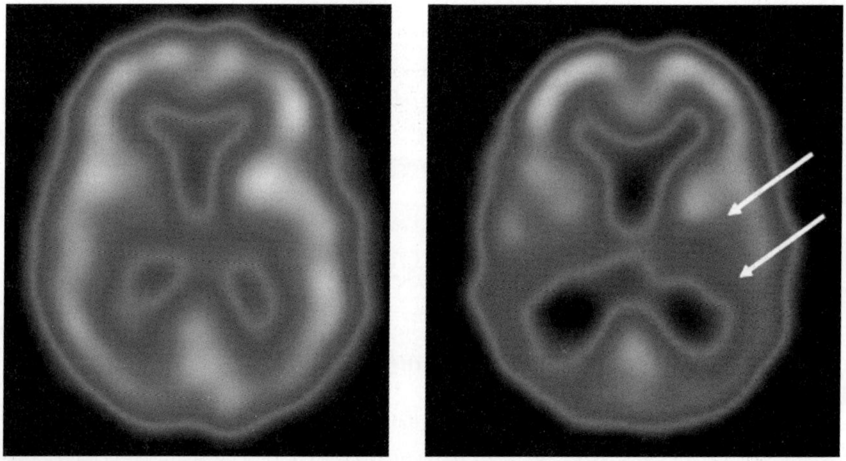

그림 3.21

(왼쪽) 건강한 사람의 뇌 SPECT. (오른쪽) 알츠하이머병을 가진 환자로부터의 주사. 화살표는 측두엽과 두정엽에서 현저하게 활동이 줄어든 것을 나타낸다.

# 3.13 양전자 방사 단층 촬영(PET)

SPECT와 비슷하게, PET(positron emission tomography)는 방사성 추적자를 사용하는 단층학적 기법이다[4;5]. 그러나 PET는 SPECT보다 매우 우수한 공간 분해능을 가질 뿐만 아니라 100~1000배 더 높은 SNR을 가진다[6]. 두 영상 기술의 근본적인 차이점은 PET에서 사용되는 방사성 추적자가, 조직에서 전자가 소멸된 후에, 각각 511 keV의 에너지를 가지는 두 개의 감마선을 형성시키는 양전자(positron)를 방출한다는 것이다. 이러한 두 개의 감마선은 180° 분리된 궤적들을 가지고 환자 주위로 일련의 완성된 링의 형태로 배치되어 있는 고체 상태 검출기들을 때린다. 그림 3.22에 보이는 것과 같이, 이는 어떤 조준도 필요 없이 고유한 재구성선(line-of-reconstruction, LOR)을 형성한다. SPECT에 비해 훨씬 더 높은 SNR을 가진 PET는 다음을 포함하는 몇 가지 요인들로부터 발생한다: (i) 조준이 요구되지 않고, (ii) 더 높은 에너지(511 keV vs. 140 keV) 감마선의 감쇠를 줄이고, (iii) 검출기의 완전한

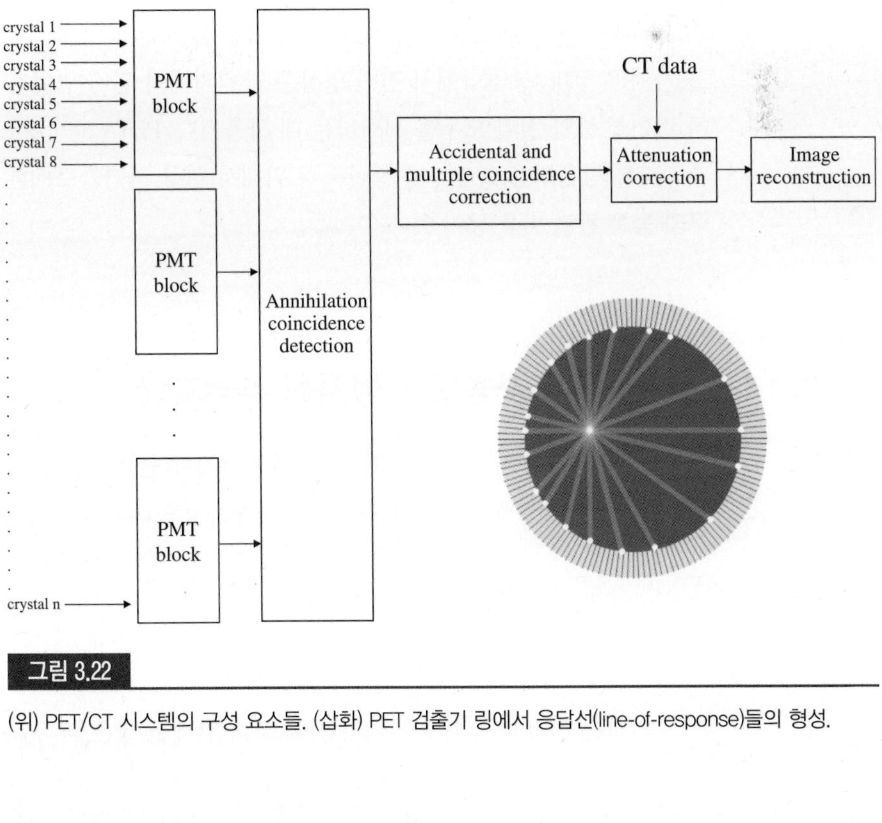


그림 3.22

(위) PET/CT 시스템의 구성 요소들. (삽화) PET 검출기 링에서 응답선(line-of-response)들의 형성.

링을 사용한다. 지난 5년 동안 독립형 PET 스캐너는 환자 한 명의 침대가 두 시스템 사이를 움직이는 하이브리드 PET/CT 스캐너로 대체되었다[7]. 하이브리드 시스템 사용에 대한 합리적 이유는 SPECT/CT의 경우와 유사한데, 다시 말하면 향상된 감쇠 보정과 형태학적, 기능적 정보를 융합하는 능력 때문이다. 상업용 PET/CT 시스템의 사진이 이 장 뒷부분의 그림 3.27에 나타나 있다.

PET 계측기의 일반적인 블록 다이어그램이 그림 3.22에 나와 있다. 검출기들(보통 수천 개)은 게르마늄산비스무트(BGO)의 작은 결정체들로 구성되어 있으며, 그것은 PMT와 짝을 이루고 있다—즉, 결과적인 출력 전압들은 디지털화되어 있다. CT 영상을 사용하여 우연의 일치 및 감쇠 효과에 대한 획득 데이터를 보정한 후, PET 영상은 여과후 역투영 또는 반복적 방법들을 사용하여 재구성된다. 상용 PET/CT 스캐너에서 가장 최근의 기술 혁신은 비행시간법(time-of-flight, TOF) 기술로, 이 기술에 있어 SNR은 각 감마선이 검출기를 때리는 정확한 시간을 매우 정밀하게 측정함으로 인해 향상되었다. 이는 LOR에 국한될 수 있으며, 3.20절에 자세히 설명되어 있다.

PET/CT는 종양학, 심장(병)학과 신경학의 일반적 영역에서 주요 임상적 적용을 가지고 있다. 종양학에서 전신 영상은 근원지에서 멀리 떨어진 일차 종양과 이차 전이성 종양 질환 모두를 식별하는 데 사용된다. PET/CT의 주요 단점은 방사성 추적자를 방출하는 양전자를 생산하기 위해서 현장 사이클로트론 설치에 대한 요구와 높은 관련 비용 등이 있다.

## 3.14 PET/CT에 사용되는 방사성 추적자들

PET/CT에 사용되는 $^{11}$C, $^{15}$O, $^{18}$F와 $^{13}$N과 같은 동위원소들은 양전자, 즉 양으로 하전된 전자($e^+$)와 중성미자를 방출함으로써 방사성 붕괴를 겪는다.

$$^{18}_{9}\mathrm{F} \rightarrow {}^{18}_{8}\mathrm{O} + e^{+} + \text{neutrino}$$

$$^{11}_{6}\mathrm{C} \rightarrow {}^{11}_{5}\mathrm{B} + e^{+} + \text{neutrino}$$

양전자는 전자와 함께 소멸되기 전에 조직 안에서 짧은 거리(특정 방사성 추적

〈표 3.2〉 가장 일반적인 PET 방사성 추적자의 특성 및 응용

| Radionuclide | Half-life (minutes) | Radiotracer | Clinical applications |
|---|---|---|---|
| $^{18}F$ | 109.7 | $^{18}FDG$ | oncology, inflammation, cardiac viability |
| $^{11}C$ | 20.4 | $^{11}C$-palmitate | cardiac metabolism |
| $^{15}O$ | 2.07 | $H_2{}^{15}O$ | cerebral blood flow |
| $^{13}N$ | 9.96 | $^{13}NH_3$ | cardiac blood flow |
| $^{82}Rb$ | 1.27 | $^{82}RbCl_2$ | cardiac perfusion |

자에 따라 평균 0.1−2 mm)를 이동한다. 이 소멸은 각각 511 keV 에너지를 가진 두 개의 감마선을 형성한다. 표 3.2는 일반적으로 사용되는 PET 방사성 추적자들과 그것들의 응용 및 반감기를 함께 열거하고 있다.

PET를 위한 방사성 추적자는 사이클로트론을 이용하여 반드시 현장에서 합성되어야 하며, 한 개 또는 그 이상의 원자들이 방사성 원자들로 대체되어 온 생물학적 활성분자들과 구조적으로 유사해야 한다. 그러므로 특정 방사성 핵종을 생산한 후에는 신속한 화학 합성을 통해 상응하는 방사성 추적자로 통합되어야 한다. 속도와 안정성을 위해 이러한 합성들은 로봇으로 진행된다. 예를 들면, $^{18}F$-불화탈산포도당(FDG), $^{15}O_2$, $C^{15}O_2$, $C^{15}O$, $^{13}NH_3$와 $H_2{}^{15}O$를 합성하기 위해서 그러한 로봇 장치들이 상업적으로 가능하다. 연구의 80%에 사용되는 가장 일반적인 방사성 추적자는 FDG(fluorodeoxyglucose)이며, 그 구조가 그림 3.23에 나타나 있고, 기본적인 합성을 그림에서 보여 주고 있다[8]. 혈류로 주입되고 나면, FDG는 혈액/뇌 장벽을 통과하여 세포들 안으로 능동적으로 수송된다. 세포 안에서 FDG는 FDG-6-phosphate를 제공하기 위해 포도당 헥소키나아제에 의해 인산화된다. 이 화학물질

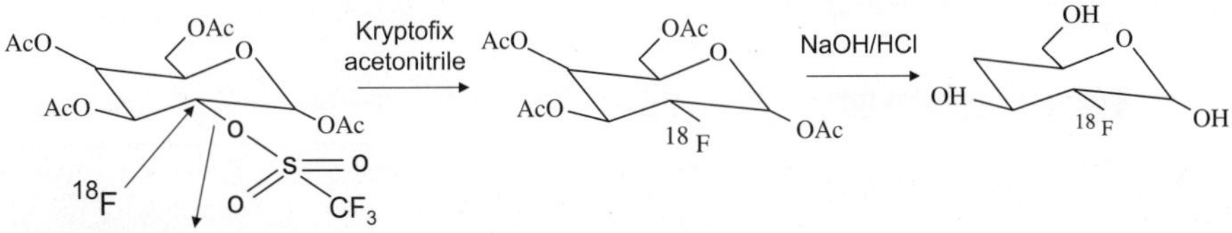


그림 3.23

$^{18}FDG$의 가장 일반적인 합성.

은 세포 내에 갇히게 되는데 이것은 해당 사이클의 다음 단계에 해당하는 과정인 G-6-phosphate 탈수소 효소와 반응할 수 없기 때문이다. 왜냐하면 2번 탄소에 있는 수산기 그룹은 이 프로세스의 요구 조건이기 때문이다. 높은 포도당 신진대사율은 많은 종류의 종양의 특징이기 때문에 종양학적 PET 주사에서 많은 관심이 쏠리고 있다.

사이클로트론 대신에 현장 발생기에서 제공될 수 있는 유일한 PET 방사성 추적자는 $^{82}$Rb이다. 그 과정은 모동위원소로서 600시간의 반감기를 가진 $^{82}$Sr을 사용한다. 물리적 장치는 3.4절에서 설명한 테크네튬 발생기와 유사하며 $^{82}$Sr은 납으로 차폐된 원주에 있는 산화 제2 주석에 흡수된다. 그 원주로 NaCl 용액이 용출되며 용출 물질은 염화루비듐의 형태로 정맥 내에 주입된다. $^{82}$Rb는 빠르게 혈관에서 제거되고 칼륨과 유사한 형태로 심근 조직에 의해 추출된다. $^{82}$Rb의 반감기는 단지 1분 남짓이기 때문에, 주사는 매우 높은 초기 선량인 ~50 mCi를 사용하여 상대적으로 빠르게 측정되어야 한다. 심근경색의 부위는 주입 후 2분에서 7분 내에 심근 주사의 차가운 영역으로 시각화된다. 방출된 양자는 더 높은 에너지를 가지고 소멸되기 전까지 더 이동하기 때문에 $^{82}$Rb 영상의 공간 분해능은 다른 방사성 추적자의 것들보다 조금 더 낮게 나온다.

## 3.15 PET/CT를 위한 기기

PET/CT 스캐너의 PET 부분의 기기는 매우 많은 수천 개의 작은 고체 상태 검출기들 및 추가 소멸 동시 회로가 있는 SPECT 스캐너와는 상당히 다르다. 그러나 다중 채널 파고분석기 및 광전증배관을 포함하여 SPECT 시스템과 매우 유사한 여러 구성 요소도 있다.

### 3.15.1 섬광결정

비록 NaI(Tl) 결정들이 PET에 사용될 수 있을지라도, 그 물질은 511 keV에서 낮은 검출 효율을 가진다. 이것은 높은 SNR을 얻기 위해 결정이 매우 두꺼워야 하고 이것이 결국 나쁜 공간 분해능으로 귀결된다는 것을 의미한다. PET에서 섬광결정 검

**〈표 3.3〉** PET 검출기들의 특성

| | Decay time (ns) | Emission intensity | Efficiency ($\epsilon^2$) | $\lambda_{emitted}$ (nm) | $\eta$ |
|---|---|---|---|---|---|
| BGO | 300 | 0.15 | 0.72 | 480 | 2.15 |
| LSO(Ce) | 40 | 0.75 | 0.69 | 420 | 1.82 |
| $BaF_2$ | $0.8_{prim}$, $600_{sec}$ | 0.12 | 0.34 | 220, 310 | 1.49 |
| GSO(Ce) | $60_{prim}$, $600_{sec}$ | 0.3 | 0.57 | 430 | 1.85 |
| NaI(Tl) | $230_{prim}$, $10^4_{sec}$ | 1.0 | 0.24 | 410 | 1.85 |

*GSO(Ce):cerium-doped gadolinium orthosilicate ($Gd_2SiO_5$),LSO(Ce): cerium-doped lutetium orthosilicate ($Lu_2SiO_5$). Both primary and secondary decay times are reported, efficiency values are for 2 cm thickness crystals and represent detection of both $\gamma$-rays striking the two detectors, $\eta$ is the refractive index, and decay times are expressed as primary and secondary decays; the intensity is relative to a value of 1.0 for NaI(Tl).*

출기로 사용되는 다양한 물질들의 특성이 표 3.3에 열거되어 있다[9]. 이상적인 검출기 결정은 다음의 것들을 가진다.

(a) 높은 감마선 검출 효율.
(b) 짧은 동시 계수 분리 시간이 사용되는 것을 허용하는 짧은 감쇠 시간(3.16.2절 참조).
(c) 더 많은 결정들이 단일 PMT에 결부될 수 있게 하는 높은 방출 강도(검출된 감마선당 광자의 수), 그리고 이것은 PET 스캐너의 복잡성과 비용을 감소시킨다.
(d) 표준 PMT에 대한 최대 감도에 상응하는 400 nm 부근의 방출 파장.
(e) 방출 파장에서의 광학적 투명성.
(f) 결정과 PMT 사이에서 빛의 효율적인 전달을 보장하는 1.5에 근접한 굴절률.

게르마늄산비스무트 검출기(bismuth germanate detector)는 대다수의 상업용 PET/CT 시스템에 사용되는데 이는 BGO가 높은 선형 감쇠 계수와 높은 효율을 제공하는 고밀도 및 유효 원자수를 가지고 있기 때문이다. BGO의 주된 단점은 그것의 낮은 방출 강도인데, 이것은 최대 16개의 결정 요소들이 각 PMT에 결합될 수 있음을 의미한다. 대체 물질로서 LSO(Ce)는 훨씬 더 높은 강도와 높은 효율을 가지고 있으며, 현재 더 새로운 시스템, 구체적으로는 그것의 매우 짧은 감쇠 시간이 매우 도움이 되는 비행시간(TOF) 스캐너들에 상업적으로 통합되고 있다. 세 번째 물질인 GSO(Ce)는 일부 PET/CT 시스템에서 사용된다. $BaF_2$는 가장 짧은 감쇠 시간을 가지지만, 아직까지는 광범위한 상업적 유용성을 발견하지 못하였다.

역-평행 감마선의 검출은 환자를 둘러싼 원형 링에 놓인 많은 수의 섬광결정을 사용한다. 각 결정체를 하나의 단일 PMT에 결부하는 것은 가능한 가장 높은 공간 분해능을 제공할지라도 비용을 엄청나게 증가시킬 수도 있다. 현대의 PET 스캐너들은 블록 검출기 디자인(block detector design)을 기반으로 하고 있다. 그리고 그것은 그림 3.24에서 볼 수 있듯이 광반사 물질로 채워진 일련의 부분 절개부들을 가진 BGO의 큰 블록(크기가 ~50 × 50 × 30 mm)으로 구성되어 있다. 그 절개부들은 결정체의 상단에 형성된 빛이 광자가 전체 30 mm 깊이를 통과할 때 매우 넓은 광 확산 기능을 생성하는 것을 방지한다. 8 × 8 배열의 부분 절개부들이 생성되며, 각 블록은 깊이가 30 mm인 6 × 6 mm 크기의 64개의 개별 검출기를 효과적으로 포함하고 있는 것으로 간주될 수 있다. 4개의 PMT가 각각의 BGO 블록과 짝을 이루며, 검출된 감마선의 특정 결정으로의 위치는—3.6.3절에서 설명한 것과 같이—동일한 앵거(Anger) 원리를 사용하여 이루어진다. 그 블록에서 절개부들의 크기는 각 PMT에 선형 출력을 제공하도록 설계되어 있으며, 감마카메라에 있는 저항 네트워크와 동일한 작업을 수행한다. 이 기법에 있어 변경은 그림 3.24에서와 같이 4분원 공유(quadrant sharing)라고 부르는데, 이는 더 큰 PMT가 사용되어 각각이 4개의 인접한 블록의 대략 1/4이 겹쳐지도록 배치하는 것이다. 이는 필요한 PMT의 수를 훨

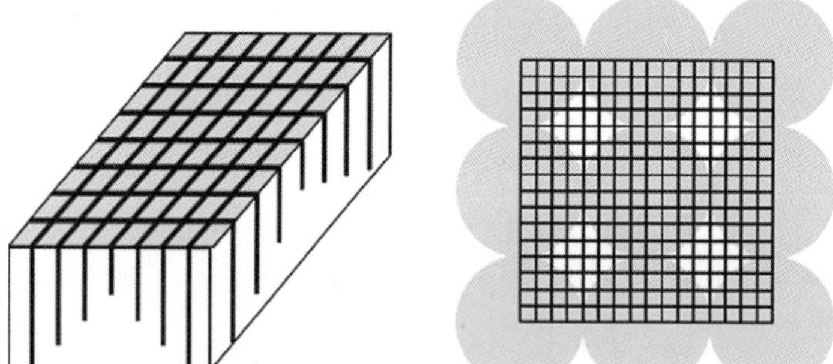

그림 3.24

(왼쪽) 하나의 큰 BGO 결정은 64개의 유효 개별 요소들로 절개된다. 그 부분 절개부들은 광반사 물질로 채워진다. (오른쪽) 원으로 표시된 PMT들을 가진 BGO 결정의 4분원 공유 배열.

씬 더 줄여 준다.

전체 PET 링은 수천 개의 개별 검출기들을 가진 많은 이러한 블록들로 구성되어 있다. 전형적인 링의 직경들은 복부 스캐너의 경우 70 또는 85 cm이거나, 머리 스캐너의 경우 ~45 cm이다. 이 링의 수는 (환자 머리/발 방향) 축방향으로 겹쳐져 있어 ~16 cm의 머리/발 이미징 시계를 허용한다. 각 블록에 있어 개별 요소들의 크기는 PET 시스템의 전반적 공간 해상도(spatial resolution)에 영향을 미치기 때문에 중요하다. 검출기 크기로부터 오는 기여도는 검출기의 치수의 절반 정도이므로 대부분의 PET 시스템에서 2–3 mm이다.

### 3.15.2 광전증배관과 파고분석기

광전증배관과 파고분석기의 작동은 근본적으로 평면 핵의학 및 SPECT에서 이전에 설명한 것과 동일하다. 감마선이 BGO 또는 LSO(Ce) 검출기 결정에 부딪칠 때 그것은 많은 광자를 생성한다. 이 광자는 PMT의 출력단에서 증폭된 전기 신호로 변환되고, 다중채널 분석기로 공급된다. 만약 전압이 미리 결정된 범위 내에 있으면, 그 파고분석기(PHA)는 동시 검출기로 보내지는 '논리펄스(logic pulse)'를 생성한다—전형적으로 이러한 논리펄스는 6–10 ns의 길이이다. BGO 결정의 에너지 분해능은 ~20%이므로 수용할 수 있는 에너지 윈도우는 전형적으로 450–650 keV이다.

### 3.15.3 소멸 동시 검출

신호가 주어진 PET 검출기 결정에 기록될 때마다, 전형적으로 1과 2 ns 사이의 정밀도로 '타임스탬프'가 주어진다. 양전자 소멸 사건으로 두 개의 감마선이 검출기 링의 다른 쪽보다 한 측면에 훨씬 가까운 환자의 부위에서 유래할 수 있기 때문에, 그림 3.25의 왼쪽에 보이는 것처럼, 소멸 발생 이후에 각각의 탐지기에 있어 두 감마선의 도달 시간의 차이가 발생한다. 하나의 고정된 '동시 계수 분리 시간'이 시스템 상에 존재하는데 이것은 첫 번째 감마선이 탐지된 후 두 번째 감마선이 기록되고 동일 소멸로 배정되도록 허용된 시간 윈도우로 정의된다. 만약 두 번째 감마선이 첫 번째 검출기와 동시 작동되는 검출기를 때린다면, 이때 이 한 쌍의 감마선을 '진정한 동시'로 받아들이고, 두 탐지기 사이에 재구성선(LOR)이 그려질 수 있게

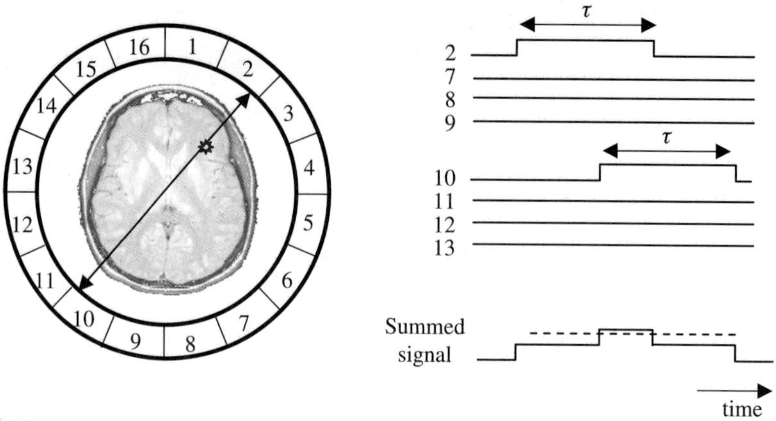


그림 3.25

소멸 동시 검출의 원리. (왼쪽) 길이 τ인 각각의 논리펄스들을 작동시키면서, 두 개의 감마선들이 검출기 2와 10에 도달한다. (오른쪽) 만약 논리펄스들이 시스템 동시 분해 시간 2τ 이내에 양쪽 모두 동시 검출기로 보내진다면, 합산된 신호는 임계값(점선) 위에 놓이게 되고 하나의 동시가 기록된다.

된다. 이 과정을 소멸 동시 검출(annihilation coincidence detection, ACD)이라고 하며, 관련된 단계를 그림 3.25에서 볼 수 있다. 소멸로부터의 첫 번째 감마선은 2번 검출기를 때리고, 하나의 논리펄스가 ACD 회로로 보내진다. 7번과 13번 사이의 번호가 매겨진 검출기들만이 2번 검출기와 '동시에' 해당한다. 왜냐하면 그림 3.25에서 보듯이 머리 내부에서 기원하는 비산란된 감마선은 검출기 7–13 사이에 정의된 용량 이내에 있어야 하기 때문이다. 두 번째 감마선이 결정 10에서 검출될 때, 두 번째 논리펄스가 ACD 회로에 보내지고, 이 두 개의 펄스는 더해진다. 만약 더해진 신호가 각각의 개별 논리펄스 진폭의 2배보다 작은 값으로 설정된 임계값보다 크다면, 동시는 받아들여지고, 두 개의 검출기 사이에 LOR이 설정된다. 동시 계수 분리 시간은 전형적으로 6과 12 ns 사이의 값으로 각 논리펄스 길이의 2배로 정의된다.

**예제 3.4** 머리가 주요 치수가 28과 22 cm인 타원형인 것으로 가정하자. 환자는 BGO 검출기들의 원형 배열을 가진, 지름 45 cm의, 머리 PET 스캐너 안에 놓여진다. 두 개의 검출기 사이에서 한 사건(섬광)에 대해 발생할 수 있는 최대 시간 차이는 얼마인가?

**풀이** 최대 차이는 머리 바로 앞이나 뒤쪽에서 일어나는 섬광 발생과 일치한다. 머리가 PET 스캐너의 중심에 완벽하게 위치한다고 가정하면, 두 개의 감마선의 궤적에 28 cm 차이가 있다. 감마선이 빛의 속도, $3 \times 10^8$ m/s로 조직을 통과한다고 가정하면, 검출 시간은 ~930 ps 또는 1 ns보다 적을 것이다.

## 3.16 2차원과 3차원 PET 영상

상용 PET 시스템에는 합계 48개까지의 검출기 링이 있으며, 환자 머리/발 방향을 따라 늘어서 있다. 데이터는 2D 다중슬라이스 또는 완전 3D 모드로 획득될 수 있는데, 현재 대부분의 스캔은 3D 모드에서 획득되고 있다. 스캐너에는 각 링 사이에 위치한 집어넣을 수 있는 납 조준 격막이 있다—이러한 격막들은 2D 다중슬라이스 작동을 위해 늘어나고, 3D 모드에서 영상을 위해 집어넣어진다. 2D 모드에서 이 조준은 산란된 감마선의 검출된 양을 감소시키며, 또한 축방향 치수를 따라 균일한 감도 프로파일을 생성하는 특성도 있다. 이것은 전신 PET 스캔을 위해서 테이블이 전신 길이를 포함하기 위해 몇 번에 걸쳐 움직여져야 함을 의미한다. 연속적인 테이블 위치들 사이의 요구되는 중첩길이는 단지 ~1 – 2 cm가 필요할 뿐이다. 영상 평면은 동일한 링(직접 평면)에 있는 두 개의 결정들 사이에서 형성될 수 있으며, 또한 인접 링(교차 평면)에 있는 결정들로부터 형성될 수도 있다. n개의 링을 가진 시스템의 경우, 그림 3.26에 보이는 것처럼 총 2n – 1개의 영상 평면을 만들어 내는 n개의 직접 평면과 n – 1개의 교차 평면이 존재한다.

3차원 PET는 조준기를 제거하기 때문에 대략 10배 정도의 차이로 2D PET보다 훨씬 높은 감도를 가진다. 신호대잡음비(SNR)가 기록된 수치의 제곱근에 비례한다고 가정하면, 이것은 두 자릿수 크기의 주사 시간 감소와 맞먹는다. 하지만 조준기가 없으면 훨씬 더 많은 무작위적인 동시 신호가 발생하고 3D 모드에서 산란된 감마선이 훨씬 더 기여하게 된다. 게다가 축방향의 감도 프로파일은 양쪽 끝보다 스캐너의 중앙에서 훨씬 높으며, 따라서 전신 주사에 있어 테이블 위치 간의 중첩이 50%만큼 높아질 수 있으며, 이것은 더 많은 위치들이 요구됨을 의미한다. 그림

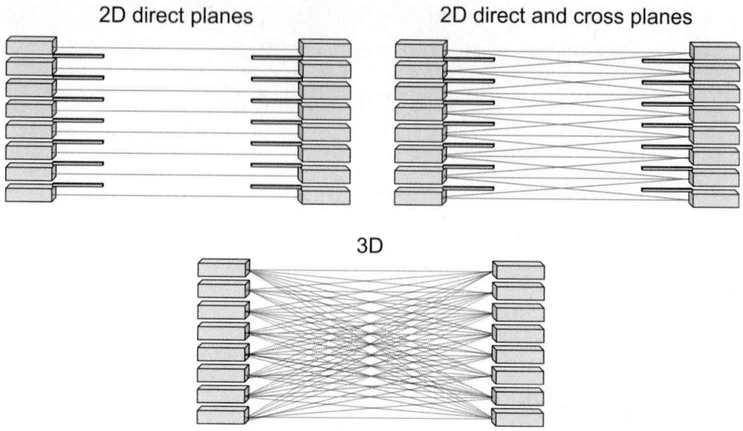


그림 3.26

PET 주사에 사용되는 세 가지 다른 데이터 수집 모드. 격막 조준기는 3D 모드를 위해 접혀 들어감을 주지하기 바란다.

에도 불구하고 대다수의 연구들은 훨씬 우수한 SNR로 인해 3D 모드에서 수행되고 있다.

## 3.17 PET/CT

2006년 이후로 독립형 상용 PET 스캐너는 생산되지 않았고, 지금은 모두 통합 PET/CT 시스템들이다. 하이브리드 영상 시스템에 있어 PET와 CT를 결합하는 이유는 본질적으로 SPECT/CT에 대해 이미 기술한 것과 동일하다. 감쇠 보정에 있어 향상된 정확성과 형태학적, 기능적 데이터의 영상 융합은 PET/CT의 주요 응용 분야인 종양학 연구에서 특히 중요하다. 감쇠 보정을 위한 별도의 PET 보정 주사가 필요하지 않고 CT 보정 주사가 매우 빠르기 때문에, 이전에 한 시간 정도 걸렸던 연구가 지금은 보통 그 반 정도의 시간이 걸린다. 현재 전 세계적으로 2,000개 이상의 PET/CT 시스템이 설치되어 있다. 하이브리드 시스템에는 그림 3.27과 같이 두 개의 개별 검출기 링과 그 사이를 미끄러지듯이 움직이는 일반적인 환자 침대가 있다. 대부분의 PET/CT 스캐너는 CT와 PET 모두를 위한 70 cm 크기의 구멍을 가지

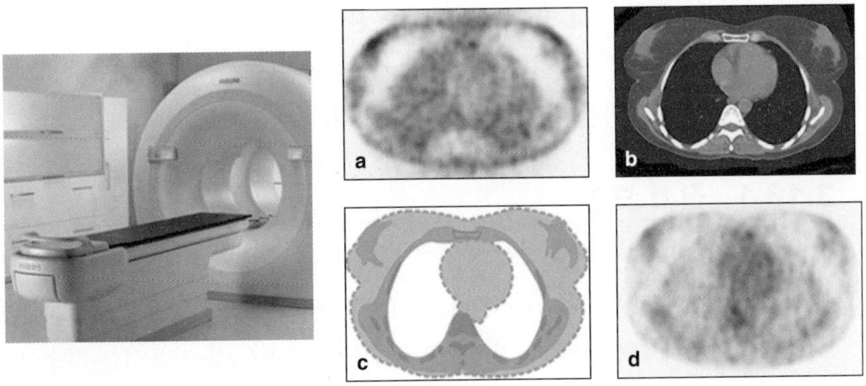


그림 3.27

(왼쪽) 두 개의 개별 검출기 링을 가지고 있는 PET/CT 스캐너. 일반적인 환자 침대가 두 개의 스캐너 사이로 미끄러지듯 움직인다. (오른쪽) (a) 보정되지 않은 PET, (b) CT 영상, (c) CT 영상의 분할 후 CT 유도 감쇠 지도, (d) 감쇠 보정 PET 주사.

고 있다. 가장 최근의 PET/CT 스캐너는 몸집이 더 큰 환자들을 위해, 비록 더 큰 링 크기 때문에 공간 분해능이 다소 감소될지라도, 85 cm의 구멍을 가지고 있다.

SPECT/CT에 비해서 PET/CT의 주요 이슈는 두 유형의 데이터 획득 시간 간의 불일치이다. 흉부 및 복부에서 MSCT는 전체 데이터 세트를 1초 또는 그 이내에 수집하는 반면에 PET 데이터는 몇 분 또는 그 이상 걸려 수집된다. 따라서 심장 또는 호흡과 관련된 환자의 움직임으로 인한 심각한 변위가 있다면 CT와 PET 주사에 있어, 예를 들면 종양의 위치 간 오기가 있을 수 있다. 현재 PET 영상과 일치시키기 위해 CT 데이터를 흐리게 하는 매우 기본적인 접근법이 사용되고 있지만, 더 정교한 알고리즘이 개발 중에 있다. 그림 3.27은 고해상도 CT 데이터의 감쇠 보정을 가진 PET/CT를 사용한 흉부 연구의 예를 보여 준다.

## 3.18 PET/CT에서 데이터 처리

PET에서 영상 재구성은 반복적 알고리즘과 모든 획득된 재구성선(LOR)으로부터 영상을 형성하는 데 사용되는 여과후 역투영을 기반으로 한 알고리즘을 모두 가지는 SPECT의 영상 재구성과 근본적으로 동일하다. 영상 재구성에 앞서, 데이터는 우연 및 다중 일치, 부동 시간 손실 및 산란된 방사선에 대해 보정해야 할 뿐 아니라 감쇠 효과를 위한 보정도 해야 한다.

### 3.18.1 감쇠 보정

SPECT에서 요구되는 것과 동일한 이유로 환자에게 있어 감쇠 효과에 대한 보정이 PET에서도 요구된다. PET/CT 결합 스캐너 출현 이전에, SPECT에서 $^{153}$Gd 소스에 대한 사용과 직접적으로 유사하게, $^{68}$Ge를 사용하는 전송 기반 보정법이 필요한 감쇠를 추정하는 데 사용되었다. 이 과정이 PET/CT 스캐너로 대체되어 왔는데, 이는 CT 기반 감쇠 데이터의 신호대잡음비(SNR) 및 공간 분해능 데이터의 공간 분해능이 PET 보정 방법의 것들보다 훨씬 우수하고 빠르게 획득할 수 있기 때문이다. 보정 주사의 획득 후에 CT 영상들은, 511 keV에서 의 표준값으로 주어지는 여러 가지 다른 조직 유형들(근육, 지질, 뼈)로 나누어진다. 감쇠 지도의 공간 분해능이 PET 주사의 공간 분해능보다 훨씬 더 섬세하기 때문에, CT 기반 감쇠 지도는 감쇠 보정을 구현하기 전에 PET 주사의 분해능에 일치하도록 평활화된다. 이 공간평활화(spatial smoothing)는 복부 영상을 나타내는 데 또한 중요하다. 복부 영상에 있어 CT 데이터는 호흡과 심장 주기 동안에 스냅사진, 즉 오로지 한 위치에서만의 복부 사진을 나타낸다. 반면에 PET 주사는 몇 분에 걸쳐 획득되고 따라서 시간 평균치를 나타낸다.

### 3.18.2 우연 및 다중 일치에 대한 보정

임의 일치(random coincidence)라고도 불리는 우연 일치(accidental coincidence)는 시간상 매우 근접하게 일어나는 두 개의 개별 분열 때문에 LOR이 부정확하게 배정되는 사건이다. 그림 3.28에 보이듯이, 하나의 경우는, 두 개의 사건으로부터 함께 발생한 각각의 첫 번째 감마선들이 하나의 잘못된 LOR을 형성하는 것이다. 두 번째 가능성은, 역시 그림 3.28에 나타낸 것처럼, 산란된 하나의 감마선 때문에 부정확한 LOR이 형성되는 것이다. 우연 일치는 영상 시야에 걸쳐 균일하게 분포되어 있으므로 매우 낮은 활동성을 가지는 부위에서 상당한 오류를 야기할 수 있다. 임상 PET/CT 머리 스캐너의 경우 우연 일치는 속성적인 진정한 우연 일치의 20%를

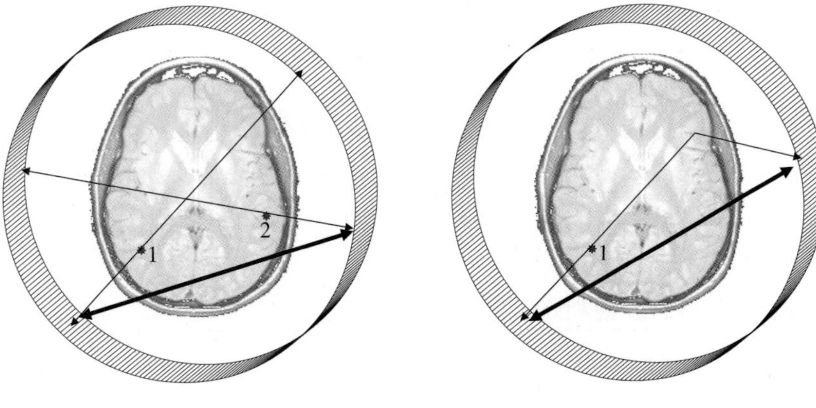


그림 3.28

(왼쪽) 시간상으로 매우 근접하게 발생하는 위치 1과 2에서의 방사성 붕괴로부터 검출기 링을 때리는 첫 번째 감마선들 사이에서 LOR로 기록되는 우연 일치. (오른쪽) 산란된 감마선으로부터 배정된 부정확한 LOR.

이루지만, 신체 스캐너의 경우는 그 수가 50%에 근접할 수 있다.

임의 일치를 보정하는 가장 일반적인 방법은 추가적인 병렬 타이밍 회로를 사용하는 것인데, 여기서는 두 번째 일치 타이밍 윈도우가 이벤트가 기록된 후 상당히 늦게, 다시 말해 전형적으로 60 ns 이후에 시작된다. 6–12 ns의 분해 시간을 가진 표준 회로는 전체 일치 수를 측정하는 데 사용된다. 일치 분해 시간을 넘어서게 잘 지연된 두 번째 측정은 우연 일치만이 기록된다는 것을 의미한다. 그런 다음 그 우연 일치는 획득된 데이터에서 차감된다.

대안적 보정 방법은 각각의 개별 검출기에 의해 기록된 사건의 수를 측정하는 것이다. 만약 두 개의 검출기 i와 j가 고려된다면, 우연 일치($C_{ij}^{acc}$)가 기록되는 비율은 다음과 같이 주어진다.

$$C_{ij}^{acc} = 2\tau R_i R_j \tag{3.18}$$

여기서 $R_i$와 $R_j$는 개별 검출기 i와 j의 단일 계수율이며, $2\tau$는 일치 분해 시간이다. 따라서 각 검출기 쌍 i와 j에 대한 $R_i$와 $R_j$의 측정값은 $C_{ij}^{acc}$의 상응하는 값을 추정하는 데 사용될 수 있고, 그런 다음 그 값은 획득된 데이터로부터 차감된다. 일치 분해 시간 동안 두 사건 이상이 기록되어질 때에 다중 일치(multiple coincidence)가 또한 일어날 수 있다. 두 검출기 사이의 다중 일치($M_{ij}$) 수에 대한 추정치가 다음과 같은 표현을 사용하여 만들어질 수 있다.

$$M_{ij} \approx C_{ij}\tau R_{ij}N_{ij} \tag{3.19}$$

여기서 $N_{ij}$는 두 검출기 i 또는 j에 일치하도록 작동하는 검출기들의 총수이다. 다중 사건 일치들은 영상 재구성 전에 간단히 제거되어진다.

### 3.18.3 산란 일치에 대한 보정

PET 신호를 오염시키는 산란된 방사선의 두 가지 주요 근원이 있는데, 이는 BGO 검출 결정 그 자체의 산란과 신체 내의 산란이다. BGO는 상대적으로 나쁜 고유 에너지 분해능을 가지고 있으며, 에너지 윈도우는 전형적으로 임상 주사를 위해 450과 600 keV 사이로 설정된다. 인체 내에서 45°로 산란되는 감마선은 그 에너지의 단지 ~115 keV를 상실하기 때문에, 산란된 감마선은 검출된 감마선의 상당한 부분을 나타낸다. 2D PET에서 산란된 감마선은 전형적으로 검출된 신호의 단지 ~10–15%에 해당하지만 3D 모드에서는 검출된 감마선의 50%까지 산란될 수 있다. 이 더 커진 숫자는 주로 납 격막의 제거 때문이다. 산란을 교정하는 가장 간단한 방법은 환자 외부의 영역에서 신호 강도를 측정하고, 환자 신체 내부의 산란 양을 추정하기 위해 이 값을 가우시안 형상에 맞추는 것이다. 그런 다음 이 함수는 보정된 영상을 제공하기 위해서 원천 데이터로부터 차감된다. 이러한 접근법은 뇌와 같은 비교적 균질적인 장기들에 대해서는 합리적으로 작용하지만 예를 들면 복부 같은 곳에서는 사용될 수 없다. 두 번째 방법은 SPECT에서 사용된 것처럼 다중에너지 윈도우 방법을 사용하는 것이다. 이중에너지 윈도우 접근법은 전형적으로 190–350 keV 사이의 하부 윈도우 설정과, 350–650 keV의 상부 윈도우 설정을 가진다. 두 개의 윈도우를 사용하는 사실추정법(estimation of trues method, ETM)이라고 불리는 대안적 방법이 있다. 이 경우는 하부 윈도우는 450–650 keV인데 상부 윈도우인 550–650 keV와 부분적으로 겹쳐져 있다. 이 ETM은 상부 윈도우에서의 모든 사건들은 산란되지 않는 감마선으로부터 발생한다고 가정한다. 그런 다음 이러한 데이터들은 하부 윈도우에서 기록된 사건들의 수와 동일하게 하기 위해 적절하게 크기를 조절한다. 그러고 나서 이 크기가 조절된 데이터는 광전피크 윈도우로부터 차감된다. 마지막으로 가장 정교하지만 계산적으로 가장 집약적이면서 시간 소모가 많은 방법은 CT에서 유도된 감쇠 지도를 사용하는 실제 산란을 시뮬레이션하는 것을 기반으로 하는 반복적 재구성(iterative reconstruction)이다. 그 첫 번째 추정치는 산란 보정이 없는 데이터로부터 간단히 형성된다. 후속 단계는 그림 3.16에서 이미 제시된 반복적 데이터 흐름의 유형을 따르는 것이다.

### 3.18.4 부동 시간에 대한 보정

3.6.4절에서 이미 설명했듯이, 유한 요소 응답과 복구 시간으로 인해 시스템이 기록할 수 있는 최대 계수율이 존재한다. PET 시스템의 분수적 부동 시간은 만약 부동 시간이 영이라면 이론적인 계수율에 대한 측정된 계수율의 비로 정의된다. PET 스캐너에서 부동 시간에 대한 세 가지 주요 근원은 섬광 사건 이후 PMT로부터 전하를 통합하는 데 걸리는 시간, 일치 사건의 진행, 그리고 데이터가 버려지는 다중 일치의 존재이다. 보정은 주로 PET 시스템의 각 구성 요소와 연관되어 있는 부동 시간의 신중한 정의와 식 (3.19)로부터 추정된 다중 일치의 수를 기반으로 하여 이루어진다.

## 3.19 영상 특성들

#### 신호대잡음

방사성 추적자 선량, 목표 효율, 영상 획득 시간, 환자에서의 감마선 감쇠, 시스템 감도 및 영상 후처리가 SPECT 주사에서 하는 역할과 같이, PET에서의 SNR을 결정함에 있어 유사한 역할을 한다. 앞서 설명한 바와 같이, PET의 고유 감도는, 조준 요구 사항이 없고 511 keV 감마선의 조직에서의 더 낮은 감마선 감쇠 때문에, SPECT의 고유 감도보다 상당히 더 크다. 특정 방사성 추적자에 의해 방출되는 감마선의 총수의 관점에서, 대략적으로 0.01–0.03%가 SPECT 감마카메라에 의해 검출되고, 0.2–0.5%가 2D 획득 모드를 사용하는 PET/CT에서 검출되고, 2–10%가 3-D PET/CT에서 검출된다. 2D와 3D 간의 민감도에 있어 현저한 차이 때문에 많은 상용 PET/CT 스캐너들은 현재 3D 획득만 제공하고 있다.

### 대조대잡음

SNR에 영향을 미치는 이러한 인자들에 덧붙여, CNR은 주로 콤프턴 산란(Compton scatter) 감마선에서의 보정과, 예를 들면, 3.21.2절에서 더 다루어질 내용인 뇌에서의 FDG의 흡수와 같은, 병리학적인 연구가 이루어지고 있는 건강한 조직에서의 방사성 추적자의 비특이적인 흡수에 의해 주로 영향을 받는다.

### 공간 분해능

방사성 추적자가 신체 내에서 더 깊이 위치할수록 공간 분해능은 훨씬 더 나빠지는 SPECT와 대조적으로, PET에서의 면내 공간 분해능은 환자 신체 전반을 통해 훨씬 더 일정하다. 이것은 PET에서 두 감마선의 내재한 '이중 검출'이 PSF의 깊이 의존성을 감소시키기 때문이다. PET 영상의 공간 분해능에 영향을 미치는 다른 요소들은 다음을 포함한다.

(i) 전자와 함께 소멸되기 전 조직에서 양전자의 유효 범위: 방출된 양전자의 에너지가 높을수록, 그리고 양전자가 이동하는 조직의 밀도가 낮을수록 이 거리는 더 길어진다. 전형적인 최대 양전자 에너지의 값과 이에 상응하는 FWHM 이동 거리는 다음과 같다: $^{18}$F (640 keV, 0.2 mm), $^{11}$C (960 keV, 0.4 mm), $^{13}$N (1.2 MeV, 0.6 mm), $^{15}$O (1.7 MeV, 1 mm), 그리고 $^{82}$Rb (3.15 Mev, 2.6 mm).

(ii) 두 감마선의 비공선형성, 즉 그들의 상대적 궤도의 각도인 180°로부터 작은 임의 편차. 대략 0.5°의 FWHM을 가지고, 180°의 평균에 대해 각도 분포가 존재한다. 따라서 PET 검출기 링의 직경이 클수록 이것이 공간 분해능에 미치는 영향은 더 커진다.

(iii) 대략적인 공간 분해능이 검출기 직경의 절반 정도로 주어지는, 검출기 결정의 크기. 결정에서 감마선을 '멈추게' 하기 위해 다중 콤프턴 산란 상호작용이 요구되기 때문에, 감마선이 처음 검출기를 때리는 정확한 위치에 대한 불확실성이 존재한다—이 불확실성은 이전에 본 것처럼 결정의 두께에 따라 증가한다.

시스템의 전반적 공간 분해능은 세 가지 구성 요소의 조합이다. 즉,

$$R_{sys} \approx \sqrt{R^2_{detector} + R^2_{range} + R^2_{180^0}} \tag{3.20}$$

전형적인 FWHM의 값은 뇌 연구를 위한 작은 링 시스템의 경우 3−4 mm의 $R_{sys}$ 값과, 더 큰 전신 시스템의 경우 5−6 mm의 $R_{sys}$ 값을 가진다.

## 3.20 비행시간법 PET

상용 PET/CT 스캐너에 있어 가장 최근에 개발된 것이 비행시간법(time-of-flight, TOF) PET이다[10]. 그림 3.29에 보여지는 TOF PET의 개념은 두 감마선이 검출기를 때리는 정확한 시간을 측정함으로써 두 검출기 사이의 기존 LOR의 하위 섹션에서 소멸되는 예상 위치를 제한하는 것이다. 이상적으로, 사람들은 공간 분해능이 의미 있게 증가할 수 있는 한 지점의 위치를 제한할 수 있을 것이다. 그러나 이를 수행하기 위해 모든 섬광 사건의 타이밍 정확도가 1 ns보다 훨씬 적어야 하는데 이것은 가능하지가 않다. $\Delta t$의 타이밍 분해능을 가진다고 가정하면, 두 검출기 사이의 직선을 따라, 위치 분해능 $\Delta x$는 다음과 같이 주어진다.

$$\Delta x = \frac{c\Delta t}{2} \tag{3.21}$$

여기서 c는 빛의 속도이다.

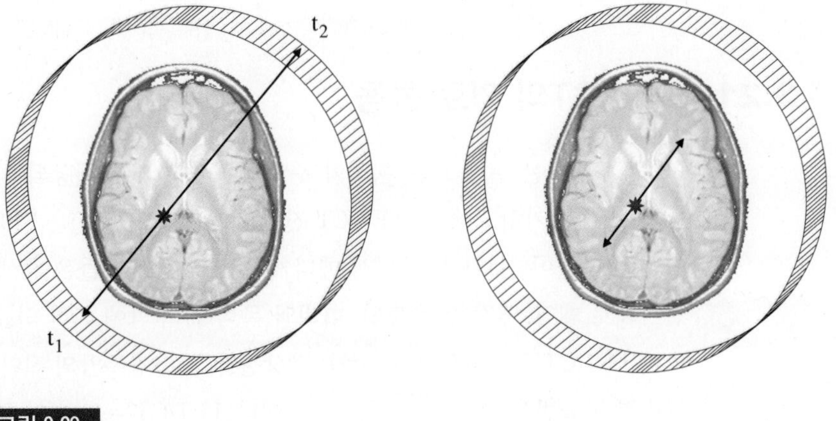


**그림 3.29**

(왼쪽) PET에서 형성되는 기존의 LOR. (오른쪽) 특정 검출기를 때리는 두 감마선 사이의 지연에 상응하는 시간차 $t_2 - t_1$으로 정의되는 TOF PET에서의 제한된 LOR.

일반 PET/CT뿐 아니라 TOF PET/CT를 제공하는 상용 스캐너가 현재 가능하다. 처음 상용 TOF PET 시스템에 사용된 섬광 물질은 루테튬 오르도실리케이트(lutetium orthosilicate, LSO)이다. BGO와 비교해 볼 때, LSO는 흡수된 에너지 MeV 당 대략 세배수의 광자를 생산하면서도 에너지 분해능은 약간 떨어질 뿐이다. 가장 중요한 것은 일치 시간(이론적으로는 450 ps, 실제 PET 시스템에서 약간 더 큼)이 BGO(3 ns)보다 LSO가 훨씬 짧다는 것이다. 500 ps의 타이밍 분해능은 ~7.5 cm의 공간 분해능에 상응한다. 그러므로 PET가 이미 수 밀리미터 정도의 공간 분해능을 가지고 있기 때문에 TOF PET는 기존의 PET에 비해 장점을 제공하지 못한다. 하지만, TOP PET는 기존의 PET에서 LOR의 길이를 7.5 cm로 제한할 수 있기 때문에 측정에 내재된 통계적 잡음을 감소시킬 수 있다. 잡음 변동은 LOR의 길이에 비례하므로 잡음 변동의 감소, 소위 곱셈감축인자(f)는 다음 식으로 주어진다.

$$f = \frac{D}{\Delta x} = \frac{2D}{c\Delta t} \tag{3.22}$$

여기서 D는 환자의 크기이다. 뇌와 전신 영상 모두에서 D 값이 7.5 cm보다 훨씬 크기 때문에 TOF PET의 잡음이 기존 PET에 비해 줄어들고 SNR이 크게 향상된다. 상용 스캐너에서 LSO의 결정 크기는 약 2 cm 두께로 전형적으로 4 × 4 mm이다. TOF PET/CT 스캐너는 16 또는 64-슬라이스 CT 능력을 포함한다.

## 3.21 PET/CT의 의료 응용

PET/CT 주사는 현재 모든 핵의학 주사의 ~5−10%에 해당되고 있으며 매년 빠르게 비율이 증가하고 있다. PET/CT 진단의 대부분(~90%)은 $^{18}$FDG를 사용하는 종양학 주사들이다[11]. 미국에서 메디케어 서비스 센터들은 흑색종과 림프종과 마찬가지로 폐암, 결장암, 식도암, 머리와 목 부위의 암에 대한 의료비 환급 종목으로 FDG PET/CT를 승인했다. 유방암, 갑상선암, 자궁경부암의 진단 또한 머지않아 의료비를 환급받을 수 있는 유망한 분야이다. PET/CT는 또한 암 치료법의 효능을 지켜보는 데 사용될 수 있다. 또한, 발작 장애 및 알츠하이머병과 치매와 같은 퇴행성 신경 질환들을 포함하는 신경학적 증상을 PET/CT를 사용하여 평가하고 모니터링할 수 있다.

### 3.21.1 전신 PET/CT 주사

일반적으로 악성 세포들은 건강한 세포들보다 더 높은 유산소 포도당 대사율을 가진다. 따라서 FDG를 사용하는 PET 주사에서, 방사성 추적자를 전달할 충분한 혈액 공급이 있다고 가정한다면 종양들은 증가된 신호 강도의 영역으로 나타난다. 암과, 특히 병변이 최초 영역에서 2차 영역으로 확산된 전이암이 의심되는 경우 전신 PET 주사가 행해진다. 환자는 아침에 행해지는 주사를 위해 밤사이 금식하거나, 오후 주사 전 최소 4시간 동안 금식한다. 왜냐하면 포도당이 세포의 흡수 측면에서 보면 $^{18}$FDG와 경쟁하기 때문이다. ~150 mg/dl의 혈청 포도당 농도가 투여 전 목표치이다. 환자에게 FDG ~10 mCi를 정맥으로 투여하고, 대부분의 방사성 추적자가 혈류로부터 제거되고 종양에 축적될 수 있도록 주입 30~60분 후에 주사한다. 전형적인 전신 PET 검사는 신체 길이가 190 cm 이상이면 대략 30분이 걸리는데, 전신 검사를 하기 위해 스캐너 내부에서 환자 침대가 여러 차례 움직인다. 가장 현대적인 TOF PET/CT 스캐너들은 주사 시간을 상당히 단축할 수 있다. 그림 3.30은 PET, CT 그리고 전신 주사로부터 융합된 영상들을 보여 준다.

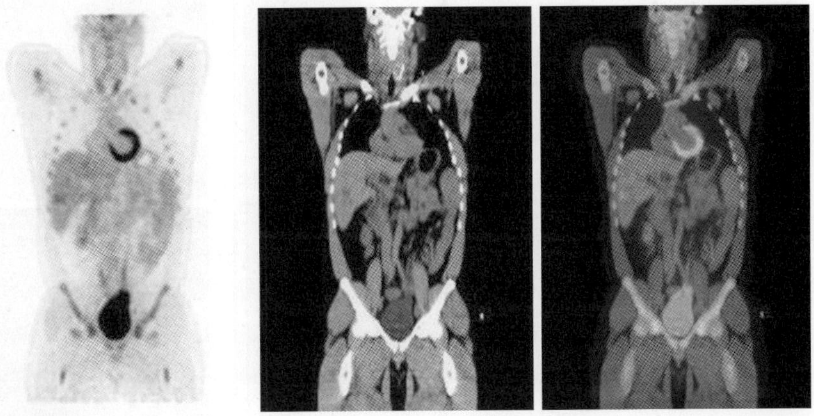

그림 3.30

(왼쪽) 전신 $^{18}$FDG 주사. (가운데) 상응하는 CT 주사. (오른쪽) 융합된 PET/CT 주사.

### 3.21.2 뇌에서 PET/CT 응용

비록 FDG PET/CT는 뇌종양을 진단하는 데 사용될 수 있지만 기술면에서는 건강한 뇌 조직에서 포도당의 자연적 신진대사로 인해 뇌에 높은 배경 신호가 있다는 문제에 직면해 있다. 대조대잡음비(CNR)가 높지 않았기 때문에, 종양의 정확한 윤곽선을 정의하는 하이브리드 스캐너의 CT 구성 요소의 역할은 매우 중요하다. PET 신호는 종양 내의 활동성을 주위 백색과 회색 뇌 물질 주위의 활성도와 비교하여 종양의 등급을 정하는 데 사용될 수 있다. 낮은 등급의 종양은 보통 백색 물질의 활성도 이하의 활성도를 가지는 반면에 높은 등급의 종양은 회색 물질의 활성도에 비해 같거나 심지어 더 높은 정도를 가진다. 그림 3.31은 뇌의 결합된 PET/CT 영상을 보여 준다.

FDG PET는 또한 두정엽과 측두엽의 낮은 신진대사에 의해 특징지어지는 알츠하이머병(Alzheimer's disease, AD)과 같은 다른 종류의 신경병성의 치매를 특징짓는 데 사용될 수 있다. 알츠하이머병과 전측두엽 치매 같은 다른 치매들 사이의 구별은 활동 저하의 다른 정도를 특징화함으로써 이루어질 수 있다. 또한 알츠하이머병의 초기 평가는 대체 목표 화합물들을 사용하여 수행될 수 있다. 이들은 뇌 속의

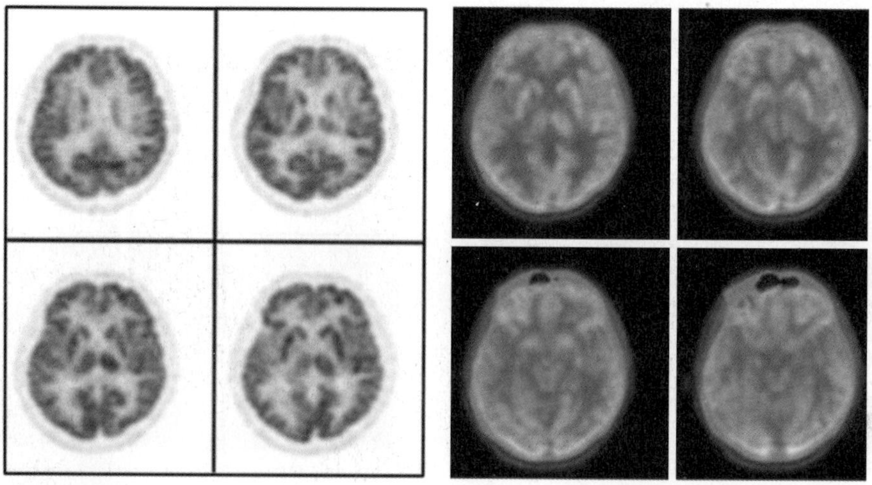

그림 3.31

(왼쪽) 뇌의 $^{18}$FDG PET 주사. (오른쪽) 상응하는 융합된 PET/CT 영상들.

아밀로이드 플라크 침적과 연관되어 있는 아밀로이드 단백질들과 결합하는 이른바 피츠버그 화합물 B(Pittsburgh Compound B, Pitt-B)를 포함한다. 높은 신호 강도를 보이는 영역은 이러한 플라크가 축적되는 (대뇌) 피질에서 발견된다.

### 3.21.3 심장 PET/CT 연구

비록 SPECT가 현재 심근 생존 능력과 관류 평가를 위한 가장 중요한 진단 기법이지만, PET/CT는 더 높은 공간 분해능(대략적으로 PET의 경우 8 mm 대 SPECT의 경우 15 mm)과 심벽 운동과 박출률의 심장 동기 분석을 수행할 수 있다는 사실 때문에, 사용 가능한 모든 곳에서 점점 더 많이 사용되고 있다. 심근관류 PET/CT 주사는, SPECT에 대해 행해지는 것과 유사한 스트레스 테스트 프로토콜을 사용하는, $^{13}NH_3$ 또는 $^{82}RbC_{l2}$를 사용한다. 보완적 PET 생존 능력 연구들이 나쁜 관류를 가지지만 대사적으로는 활동적인 심근 세포들에서 우선적으로 흡수되는 $^{18}$FDG를 가지고 수행되어진다. 건강한 심근에서 긴사슬지방산이 주요한 에너지원인 반면에, 허혈성 조직에서는 포도당은 잔류산화적 대사에서 중요한 역할을 하고, 긴사슬지방산의 산화는 상당히 감소된다. 심장 PET의 임상 적용의 한 사례는 심장 이식이나 우회 수술이 특정 환자에 대해 행해져야 하는지 아닌지를 평가하는 것이다. 심장의 부분들에서 혈류와 신진대사 모두의 측정 부재는 조직이 이미 괴사했고 심장 이식이 필요할지도 모른다는 것을 보여 준다. 만약 어느 부위에 혈류는 없지만, 조직은 감소된 대사 상태를 유지하고 있다면, 조직은 여전히 살아 있는 상태이고 우회 수술이 더 적절할 것이다.

## 연습문제

방사능

**3.1** (a) 20,000개 원자들의 샘플에서, 8초에 400개가 감쇠한다면, mCi로 측정된 샘플의 방사능은 얼마인가?

(b) 1 mCi의 방사능 수준을 산출하기 위해, 얼마나 많은 $^{99m}$Tc($\lambda = 3.22 \times 10^{-5}$ $s^{-1}$)의 핵이 존재해야 하는가? 방사성 추적자의 얼마의 질량이 이에 상응하는가? (아보가드로수는 $6.02 \times 10^{23}$)

(c) $^{99m}$Tc의 방사능 샘플은 오전 9시에 10 mCi 방사능을 함유한다. 같은 날 오

후 12시에 샘플의 방사능은 얼마인가?

**3.2** $^{99m}$Tc를 사용한 핵의학 주사에서, 30분의 주사 동안 영상의 SNR은 1 mCi의 주입된 방사능 선량에 대해 25:1이었다. 이미징은 주입 바로 직후에 시작되었다.

(a) 만약 주입된 선량이 3 mCi로 세 배 증가하면, 30분 주사 동안 영상 SNR은 어떻게 되는가?

(b) 만약 주사 시간이 60분으로 두 배가 되면, 1 mCi의 초기 선량을 가진 채, 영상 SNR은 어떻게 되는가?

**3.3** $^{99m}$Tc의 1 mCi의 선량이 환자에게 가해진다. 신체 내에서 방사성 추적자의 생물학적 반감기가 다음과 같을 때 환자에 가해지는 전체 선량을 계산하시오.

(a) 2년

(b) 6시간

(c) 2분

테크네튬 발생기

**3.4** 테크네튬 발생기에서, 만약 이면 어미핵과 딸핵의 방사능이 오랜 시간 후에 값이 동일해진다는 것을 수학적으로 보이시오.

**3.5** 테크네튬 발생기의 분석에서 유도된 방정식을 사용하여, 다음 경우에 대한 어미핵과 딸핵의 활성의 그래프를 도시하시오.

(a) (어미핵) = 600시간, (딸핵) = 6시간

(b) (어미핵) = 6.1시간, (딸핵) = 6시간

(c) (어미핵) = 0.6시간, (딸핵) = 6시간

**3.6** 테크네튬 소의 처음 세 번의 '젖짜기(milking)'가 행해져야 하는 정확한 시간을 계산하시오.

**3.7** 그림 3.4의 곡선의 꼭대기는 테크네튬 소가 전혀 착유되지 않았을 때 얻을 수 있는 동일한 값에 놓여 있는가?

**3.8** 24시간을 기다리는 것보다 젖짜기 시간 사이에 단지 6시간이 남았다. 첫 2일에 걸쳐 방사능의 그래프를 그리시오.

감마카메라

**3.9** 그림 3.32(a)에 보이는 핀홀 조준기에 대한 배율을 계산하시오. 이것은 영상

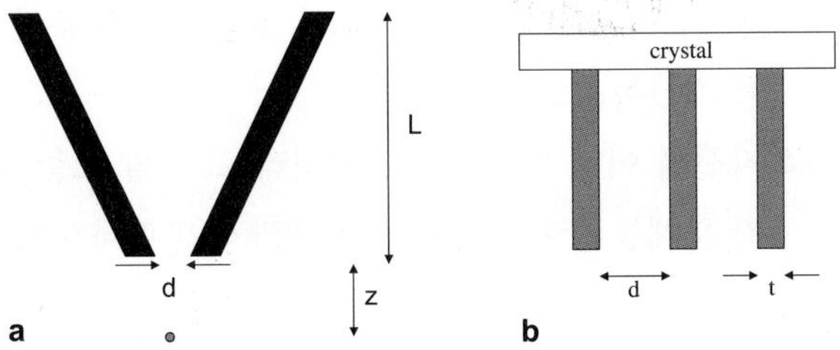


그림 3.32

왜곡에 어떤 영향을 주는가?

**3.10** 평면 핵의학 주사의 수용 윈도우가 15%로 설정된다면, 감마선이 콤프턴 산란되고 그것이 섬광결정을 때린다면 여전히 허용될 수 있는 최대 각도는 얼마인가?

**3.11** 인체 내에서 30°의 각도로 콤프턴 산란되는 감마선의 최대 에너지는 얼마인가?

**3.12** (i) 납 격막의 두께는 감마선의 단지 5%만이 하나의 조준기 구멍에서 인접한 구멍으로 침투하는 것이 보장되도록 선택된다. 그림 3.32(b)를 사용하여 두께가 [6d/μ]/[L−3/μ]로 주어짐을 보이시오.

| PMT | $R_{X+}$ (Ω) | $R_{X-}$ (Ω) | $R_{Y+}$ (Ω) | $R_{Y-}$ (Ω) |
|---|---|---|---|---|
| 8 | infinite | 14.3 | 28.6 | 28.6 |
| 9 | 57.1 | 19.0 | 28.6 | 28.6 |
| 10 | 28.6 | 28.6 | 28.6 | 28.6 |
| 11 | 19.0 | 57.1 | 28.6 | 28.6 |
| 12 | 14.3 | infinite | 28.6 | 28.6 |

(ii) 구멍 직경이 0.1 cm이고 길이가 2.5 cm인 납 조준기에서 140 keV의 감마선를 위해 요구되는 격막 두께를 계산하시오. 납에 대한 감쇠 계수는 140 keV에서 30 $cm^{-1}$이다.

**3.13** 몸체가 직경 30 cm의 원형이라고 가정할 때, 하나는 검출기에 매우 가깝고(z = 0) 다른 하나는 몸체의 다른 쪽에 가까운(z ~30) 두 개의 방사능 소스에 대

해서, 그리고 길이가 2.5 cm인 병렬 구멍 조준기에 대한 공간 분해능(FWHM)을 계산하시오.

**3.14** 자신의 어떤 가정을 이용해서라도, 병렬 조준기의 경우 조준기의 효율과 공간 분해능 간에 다음과 같은 대략적인 관계가 있음을 보이시오.

$$g \propto R_{coll}^2$$

**3.15** 그림 3.33에 제시된 수렴하는 조준기에 대해서 정성적으로(수학적 증명 없이) 다음을 기술하시오. (i) 효율이 z의 함수로서, 그리고 θ의 함수로서 증가하는지 또는 감소하는지 여부, (ii) 분해능이 θ의 함수로서, 그리고 z의 함수로서 증가하는지 또는 감소하는지 여부.

**3.16** 앵거 네트워크에 대한 다음의 저항값이 주어지면 출력이 X에서 선형임을 보이시오.

### 영상 특성들

**3.17** 핵의학에서 영상 SNR에 영향을 미치는 세 가지 매개변수들은 검출기 결정의 두께, 산란 방지 격자의 납 격막의 길이, 그리고 약 140 keV를 중심으로 한 에너지 윈도우의 FWHM이다. 각 매개변수에 대해, 특정 매개변수 값의 증가가 영상 SNR을 증가 또는 감소시키는가? 각 경우에 있어, 영향을 받는 하나의 다른 영상 특성(예를 들면 CNR, 공간 분해능)을 거론하고, 이 영상 특성이 개선

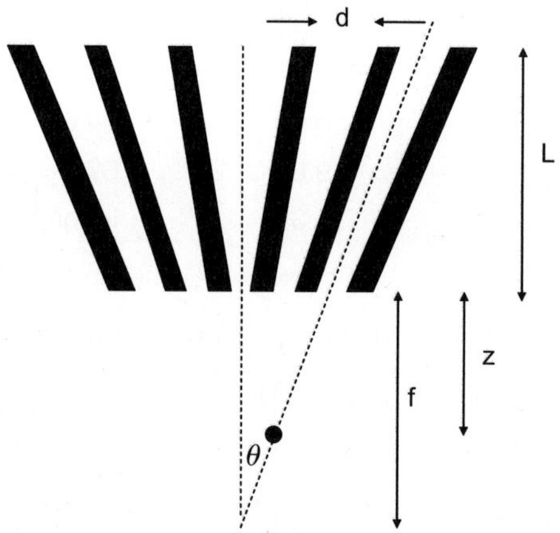


그림 3.33

되는지 또는 나빠지는지를 설명하시오.

**3.18** 두 개의 방사성 추적자가 환자에게 주어질 수 있다고 가정하자. 방사성 추적자 A는 주변 조직에서보다 종양에서 10배 더 높게 흡수되지만, 반면에 방사성 추적자 B는 10배로 흡수를 억제한다. 주변 조직이 10 cm, 종양이 1 cm 두께라고 가정하자. 감쇠 효과를 무시한다면, 각 종양으로부터 생성되는 CNR은 얼마인가? 정상 조직에서의 흡수가 조직의 세제곱센티미터당 그리고 분당 10회의 비율을 제공하고 영상 시간이 1분이라고 가정한다.

SPECT

**3.19** 등감응 이미징(isosensitive imaging)은 환자의 반대편으로부터 핵의학 주사를 획득 한 다음 신호 강도의 깊이 의존성을 제거하기 위해 신호들을 결합하는 기술이다. 환자에서 감마선의 감쇠를 고려하여 이 기술이 어떻게 작동하는지, 그리고 두 주사들의 어떤 수학적 처리가 필요한지를 보이시오.

**3.20** 64 × 64 데이터 행렬의 경우, SPECT 영상에 있어 10%의 픽셀별 균일성 수준을 위해 얼마나 많은 총 카운트수가 필요한가?

**3.21** 몇 개의 설명하는 문장을 사용하여 참인지 거짓인지를 답하시오. 만약 균일한 감쇠 보정이 SPECT 주사에 적용된다면, 뼈에 가까이 위치한 종양은 실제 진짜 상황보다 더 낮은 방사능을 가지는 것처럼 보인다.

**3.22** SPECT 주사가 환자에게 수행되고 방사능 영역이 발견된다. SPECT 주사로부터 얻은 사이노그램이 그림 3.34에 나와 있다. 방사능의 영역의 모양은 무엇인가?

**3.23** 5%, 15% 및 25%의 에너지 분해능으로 허용되는 콤프턴 산란된 감마선의 최대 각도와 상응하는 에너지를 계산하시오.

PET

**3.24** 전자의 정지 질량을 사용하여, 하나의 양전자를 가진 한 전자의 소멸에 의해 생성된 두 감마선의 에너지가 511 keV임을 보이시오.

**3.25** PET 주사는 폐에서 인위적으로 높은 방사능 수준을 나타내는 경우가 많다. 이것이 발생하는 한 가지 메커니즘을 제안하시오.

**3.26** $^{15}$O PET 주사의 경우, 1 mCi의 초기 선량을 주입하고, 주입 직후 주사를 시작

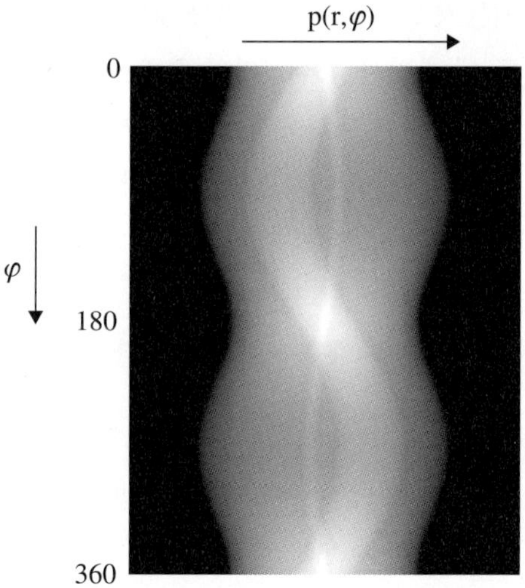


그림 3.34

할 경우, 신체로부터의 소멸은 무시할 수 있다고 가정할 때, 4분의 주사 시간 동안 생성되는 감마선의 총수를 계산하시오.

**3.27** 단지 비행시간법 고려만 근거하여 TOF PET에서 5 mm의 위치 분해능을 얻기 위해 어떤 타이밍 분해능이 필요한가?

**3.28** 만약 뇌가 직경 20 cm인 구이고, 신체의 가장 큰 치수가 40 cm라고 가정한다면, TOF PET의 잡음을 줄이기 위해 필요한 타이밍 분해능의 각각의 값은 기존의 PET와 비교하여 얼마인가?

**3.29** 2D 모드에서 작동하는 PET/CT 스캐너가 왜 상대적으로 균일한 축 감도 프로파일을 가지고, 반면에 3D 모드에서 민감도가 스캐너 중앙에서 훨씬 더 높은가?

**3.30** 횡격막의 돔과 평행한 흉부와 복부의 PET/CT 주사에서 왜 낮은 신호 강도의 곡선 영역이 자주 보이는가?

## 참고문헌

[1] Anger H. Scintillation camera. *Review of Scientific Instruments* 1958;**29**, 27–33.

[2] O'Connor MK and Kemp BJ. Single-photon emission computed tomography/Computed

tomography: Basic instrumentation and innovations. *Seminars in Nuclear Medicine* 2006:**36**, 258–66.

[3] Seo Y, Mari C and Hasegawa BH. Technological development and advances in single-photon emission computed tomography/computed tomography. *Seminars in Nuclear Medicine* 2008:**38**, 177–198.

[4] Robertson JS, Marr RB, Rosenblum M, Radeka V and Yamamoto YL. Thirty-two-crystal positron transverse section detector. In: Freedmen GS, editor. *Tomographic imaging in nuclear medicine*. New York: Society of Nuclear Medicine; 1973: 142–53.

[5] Ter-Pogossian MM, Mullani NA, Hood J, Higgins CS and Curie M. A multi-slice postitron emission computed tomograph (PETT IV) yielding transverse and longitudinal images. *Radiology* 1978:**128**, 477–484.

[6] Rahmin A and Zaidi H. PET vs. SPECT: strengths, limitations and challenges. *Nuclear Medicine Communications* 2008:**29**, 193–207.

[7] Mittra E and Quon A. Positron emission tomography/computed tomography: the current technology and applications. *Radiological Clinics of North America* 2009:**47**, 147–60.

[8] Gallagher GM, Ansari A, Atkins H et al. Radiopharmaceuticals XXVII. 18F-labeled 2-deoxy-2-fluoro-D-glucose as a radiopharmaceutical for measuring regional myocardial glucose metabolism in vivo: tissue distribution and imaging studies in animals. *Journal of Nuclear Medicine* 1977: **18**, 990–6.

[9] van Eijk CWE. Radiation detector developments in medical applications: inorganic scintillators in positron emission tomography. *Radiation Protection Dosimetry* 2008:**129**, 13–21.

[10] Moses WM. Recent advances and future advances in time-of-flight PET. *Nuclear Instrument Methods Physics Research A* 2007:**580**, 919–24.

[11] Pan T and Mawlawi O. PET/CT in radiation oncology. *Medical Physics* 2008:**35**, 4955–66.

# 4 초음파 영상

## 4.1 서론

모든 표준적인 의료 영상 기술들 중에서 초음파는 노트북 크기보다 작은 이동형 기기 가운데 덜 비싸고 이동성이 좋으며 안전 문제가 거의 없이 실시간 프레임률(a real-time frame rate)로 연속 영상들을 얻을 수 있다. 형태 및 구조적인 정보 외에도, 초음파는 실시간으로 혈액의 흐름을 측정할 수 있으며, 관측된 혈관 내에서 혈액의 속도에 대한 상세한 지도를 생성할 수 있다. 초음파는 강한 자기장이나 이온화 방사선이 없기 때문에 산부인과에서 매우 폭넓게 사용된다. 실시간 영상의 특성은 또한 태아 심장 기능과 같은 파라미터를 측정하는 것이 중요하다. 초음파는 많은 심혈 응용 분야에서 사용되고 있으며, 승모판(mitral valve) 및 격벽(septal)의 불충분을 감지할 수 있다. 일반적인 영상 응용 분야는 간낭종(liver cyst), 대동맥류(aortic aneurysm), 그리고 경동맥(carotid)에서 폐쇄성 동맥경화증(obstructive atherosclerosis)을 포함하며, 초음파 영상은 조직 생검 바늘의 경로와 위치를 안내하는 데 사용된다.

초음파는 1에서 15 MHz 주파수 범위에서 의료 응용 분야에 사용되는 기계적인 파동이다. 조직에서 소리의 속도는 ~1540 m/s이며, 초음파의 파장의 범위는 0.1에서 1.5 mm이다. 초음파는 그림 4.1에 보이는 것처럼 변환기(transducer)에 의해서 생성되며, 일반적으로 최대 512개의 개별 능동 소자를 가진 배열 형태를 가진다. 간단한 영상 수집 기법에서는 이들 배열 소자의 작은 서브그룹(subgroup)이 순차

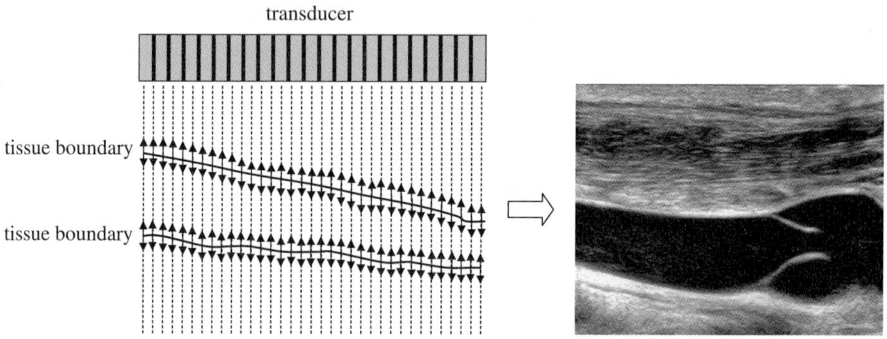


그림 4.1

(왼쪽) 초음파 영상의 기본 원리. 변환기는 조직을 통해 일련의 압력파를 전송한다. 조직 사이의 경계에서 에너지의 작은 부분은 그것이 검출되는 변환기 쪽으로 역산란된다. 조직을 통한 소리의 속도를 사용하여 조직 경계의 깊이를 결정할 수 있다. 표본을 가로지르는 빔의 전자 조종은 영상을 형성하는 연속선을 형성한다. (오른쪽) 영상의 각 픽셀의 강도는 해당 지점에서 반사되고 감지된 신호의 강도에 비례한다.

적으로 병렬 초음파 빔을 형성한다. 초음파는 체내조직(tissue)을 통과할 때, 초음파 에너지의 일부분이 음향적 물리적 특성이 약간씩 다른 조직들의 경계에서 반사되어 나온다: 반사되지 않은 에너지는 그 경계를 관통해 전송된다. 반사파는 변환기에 의해 검출되고 각 조직의 경계까지의 거리는 펄스 신호 송신 및 수신 사이의 시간으로부터 산출된다: 그러므로 초음파 영상은 레이더 기술과 매우 비슷하다. 깊은 곳에 있는 조직의 경계면에서 첫 번째 초음파 신호가 검출되고 그 이후에 두 번째 초음파 신호가 검출되는 방식으로 전체 초음파 신호가 검출될 때까지 반복되는 과정을 가진다. 조직을 통한 비교적 빠른 속도의 초음파 때문에 전체 영상들은 두 번째 부분에서 취득될 수 있으며, 실시간 영상을 획득할 수 있다. 초음파 영상은 도플러 효과(Doppler effect)를 통하여 혈류를 측정하는 곳에서도 사용될 수 있다. 그리고 수신된 신호의 주파수가 전송된 신호의 주파수와 약간 다른 이유는 변환기에서 혈액 흐름의 방향이나 거리 때문이다.

기기의 발전은 지난 10년 동안 영상 퀄리티에 놀랄 만한 개선을 이루었다. 이러한 발전의 예를 들자면, 변환기는 현재 매우 큰 주파수 범위를 커버할 수 있으며, 효과적으로 고조파 영상(harmonic imaging)을 가능하게 만들었다. 2차원 변환기는 3차원 초음파를 실시간으로 구성할 수 있게 했다. 디지털 전자회로가 수신 빔형성

기기로 통합되었고, 펄스 반전 영상(pulse inversion imaging)과 같은 새로운 데이터 검출 기법들은 영상 퀄리티를 획기적으로 개선시켰다. 마이크로버블(microbubble)을 기반으로 하는 새로운 초음파 조영제의 개발은 수십 배의 크기로 흐르는 혈액의 신호 강도를 증가시켰다.

## 4.2 파전파와 특성 음향 임피던스

초음파 전파 원리를 설명하는 간단한 조직의 모델은 탄성력에 의해 함께 유지되는 작은 입자의 3차원 격자이다. 초음파 변환기는 지정된 동작 주파수의 중심 주파수에서 넓은 주파수 대역을 가진 조직 세포로 압력 파동을 송신한다. 조직을 통한 에너지의 통로는 조직들의 평균 위치에 대해서 개개의 입자들을 진동시킨다. 모든 타입의 파전파(wave propagation)로서, 각 입자에 의해 이동 거리는 압력 파동에 의한 이동 전체 거리에 비해 매우 작다. 초음파 영상에서 입자 진동과 전파 방향은 같으며, 초음파는 그림 4.2에 나온 것처럼 순수하게 종파로 간주될 수 있다는 것을 의미한다.

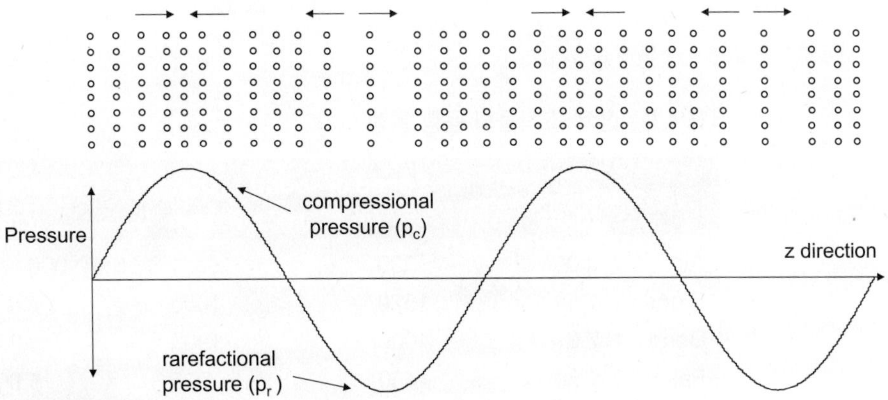


그림 4.2

조직 내의 분자의 변위에 대한 초음파의 통과 효과. 파동의 최대 양의 압력은 최대 압축력에 해당하며, 분자들을 함께 밀어낸다. 상응하는 최대 음의 압력은 희박한 힘을 나타낸다.

응용 의료 분야 진단으로 사용되는 전형적인 초음파 주파수들은 1–15 MHz이며, 입자변위 값(W)은 수십 nm 단위이다. 조직을 통한 초음파 속도(c)는 조직밀도 값(ρ)과 압축성(κ)에 의해서 결정된다.

$$c = \frac{1}{\sqrt{\kappa\rho}}. \tag{4.1}$$

식 (4.1)은 조직이 더 단단하거나 덜 조밀할수록 높은 초음파 전파 속도를 가진다는 것을 의미한다. 표 4.1은 대부분의 연조직들에서 c 값은 1540 m/s라는 것을 보여준다. 뼈와 공기(예를 들면, 폐)에서 값들은 고도의 서로 다른 밀도와 압축에 의해서 두 개의 극단적인 경우에 해당된다.

여기에서 z-방향(z-direction)을 의미하는 에너지 전달 방향에 따른 입자 속도($u_z$)는 입자 배치의 시간 미분에 의해서 주어진다.

$$u_z = \frac{dW}{dt}. \tag{4.2}$$

$u_z$ 값은 대략적으로 0.01 m $s^{-1}$이고, c 값보다 훨씬 작다. z-방향에서 특정 포인트에서 초음파 파동의 파스칼(Pa) 단위로 측정된 압력(p)은 아래 수식에서 주어진다.

$$p = \rho c u_z. \tag{4.3}$$

**〈표 4.1〉** 생체 조직들의 음향 특성

| | $Z \times 10^5$ ($g\ cm^{-2}\ s^{-1}$) | Speed of sound ($m\ s^{-1}$) | Density ($gm^{-3}$) | Compressibility $\times 10^{11}$ ($cm\ g^{-1}\ s^2$) |
|---|---|---|---|---|
| Air | 0.00043 | 330 | 1.3 | 70 000 |
| Blood | 1.59 | 1570 | 1060 | 4.0 |
| Bone | 7.8 | 4000 | 1908 | 0.3 |
| Fat | 1.38 | 1450 | 925 | 5.0 |
| Brain | 1.58 | 1540 | 1025 | 4.2 |
| Muscle | 1.7 | 1590 | 1075 | 3.7 |
| Liver | 1.65 | 1570 | 1050 | 3.9 |
| Kidney | 1.62 | 1560 | 1040 | 4.0 |

양의 압력은 압축 힘에 해당하며, 희박한 힘은 음의 압력에 해당한다. 그림 4.2에서 보듯이 초음파 영상에서 특별히 중요한 파라미터는 조직의 특성 음향 임피던스(Z)이며, 압력을 입자 속도로 나눈 비율로 정의된다.

$$Z = \frac{p}{u_z}. \tag{4.4}$$

이 방정식은 전기 회로에서 옴의 법칙(Ohm's law)과 직접적으로 유사하게 간주한다. 힘을 가하는 전압은 전류를 발생시키고, 이러한 두 개의 양의 비율은 전기 저항에 의해서 결정된다. 그러므로 상보적인 물리적 상수는 전압/압력과 전류/입자속도와 임피던스/특성임피던스에 해당된다. Z의 값은 아래 수식에서 나온 조직의 물리적인 특성에 의해서 결정된다.

$$Z = \rho c = \rho \frac{1}{\sqrt{\rho\kappa}} = \sqrt{\frac{\rho}{\kappa}}. \tag{4.5}$$

표 4.1은 의료 응용 초음파 영상에 관련된 조직의 Z 값을 보여 준다. 대부분 연조직에서 Z 값들은 서로 간에 매우 비슷하거나 또는 각각이 매우 작거나 큰 값을 가진 폐 조직(공기)과 뼈에 해당되는데, 이러한 두 개의 경우에는 커다란 차이점을 가진다. 다음 절에서 Z 값들이 어떻게 신체를 통하여 초음파 에너지 전달에 영향을 미치는지 설명한다.

**예제 4.1** $c = 1540\ m\ s^{-1}$과 $\rho = 1.05\ g\ cm^{-3}$인 뇌 조직의 경우의 특성 음향 임피던스(characteristic acoustic impedance)와 압축성(compressibility) 값들을 계산하시오.

**풀이** 뇌 조직의 특성 임피던스는 다음과 같다.

$$Z = \rho c = 1.05(g\,cm^{-3}) \times 154000(cm\,s^{-1}) = 1.58 \times 10^5 g\,cm^{-2}s^{-1}.$$

식 (4.5)에서 $Z^2 = \rho/\kappa$이므로,

$$\begin{aligned}\kappa = \rho/Z^2 &= 1.05(g\,cm^{-3})/(1.58 \times 10^5)^2 g^2\,cm^{-4}s^{-2} \\ &= 4.2 \times 10^{-11}\,cm\,g^{-1}s^2.\end{aligned}$$

1파스칼(Pa)의 SI 정의를 1 kg $m^{-1}$ $s^{-2}$로 사용하면 10 g $cm^{-1}$ $s^{-2}$에 해당하며, 압축성 단위는 역압력(inverse pressure)과 동일하다.

## 4.3 조직에서 파동 반사, 굴절, 산란

조직을 통하여 초음파 빔이 통과함에 따라서 표 4.1에 나타낸 것처럼 다른 음파 특성을 가진 조직들을 만난다. 두 개의 조직들 사이에서 경계가 있거나 비슷한 조직 사이에서 작은 구조에 발생하는 음향 특성의 차이는 에너지의 일부가 발생하는 초음파 빔을 형성하는 변환기를 향해서 역산란되기(backscattered) 때문이다.

### 4.3.1 조직 경계에서 반사, 전달 및 굴절

초음파가 두 개의 다른 Z 값을 가진 조직 사이의 경계에서 만났을 때 음파 에너지의 일부분은 변환기를 향해서 역산란 또는 반사되고 나머지는 깊은 몸속으로 경계를 통해서 전달된다. 여기에서 첫 번째로 간주되는 경우에는 그림 4.3에 보이는 것처

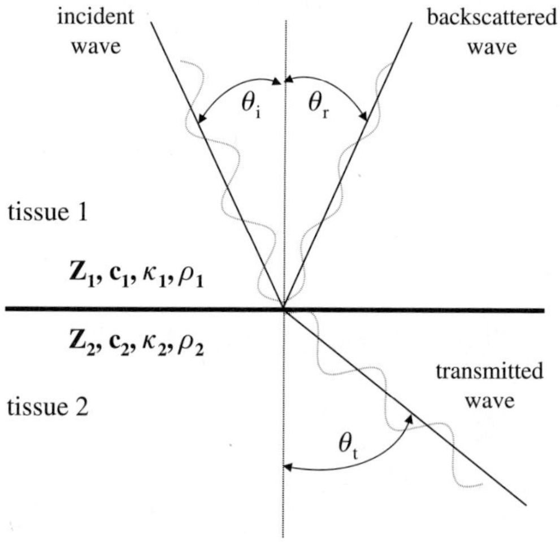


그림 4.3

초음파 빔이 다른 음향 특성을 가진 두 조직 사이의 경계를 때릴 때의 동작을 보여 준다. 파동의 일정 부분은 변환기 쪽으로 역산란 또는 반사되며, 나머지 부분은 경계를 통해 조직에 깊숙이 전달된다.

럼 경계가 평편한데, 이는 이러한 크기가 초음파 파장보다 무척 크다는 것을 의미한다. 예를 들면 1.5 MHz의 중심 주파수에서 1 mm보다 높다는 것이다. 그림 4.3에 보이는 일반적인 상황에서 입사 초음파는 각도를 가진 경계를 친다.

다음의 방정식은 입사($\theta_i$)와 반사 각도들($\theta_r$)과, 입사($\theta_i$)와 전달($\theta_t$) 각도들과, 반사($p_r$)와 전달($p_t$) 압력들과, 반사($I_r$)와 전달($I_t$) 강도들과 관련되어 있다.

$$\theta_i = \theta_r, \tag{4.6}$$

$$\frac{\sin\theta_i}{\sin\theta_t} = \frac{c_1}{c_2}, \tag{4.7}$$

$$R_p = \frac{p_r}{p_i} = \frac{Z_2\cos\theta_i - Z_1\cos\theta_t}{Z_2\cos\theta_i + Z_1\cos\theta_t}, \tag{4.8}$$

$$T_p = \frac{p_t}{p_i} = \frac{2Z_2\cos\theta_i}{Z_2\cos\theta_i + Z_1\cos\theta_t}, \tag{4.9}$$

$$R_I = \frac{I_r}{I_i} = \frac{(Z_2\cos\theta_i - Z_1\cos\theta_t)^2}{(Z_2\cos\theta_i + Z_1\cos\theta_t)^2}, \tag{4.10}$$

$$T_I = \frac{I_t}{I_i} = \frac{4Z_2Z_1\cos^2\theta_i}{(Z_2\cos\theta_i + Z_1\cos\theta_t)^2}. \tag{4.11}$$

반사와 전달 압력계수 값들은 다음 수식과 관련되어 있다.

$$T_p = R_p + 1, \tag{4.12}$$

해당되는 반사강도계수 값들은 다음 수식으로부터 주어진다.

$$T_I = 1 - |R_I|^2. \tag{4.13}$$

식 (4.7)은 $\theta_i$과 $\theta_t$ 값들이 빔의 궤도에 상당한 편차가 발생할 조직과 뼈 또는 뼈와 공기 접점에서 발생되는 파동들의 경우를 제외하고 매우 비슷하다. 이것은 신체의 실제적인 위치와 비교해서 조직이 약간 치환된 영상에서 기하학적 인위 구조를 발생시킨다.

입사 파동과 경계의 각도가 90°가 되면 최대 반사 신호를 가진다. 이러한 경우는 식 (4.8−4.11)이 다음과 같은 방정식들로 표현된다.

$$R_p = \frac{p_r}{p_i} = \frac{Z_2 - Z_1}{Z_2 + Z_1}, \tag{4.14}$$

$$T_p = \frac{p_t}{p_i} = \frac{2Z_2}{Z_2 + Z_1}, \tag{4.15}$$

$$R_I = \frac{I_r}{I_i} = R_p^2 = \frac{(Z_2 - Z_1)^2}{(Z_2 + Z_1)^2}, \tag{4.16}$$

$$T_I = \frac{I_t}{I_i} = \frac{4Z_1Z_2}{(Z_1 + Z_2)^2}. \tag{4.17}$$

다음과 같은 경우, 변환기가 감지한 역산란된 신호는 $Z_1$ 또는 $Z_2$는 0 값을 가질 경우 최대화된다. 그러나 이러한 경우 초음파 빔은 신체 더 깊은 구조에 도달하지 않을 것이다. 예를 들어 그러한 경우는 위장관(GI tract) 영상에서 초음파 빔이 공기 주머니가 만나는 경우에 발생한다. 매우 강한 신호가 공기 주머니의 앞에서 수신되나 공기 주머니 뒤의 구조에서는 임상적으로는 관련된 정보는 없다. $Z_1$과 $Z_2$가 같은 극단적인 경우의 모든 경우에는 역산란된 신호가 없고 조직 경계에서도 근본적으로 감지되지 않는다. 표 4.1에서 Z 값들과 반사 및 전달 방정식을 사용하면 연조직 사이의 경계에서 반사 파동의 강도는 보통 입사 파동 강도의 0.1%보다 작다는 것으로 유추될 수 있다.

**예제 4.2** 지질(lipid)과 근육(muscle) 사이의 경계면을 때리는 20°의 입사각을 가진 초음파의 굴절각을 계산하시오.

**풀이** 식 (4.7)을 이용하여 다음과 같이 각도를 계산한다.

$$\frac{\sin 20}{\sin\theta_t} = \frac{1450}{1590},$$

이 계산으로 22°의 값이 주어진다.

세 가지 경우에 대해 $R_p$, $T_p$, $R_I$ 및 $T_I$ 값을 고려하는 것이 좋다.

(i) $Z_1 \gg Z_2$. 예를 들어, 초음파 빔은 조직에서 공기 중으로 이동한다. $T_p$의 값은 0, $T_I$는 0, $R_I$는 1, $R_p$는 $-1$이다. $R_p$의 음의 부호는 역산란된 압력파가 경계를 만나는 점에서 위상 변위를 180° 겪는 것을 나타낸다.

(ii) $Z_1 \sim Z_2$. 초음파 빔은 간/신장 경계면을 만난다. 이 경우 $T_r \sim 1$, $R_p < 1$, $T_I \sim 1$, $R_I \ll 1$이다. 역산란된 신호는 진폭이 작지만, 대부분의 초음파 빔은 경계를 통해 전달되어 신체의 더 깊은 조직에 도달한다.

(iii) $Z_1 \ll Z_2$. 예를 들어, 초음파 빔은 조직에서 뼈로 이동한다. 이 경우 $T_I = 0$, $R_I = 1$, $T_r = 1$, $R_p = 2$!이다. 다소 놀라운 $R_p = 2$ 값은 경계에서 단일 점의 압력이 실제로 입사파의 압력의 2배임을 의미한다. (i)의 경우와 마찬가지로 거의 모든 에너지가 위상 변이가 없다는 것을 제외하고는 변환기 쪽으로 반사된다.

### 4.3.2 작은 구조들에 의한 산란

초음파 파장보다 무척 큰 조직의 경계에서 반사 및 굴절과 다르게 초음파 빔이 초음파 파장과 같은 사이즈 또는 보다 작은 사이즈의 구조물들을 칠 때 파동은 모든 방향으로 산란된다. 주로 전방, 후방, 또는 무작위의 각도 의존성과 산란된 빔의 크기는 구조의 모양, 크기, 물리적이고 음향적인 특성($Z$, $\kappa$, $\rho$)에 따라서 달라진다. 산란체(scattering body)의 크기가 파장에 비해 작으면, 그 다음에는 산란의 방향이 산란체에 떨어진 것보다 변환기 방향으로 흩어져 있는 더 많은 에너지를 가진 방향으로는 균일하게 배치된다. 그림 4.4에 보이는 것처럼, 이러한 규모 체제에서 레일리 산란(Rayleigh scattering)으로 지칭된 분산된 에너지는 주파수의 4승만큼 증가한다. 예를 들면, 적혈구에 의한 초음파의 산란은 5−10 μm 단계의 지름을 가진다. 적혈구가 서로 아주 가깝기 때문에, 그림 4.4(b)에서 보듯이, 개별 적혈구의 산란 패턴은 구조적으로 더해진다. 이러한 현상은 4.10절에서 다루었던 도플러 초음파의 기초로, 많은 의료 진단용 프로토콜에서 혈액의 흐름을 측정하는 매우 중요한 방법이다. 이와는 반대로 산란 구조들이 그림 4.4(c)에 보이는 것처럼 비교적 멀리 떨어져 있다면, 결과적으로 패턴의 반점이 생성되는 과정은 복잡한 건설적이고 파괴적인 간섭 효과로 표현된다. 이러한 반점은 약간의 정보들을 담고 있지만 보통은 초음파 영상과 4.8.4절에서 다루는 복합 영상과 같은 기법에서 원하지 않는 잡음 성분으로 여겨진다. 그림 4.4는 특이한 조직의 경계면과 조직세포내의 반점의 예를 보여 주

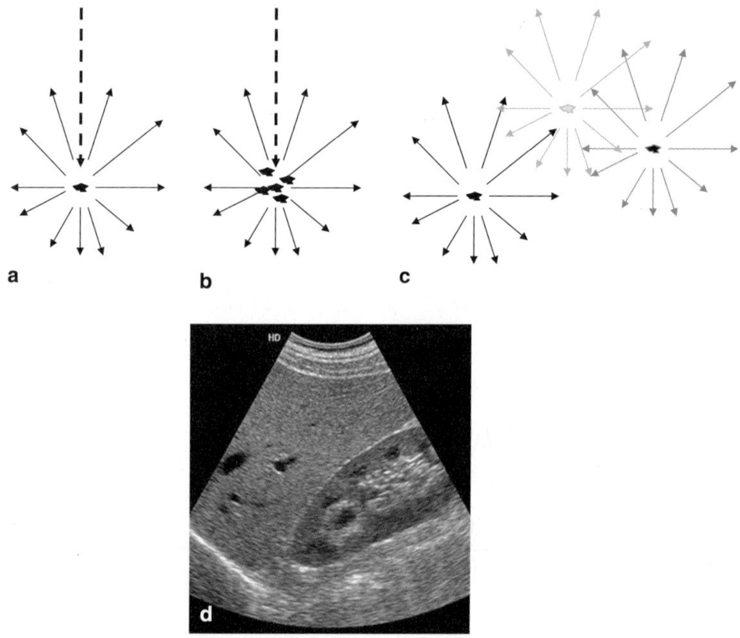

그림 4.4

(a) 초음파 빔의 파장에 비해 물리적으로 작은 구조에 의한 초음파 빔의 레일리 산란. (b) 서로 가깝게 있는 여러 구조물로부터의 산란은 구조적으로 더해지는 산란파를 생성한다. (c) 서로 비교적 멀리 있는 산란 구조들은 산란 패턴을 생성하여 특정 위치에 구조적으로 더하고 다른 위치에서 파괴적으로 생성하여, (d)의 영상에서 설명한 것처럼 영상의 강도가 높거나 낮은 영역을 생성한다.

는 초음파 영상이다.

## 4.4 조직에서 초음파 에너지의 흡수와 전체 감쇠

초음파 빔이 신체를 통과함에 따라 그 에너지는 이전 절에서 다룬 반사(reflection) 및 산란(scatter), 그리고 다음 절에서 다룰 흡수(absorption)를 포함한 다양한 방법들에 의해서 감쇠된다. 최종 효과는 신체 깊숙이 있는 조직 경계에서 받은 신호들은 표면 가까이 있는, 즉 경계선 근처에 있는 신호들보다 훨씬 약하다.

### 4.4.1 이완과 전형적 흡수

경계 및 작은 구조물들로부터의 역산란에 추가하여, 초음파 빔의 강도는 흡수에 의해서 감소되고, 이러한 빔 에너지는 열로 변환된다. 생물학적 조직에서 에너지 흡수가 일어나는 두 가지 작용 원리들이 있다. 더 중요하게 이를 '이완 흡수(relaxation absorption)'라고 부른다.

다른 조직은 다른 탄성 특성들을 가지며, 이는 이완 시간(τ)으로 정량적으로 기술되는데, 이것은 조직 내에서 구조가 초음파에 의해 압축된 또는 희박한 상태로 변위된 이후에 평형 상태로 되돌아가는 데 필요한 시간의 특징을 묘사한다. 예를 들면, 그림 4.2에서 볼 수 있듯이, 압력파(pressure wave)의 양의 성분은 입자를 오른쪽으로 이동시키는 반면, 압력파의 음의 성분은 그것들을 반대 방향으로 이동시킨다. 최대 압력파의 양의 성분이 통과 후, 조직 내의 탄성력이 입자를 다시 왼쪽으로 당긴다. 이완 시간은 이러한 운동이 입자를 왼쪽으로 이동시키는 최대 음의 압력의 통과와 일치한다면, 이러한 두 힘은 구조적으로 상대적으로 작용하고 비교적 작은 에너지가 초음파 빔에서 추출된다. 대조적으로, 이완 시간은 다음 양의 압력의 최댓값의 통과와 동시에, 입자를 오른쪽으로 움직이면 훨씬 많은 양의 에너지가 빔에서 손실되며, 이는 복원 탄성력이 입자를 왼쪽으로 움직이는 시간을 말한다. 유용한 비유는 흔드는 것을 미는 것이다. 즉 최소 에너지는 흔들리는 것이 궤적의 가장 낮은 지점에서 (속도가 가장 빠를 때) 움직이는 것과 같은 방향으로 밀 때 요구된다. 그리고 최대 에너지는 필요한 에너지가 궤적의 같은 지점에 해당하지만, 반대 방향으로 이동하는 경우에도 해당된다.

이완 과정은 이완 흡수 계수 $\beta_r$로 특징을 묘사하며, 이것은 다음 식에 의해 주어진다.

$$\beta_r = \frac{B_0 f^2}{1 + \left(f/f_r\right)^2}. \tag{4.18}$$

그림 4.5에 있는 주파수 대 $\beta_r$ 그래프는 $f_r$에서 최댓값을 가지며, 이완 주파수는 1/τ와 동일하다. 더 높은 값을 가진다는 것은 신체에서 흡수되는 더 많은 에너지를 가진다는 것이다. 실제로 조직은 넓은 범위의 τ와 $f_R$ 값들을 포함하며, 전체 흡수 계수는 모든 개별적인 기여도의 합에 비례한다.

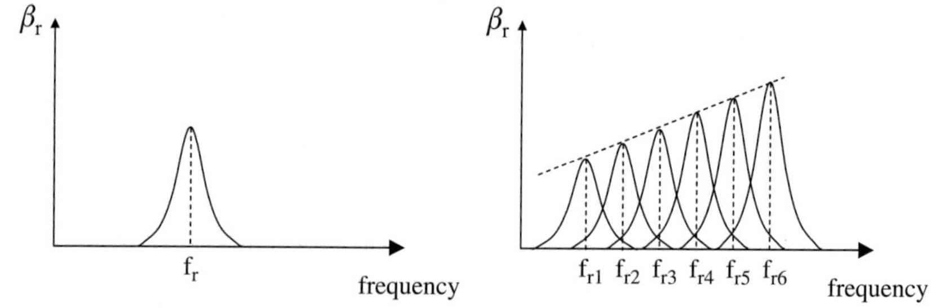


**그림 4.5**

완전한 이종 조직(왼쪽)과 많은 이완 빈도가 있는 실제 조직(오른쪽)에 대한 이완 흡수 계수($\beta_r$)의 그림이다. 전체 흡수 계수는 주파수에 따라 선형적으로 증가한다.

$$\beta_{r,tissue} \propto \sum_n \frac{f^2}{1 + \left(f/f_{r,n}\right)^2}. \tag{4.19}$$

그림 4.5와 같이 많은 조직에서 흡수되는 측정값은 전체 흡수 계수와 초음파 작동 주파수 간의 선형 관계를 보여준다.

덜 중요한 두 번째의 에너지 흡수 작동 원리는 전형적 흡수(classical absorption)라는 것이 있다. 이 효과는 초음파의 통과에 의해 변위됨에 따라서 입자 사이의 마찰로 인해 발생한다. 이 손실은 흡수 계수, $\beta_{class}$에 의해서 특징을 묘사하며, 작동 주파수의 제곱에 비례한다. 전체적인 흡수 계수는 이완과 전형적 흡수의 조합이지만, 의료 용용 주파수의 생물학적 조직에서는 전자의 작동 원리가 지배적이다.

## 4.4.2 감쇠 계수들

조직을 통해 전파되는 초음파 빔의 감쇠는 작은 구조물로부터의 흡수와 산란의 합이다. 감쇠는 조직을 통한 전파 거리 z의 함수로서, 초음파 빔의 압력과 강도 둘 다에서 지수 함수적으로 감소하는 특성이 있다.

$$\begin{aligned} I(z) &= I(z=0)e^{-\mu z} \\ p(z) &= p(z=0)e^{-\alpha z}, \end{aligned} \tag{4.20}$$

여기서 $\mu$는 강도 감쇠 계수이고, $\alpha$는 압력 감쇠 계수이며, 둘 다 $cm^{-1}$ 단위로 측정된다. $\alpha$값은 $\mu$값의 2배다. $\mu$ 값은 종종 센티미터당 데시벨(dB) 단위로 표시되며,

여기서 두 단위 간의 변환 계수는 아래 식과 같이 주어진다.

$$\mu\left(\text{dB cm}^{-1}\right) = 4.343\mu\left(\text{cm}^{-1}\right). \tag{4.21}$$

유용한 엄지손가락 법칙(rule-of-thumb)은 각각의 3 dB 감소하는 강도가 2배로 감소되는 것을 말한다. 그러므로 6 dB 감소는 4배만큼 감소되는 것이며, 9 dB 감소는 8배만큼 줄어드는 것이다.

연조직에 대한 $\mu$의 주파수 의존성은 1 dB $\text{cm}^{-1}$ $\text{MHz}^{-1}$, 즉 2 MHz에서 감쇠 계수는 2 dB $\text{cm}^{-1}$이다. 지방의 감쇠 계수는 약 $0.7f^{1.5}$ dB이다. 공기와 뼈에 대한 감쇠 계수의 값은 각각 45 dB $\text{cm}^{-1}$ $\text{MHz}^{-1}$과 8.7 dB $\text{cm}^{-1}$ MHz로 훨씬 높다.

**예제 4.3** 조직에 들어가는 3 MHz 초음파 빔의 강도는 10 $\text{mW/cm}^2$이다. 깊이 4 cm에서 강도를 계산하시오.

**풀이** 감쇠 계수는 1 dB $\text{cm}^{-1}$ $\text{MHz}^{-1}$이므로 3 MHz에서 3 dB $\text{cm}^{-1}$의 값을 갖는다. 4 cm의 깊이에서 감쇠는 12 dB이며, 이는 16의 계수에 해당한다. 따라서 빔의 강도는 0.625$\text{mW/cm}^2$이다.

## 4.5 기기

그림 4.6에 표시된 초음파 영상에서 사용되는 기본 기기(instrumentation)의 블록-다이어그램(block-diagram)은 다음과 같다. 변환기로의 입력 신호는 주파수 발생기에서 발생한다. 주파수 발생기는 짧은 시간 동안 켜지고 꺼져서, 짧은 주기의 전압 펄스를 생성한다. 이러한 펄스 전압 신호는 증폭되어 전송/수신 스위치를 통해 변환기에 공급된다. 변환기는 고전력 펄스를 전송하고 매우 낮은 강도의 신호를 수신하기 때문에 송수신 회로들은 서로 매우 잘 절연되어야 하며, 이것이 전송/수신 스위치의 목적이다. 증폭된 전압은 변환기에 의해 신체로 전달되는 기계적 압력파로 변환된다. 이전에 설명한 것처럼 조직 내의 경계면 및 구조물들에서의 반사 및 산란이 발생한다. 역산란된 압력 파동은 그들이 발생한 조직의 깊이에 의해

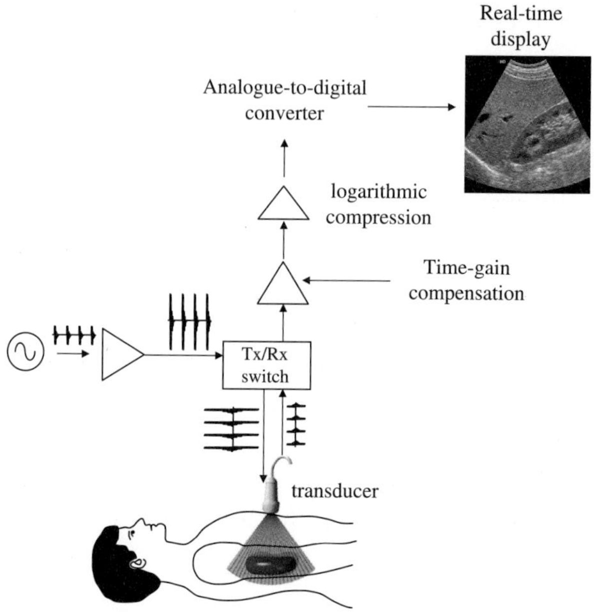


그림 4.6

기본적인 초음파 영상 시스템 주요 부품들.

다른 시간에 변환기에 도달하고, 또한 변환기에 의해서 전압으로 변환되기도 한다. 이러한 전압들은 비교적 작은 값을 가지므로 디지털화되기 전에 매우 낮은 잡음의 전치증폭기(preamplifier)를 통과한다. 4.7.5절에 나오는 시간-이득 보상(time-gain compensation)은 신호의 동적 범위를 줄이기 위해 사용되며, 적절한 추가 증폭 및 신호 처리 후에 영상은 컴퓨터 모니터에 실시간으로 표시된다. 송수신 채널에서 추가 회로는 위상 배열 변환기(phased array transducer)를 사용할 때 요구되며, 이는 4.7.3절과 4.7.4절에서 다룰 것이다.

## 4.6 단일소자 초음파 변환기들

대다수의 변환기가 많은 수의 작은 소자들로 구성되어 있지만, 그림 4.7에 개략적으로 나타낸 단일소자 변환기(single element transducer)의 특성을 먼저 고려하는 것이 유용하다. 성형된 압전 물질(piezoelectric material)은 모든 초음파 변환기에 해당되며, 티탄산 지르콘산 연(PZT) 복합체에서 형성된다. 세 가지 금속 산화물의 미세 분말을 혼합한 다음 고온(> 120°C)으로 가열하고 강한 전기장에 놓고 cm당 수십㎸의 값으로 넣는다. 이러한 영역은 물질 내의 쌍극자(dipole)를 정렬하고 압전화되는 특성, 즉 진동 전압을 물리적 치수의 변화로 변환할 수 있는 특성 또는 그 반대의 경우를 말한다. PZT의 얇은 막대는 수지(resin)에 매립되어 있으며, 소재는 필요한 모양과 크기로 형성된다. 단일소자 변환기의 경우, 소자는 일반적으로 디스크 형상이거나 구형 또는 원통형 셸(shell)로 형성된다. 소자의 두 면은 얇은 은막으로 된 층으로 코팅되고 본딩 와이어(bonding wire)를 통해 전송-수신 스위치 쪽으로 동축 케이블로 연결된다. 그림 4.7에 평면 및 곡선 PZT 소자의 예를 나타내었다.

진동 전압이 압전 소자의 한 단면에 인가될 때, 그 두께는 인가된 전압과 동일한 주파수에서 진동하고, 변환기 두께의 최대 변화는 이러한 전압의 크기와 극성의 변화에 비례한다(더 높은 인가 전압은 손실을 발생시킨다). 소자를 환자의 피부와 접촉하게 배치하면 압전 소자의 기계적 운동을 압력으로 신체 내부로 전달하는 압력파가 된다.

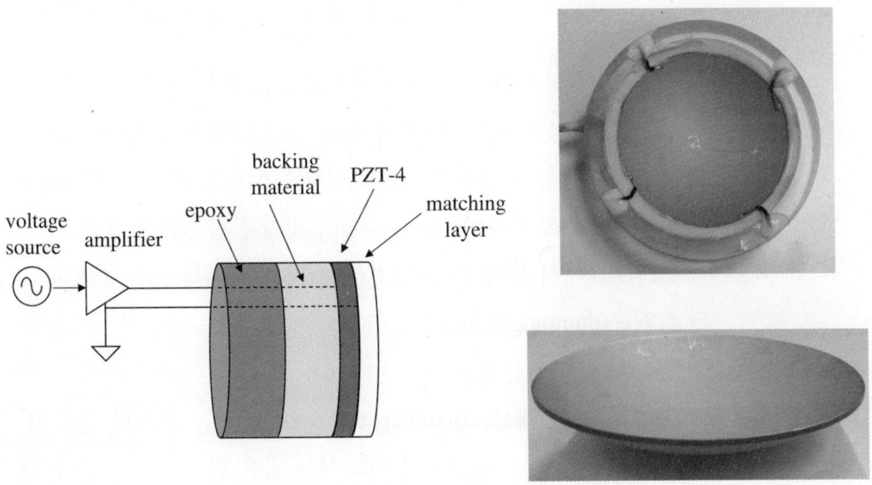


**그림 4.7**

(왼쪽) 평평한 PZT 소자를 가진 단일 변환기. (오른쪽) 평평하고 반구형의 PZT 소자들.

그 소자는 결정 내의 초음파의 파장의 1/2인 그 두께(t)에 해당되는 자연 공진 주파수($f_0$)를 갖는다.

$$t = \frac{\lambda_{crystal}}{2} = \frac{c_{crystal}}{2f_0} \Rightarrow f_0 = \frac{c_{crystal}}{2t}. \tag{4.22}$$

PZT 결정의 $c_{crystal}$ 값은 약 4000 m $s^{-1}$이므로, 3 MHz에서 동작하기 위한 결정의 두께는 대략 1.3 mm이다.

식 (4.10)에서 볼 수 있듯이, 두 물질의 특성 음향 임피던스(characteristic acoustic impedance)의 차이가 클수록, 두 물질의 경계로부터의 반사파의 강도가 커진다. PZT기반 변환기는 대략 $1.7 \times 10^5$ g $cm^{-2}$ $s^{-1}$의 값을 가진 피부/조직 값과 비교되는 대략 $30 \times 10^5$ g $cm^{-2}$ $s^{-1}$의 Z 값을 가진다. 따라서 약간의 수정 없이 환자의 피부에서 반사되는 많은 양의 에너지가 존재할 수 있으며 기계적 파동을 신체에 결합시키는 효율은 매우 낮다. 이 효율을 향상시키기 위해 결정의 외면에 '정합층(matching layer)'을 추가하여 결정과 환자 사이의 음향 결합을 제공한다. 직관적으로, 이러한 정합층($Z_{matching\ layer}$)의 Z 값은 변환기의 소자($Z_{PZT}$)와 피부($Z_{skin}$)의 중간 값이어야 한다고 짐작할 수 있다. 실제로, 이 값은 2개의 Z 값의 기하적인 평균에 의해 주어진다(연습문제 4.7 참조).

$$Z_{matching\ layer} = \sqrt{Z_{PZT} Z_{skin}}. \tag{4.23}$$

이 정합층의 두께는 양방향에서 층을 통해서 전달되는 에너지를 극대화하기 위해 초음파 파장의 1/4이 되어야 한다(연습문제 4.10 참조). 정합층이 송신 효율(또한 수신 효율)을 향상시키더라도 100% 효율을 제공하지는 못하지만 제조업체는 효율성을 추가로 높이기 위해서 여러 개의 정합층을 사용한다.

그림 4.7에서 볼 수 있듯이, PZT 소자는 기계적으로 보조 재료 및 에폭시로 구성된 감쇠층(damping layer)으로 결합되어 있다. 초음파 영상에서 수많은 짧은 펄스의 초음파 에너지가 신체로 보내진다. 4.6.3절에서 다루겠지만, 초음파 빔의 방향을 따른 축방향 공간 해상도(axial spatial resolution)는 초음파 펄스의 전체 길이에 비례하므로 양호한 공간 해상도를 위해서는 짧은 펄스가 요구된다. 주파수 발생기의 출력은 짧은 시간 동안 동작되며, 보통 각 펄스에 대해 특정 주파수의 2–3개의 사이클을 포함한다. 기계적으로 감쇠되지 않으면 PZT 소자는 전압 펄스가 끝난 후 '울

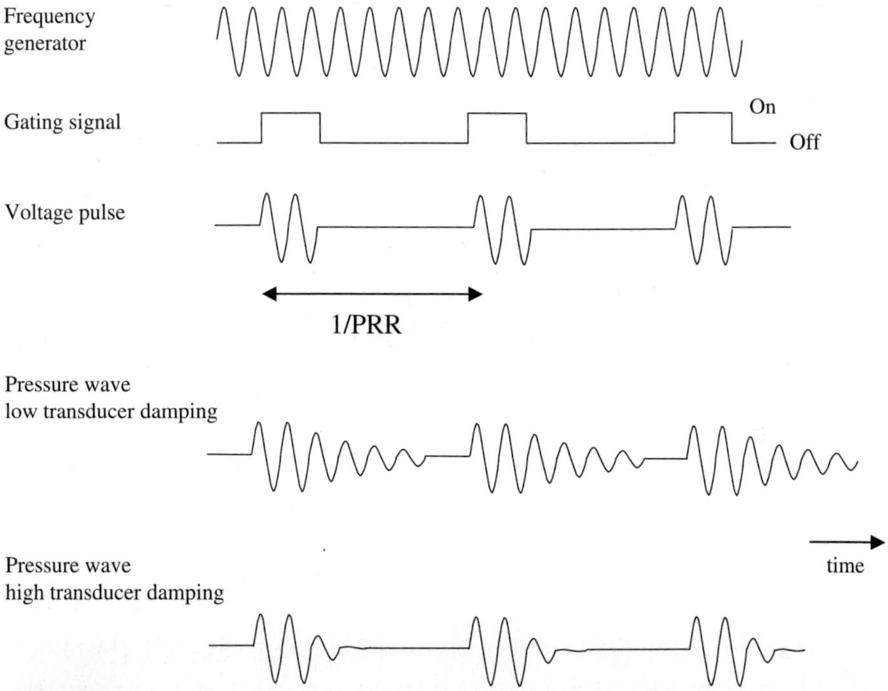


그림 4.8

전압 펄스들은 주파수 발생기의 출력을 동작시킴으로써 압전 소자의 단면에 인가된다. 펄스들은 펄스 반복률(pulse repetition rate, PRR)이라고 하는 특정 비율로 생성된다. 낮은 기계적 감쇠를 가진 변환기는 구동 파형 펄스보다 상당히 오래 지속되는 압력 파형을 생성한다. 기계적 감쇠(맨 아랫줄)를 늘리면 압력파의 지속 시간이 단축된다.

림'이 되어서 그림 4.8에서 축방향 해상도(axial resolution)가 약화된 것을 보여 주듯이 가해진 전압 펄스보다 훨씬 긴 초음파 에너지 펄스를 생성한다. 비유를 들자면, 한 번 친 종소리로부터 생기는 긴 소리일 것이다. 기계적 감쇠를 추가하면 소리의 길이가 줄어든다. 비슷한 효과는 초음파 변환기에서도 획득된다. 효율적인 감쇠는 다음 절에서 다룰 큰 주파수 대역폭의 관점에서 또한 중요하다. 감쇠를 위한 소재들은 보통 작은 산화알루미늄 입자로 채워진 에폭시를 기본으로 한다.

### 4.6.1 변환기 대역폭

변환기가 중심 주파수를 갖도록 지정되었더라도, 최신 변환기는 그림 4.9와 같이

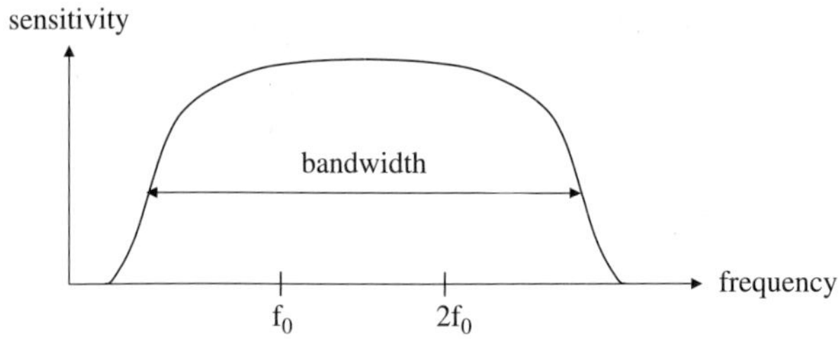


그림 4.9

광대역 변환기의 민감도 대 주파수. 대역폭은 민감도가 최대 민감도의 절반보다 큰 주파수 범위에 해당한다. 대역폭은 $f_0$ 자체의 값보다 클 수 있다.

매우 크다. 예를 들어, 3 MHz의 중심 주파수($f_0$)를 갖는 변환기는 종종 1−5 MHz의 주파수 대역폭을 커버할 수 있다. 이것은 예를 들면 2,3,4 및 5 MHz에서 작동하는 여러 개의 변환기를 갖기보다는 많은 응용 분야에는 단일 변환기를 사용할 수 있음을 의미한다. 뒤의 4.11.2절에서도 다루겠지만, 매우 넓은 대역폭은 한 주파수에서 신호가 전송되는 것을 의미하나 2개의 다른 변환기를 사용하기보다는 수신되는 2차 고조파($2f_0$)가 단일 변환기에서 사용하도록 한다. 더 높게 기계적인 감쇠를 하면 변환기의 대역폭도 커진다. 최근의 재료 공학의 발전은 PZT가 작고 방향성이 있는 결정체(폴리머 격자에 삽입된 작은 미립자와는 반대로)로 성장하여 변환기의 효율과 대역폭을 증가시켰다. 중심 주파수와 대역폭 사이의 관계는 일반적으로 대역폭에 대한 중심 주파수의 비율로 정의되는 품질 계수(Q factor)의 측면으로 정량화시킨다. Q가 1−2인 매우 작은 값들은 매우 넓은 대역폭을 발생시킨다.

## 4.6.2 빔 기하학과 측방향 해상도

단일 평면 압전 결정을 가진 변환기의 2차원 빔 프로파일이 그림 4.10에 나와 있다.

변환기 표면에 매우 가까운 파동 패턴은 강도가 0으로 떨어지는 많은 영역이 있으므로 매우 복잡하다. 그래서 이 영역은 진단 스캔으로는 유용하지 않다.

이러한 영역을 근거리장(near-field) 또는 프레넬 지역(Fresnel zone)이라고 부른다. 이 영역 너머에서 초음파 빔은 강도가 진동하지 않고 거리에 따라 기하급수적으로 감소하는 구역을 원거리장(far-field) 또는 프라운호퍼 지역(Fraunhofer zone)이라고 부른다. 근거리장 경계면(near-field boundary, NFB)이라고 불리는 두 구역

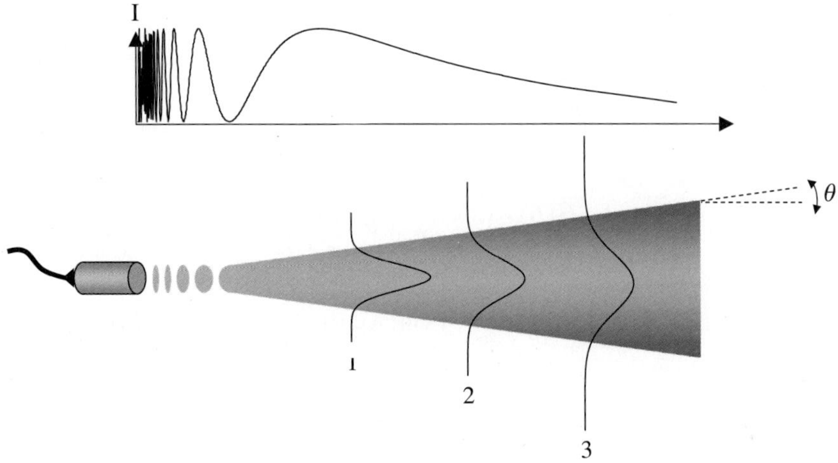


그림 4.10

한 개의 단일소자 변환기를 위한 측방향(lateral)과 축방향(axial) 빔 패턴들.

사이의 경계면은 아래 식으로 구해지는 변환기 표면으로부터의 거리($Z_{NFB}$)에서 발생한다.

$$Z_{NFB} \approx \frac{r^2}{\lambda}, \tag{4.24}$$

여기서, r은 변환기의 반경이고, λ는 초음파의 파장이다. NFB에서 영역은 변환기의 지름과 같은 측면 빔폭을 가진다. NFB 너머에서 빔은 다음과 같이 주어진 편차 각도($\theta$, 그림 4.10에 표시)와 함께 측방향으로 발산한다.

$$\theta = \arcsin\left(\frac{0.61\lambda}{r}\right). \tag{4.25}$$

**예제 4.4** 결정 직경이 1 cm이고 3 MHz에서 작동하는 변환기의 NFB 위치를 계산한다. 변환기 표면으로부터 10 cm 거리에 있는 대략적인 빔폭은 얼마인가?

**풀이** 조직에서 소리의 속도가 1540 m/s라고 가정하면, 초음파의 3 MHz 펄스의 파장은

1540/(3 × 10⁶) = 5.13 × 10⁻⁴ m ~0.05 cm이다. 따라서 변환기 표면에서 NFB의 위치는 ~(0.25/0.05) ~5 cm이다. 식 (4.25)로부터의 발산 각도는 다음과 같이 주어진다.

$$\theta = \arcsin\left(\frac{0.61\lambda}{\mathrm{r}}\right) = \arcsin\left(\frac{0.61\mathrm{c}}{\mathrm{rf}}\right) = \arcsin\left(\frac{0.61 * 1540\mathrm{ms}^{-1}}{0.005\mathrm{m} * 3 \times 10^{6}\mathrm{s}^{-1}}\right) \approx 3.6°.$$

NFB에서의 빔폭이 1 cm라고 가정하면, 10 cm(NFB로부터 5 cm)의 거리에서의 빔폭은 다음과 같이 주어진다.

$$1 + 5\tan(3.6^{\circ}) \approx 1.31\ \mathrm{cm}.$$

원거리장에서 그림 4.10은 측면 빔 형태가 대략적으로 가우시안 형태로 보여 준다. 측방향 해상도는 FWHM으로 다음과 같이 정의된다.

$$\mathrm{FWHM} = 2.36\sigma, \tag{4.26}$$

여기서 σ는 가우시안 함수의 표준편차이다.

곁엽(side-lobe)들은 또한 곁엽의 첫 번째 제로가 주어진 각도 φ로 존재하는 단일소자 변환기에 의해서 또한 발생한다.

$$\varphi = \arcsin\left(\frac{0.61\lambda}{\mathrm{r}}\right). \tag{4.27}$$

곁엽들이 조직으로부터 역산란되면, 이러한 곁엽은 영상에서 인공물(artifact)을 발생시킨다.

### 4.6.3 축방향 해상도

축방향 해상도(axial resolution)는 두 개의 경계가 빔 전파와 평행한 방향으로 놓일 수 있는 가장 가까운 거리를 말하며, 하나의 '결합된(combined)' 구조가 아닌 두 개의 별개의 형상으로 여겨진다. 축방향 해상도 공식은 다음과 같다.

$$\text{Axial resolution} = \frac{1}{2}p_dc. \tag{4.28}$$

여기서 $p_d$는 초당 펄스 지속 시간이다. 축방향 해상도의 값은 따라서 펄스 길이의 절반과 같다. 그림 4.11에서 보여 주듯이, 전송되는 3주기의 단일 RF 펄스를 보여 주는 관계에 대한 그림 설명이 나와 있다. 첫 번째와 두 번째 경계면들로부터 두 개의 다른 반사 신호들은 그림 4.11에 도시된 바와 같이, 두 개의 경계들 사이의 거리가 펄스 길이의 절반인 경우 해당된다(즉, 중첩되지 않음).

축방향 해상도의 일반적인 값은 1 MHz의 주파수에서 1.5 mm이고 5 MHz에서 0.3 mm이다. 그러나 초음파 빔의 감쇠가 더 높은 주파수(1 dB $cm^{-1}$ $MHz^{-1}$)에서는 증가하므로 침투 깊이와 축방향 공간 해상도(axial spatial resolution)에서 균형

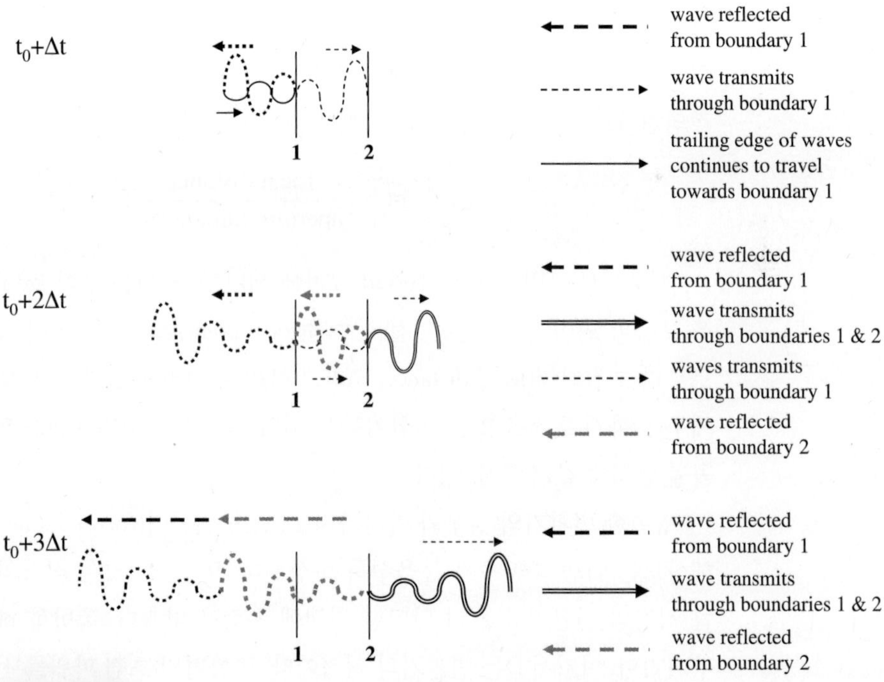


**그림 4.11**

두 개의 경계면들(1과 2)은 변환기에서 몸으로 전달되는 초음파 펄스의 길이의 절반으로 분리된다. 두 경계면의 에코들(맨 아래 그림)은 시간이 겹치지 않기 때문에 구별할 수 있다. 두 개의 경계면들이 더 적은 거리로 분리되면, 두 개의 귀환 에코는 해결될 수 없고, 두 개의 경계면들은 하나의 매우 두꺼운 특징들로 표현될 것이다.

이 주어진다. 고주파 초음파 변환기는 매우 높은 해상도를 낼 수 있지만 영상은 표면 가까이에서만 획득할 수 있다. 예를 들어, 40 MHz의 주파수 대역은 고해상도 피부 영상 및 흑색종(melanoma)과 같은 표면 병리를 조사하는 데 사용할 수 있다. 축방향 해상도는 변환기의 감쇠 정도를 증가시킴으로써 향상될 수 있다. 마지막으로, 높은 대역폭을 가진 변환기는 더 나은 침투를 위해 저주파대를 제공하고 더 나은 공간 해상도를 위해서는 고주파대를 제공함을 주목해야 된다.

### 4.6.4 변환기 초점

단일 평면 소자 변환기는 측방향 해상도(lateral resolution)가 상대적으로 좋지 않으므로 변환기는 '더 단단한' 초음파 빔을 생성하도록 초점이 되어야 된다. 초점된 변환기를 생산하는 두 가지 기본적인 방법이 있다. 플라스틱으로 제작된 오목 렌즈를 압전 소자 앞에 배치하거나, 그림 4.7과 같이 소자 자체의 면을 곡면으로 제작할 수 있다 (오른쪽 아래). 곡면의 모양은 아래 공식과 같이 f-수(f-number, f#)의 관계로 정의된다.

$$f\# = \frac{\text{focal distance}}{\text{aperture dimension}}, \tag{4.29}$$

여기에서 구멍 크기는 소자의 크기에 해당한다. 예를 들어 측면 빔폭이 가장 좁은 초음파 빔이 집속되는 지점은 초점(focal point)이라고 불리며, 변환기의 단면으로부터 초점거리(focal distance, F)라고 불리는 거리에 있다. 고도의 곡면이 있으며 매우 강하게 초점을 맞춘 변환기들을 제외하면 초점거리를 렌즈 또는 PZT 소자의 곡률 반경과 같게 할 수 있다.

평편한 변환기의 경우와 마찬가지로, 집속 변환기(focused transducer)의 측방향 해상도는 작동 주파수가 높을수록 향상된다. 또한, 더 작은 직경의 곡면 변환기는 큰 직경의 변환기보다 더 단단한 지점에 초점을 맞춘다. 측방향 해상도는 $\lambda F/D$로 주어지며, 여기서 D는 변환기의 직경이다. 변환기의 초점 파워를 선택하는 것은 적절한 공간 해상도를 달성할 수 있는 가장 높은 공간 해상도와 가장 긴 깊이 사이의 절충안이다. 그림 4.12는 이것을 도식화한 것으로, 왼쪽은 약하게 초점을 맞춘 변환기를 보여 주며, 오른쪽은 강하게 초점을 맞춘 변환기를 보여 준다. 강하게 초점을 맞춘 변환기의 단점은 명확하다: 초점면(focal plane)에서 떨어진 위치에서 빔은 초

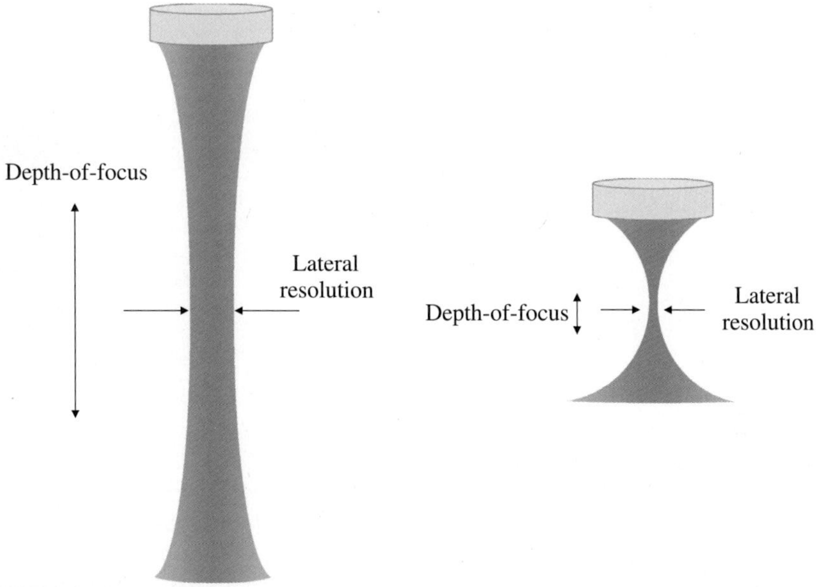


그림 4.12

약하게 초점이 맞춰진 단일소자 변환기(왼쪽)와 강하게 초점이 맞춰진 단일소자 변환기(오른쪽)의 초점심도와 측방향 해상도 사이의 절충. 더 좋은 측방향 해상도는 작은 초점심도를 수반하며, 그 반대의 경우도 마찬가지이다. 이들 배열은 초음파 빔을 환자를 통해 전자식으로 조종함으로써 2차원 영상이 획득될 수 있게 하였다

점이 약하게 맞춰진 변환기보다 훨씬 더 급격하게 발산된다. 이는 빔의 강도가 최댓값의 최소 50% 이상인 거리로 정의되는 초점심도(depth-of-focus, DOF)를 통해 정량화된다.

## 4.7 배열 변환기들

영상을 위한 단일소자 배열은 다수의 작은 압전 소자를 포함하는 대형 배열로 대체되었다[1]. 이러한 배열 변환기들은 환자를 관통한 초음파 빔을 전자식으로 조종하여 2차원 영상을 획득할 수 있게 하였는데, 측정하는 동안에는 조작자는 변환기를 고정된 위치에 유지해야 된다. 정교한 전자 장치는 펄스 전송 및 신호 수신 중에 동

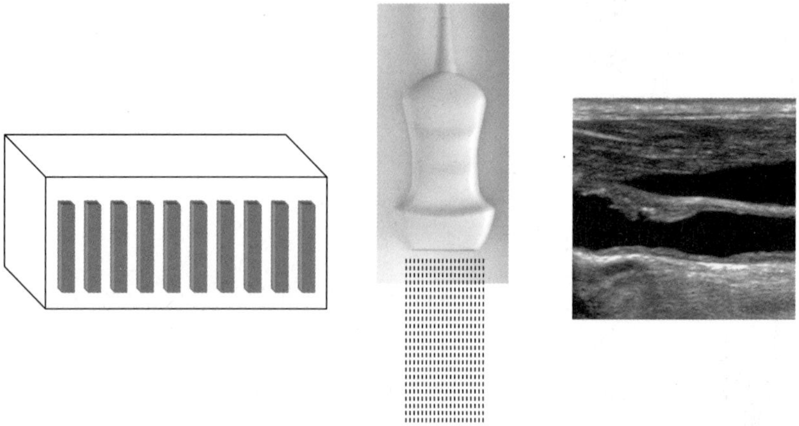

그림 4.13

선형 배열의 설계 및 동작. (왼쪽) 많은 수의 직사각형 압전 소자가 1차원 배열을 형성한다. 각 소자는 작은 동축 케이블로 전압 소스에 연결된다. (가운데) 왼쪽에서 오른쪽으로 순차적으로 보내지는 초음파 빔을 나타내는 파선으로 표시된 상업용 선형 배열이다. (오른쪽) 선형 배열을 사용하여 얻은 2차원 초음파 영상.

적으로 변화하는 초점을 생성하는 데 사용되어 영상 전체에서 높은 공간 해상도를 제공하게 된다. 배열 변환기에는 선형(linear)과 위상(phased)의 두 가지 기본 유형이 있다.

### 4.7.1 선형 배열들

선형 배열(linear array)은 보통 128–512개의 많은 숫자의 직사각형 형상의 압전 소자로 구성된다. 소자 사이의 공간은 커프(kerf)라고 불리고, 중심 사이의 거리는 피치(pitch)라고 하며, 그림 4.13에 나타냈다. 각 소자는 초점이 맞지 않으며 기계적 및 전기적으로 분리되어 있다. 기계적 격리는 각 절단면에 음향 격리 재료를 채워서 이루어진다. 선형 배열의 피치의 크기는 $\lambda/2$에서 $3\lambda/2$까지이며, 여기서 $\lambda$는 조직 내의 초음파 파장이다. 전반적으로 선형 배열은 폭이 대략 1 cm, 길이가 10–15 cm이다: 그림 4.13의 예를 참조하기 바란다.

선형 배열의 동작 모드를 그림 4.14에서 볼 수 있다. 소수의 소자들이 소수의 조직으로 들어가는 하나의 초음파 빔을 생성하기 위해서는 별도의 전압 펄스에 의해서 '여기된다(excited)'. 초점 정도를 제공하기 위해서, 이러한 하위 그룹 내의 개별 소자는 외부 소자와 약간 다른 시간에 여기하고, 안쪽 소자는 일정 지연 후 여기한다. 이것은 효과적인 초점에 초점을 맞춘 곡선 파면을 생산하고 있다. 초음파 펄스에서 역산란된 모든 성분들이 취득될 때에는, 그림 4.14의 가운데에 보이는 바와 같이, 두 번째 빔은 다른 부분 소자 집합에 의해 전송된다. 이러한 모든 그룹이 여기될 때까지 소자의 순차적 여기(excitation)가 계속된다. 짝수 개의 소자가 각각의 서브그룹에 사용되면 프로세스는 예전에 획득된 위치들 사이에서 초점을 얻기 위해서 생산된 홀수 개의 소자를 여기시킴으로써 반복될 수 있다. 이러한 방식으로, 거의 두 배나 많은 주사 라인의 변환기가 형성될 수 있다. 초점이 1차원에서 달성될 수 있지만, 초점 및 영상면에 수직한 방향, 즉 고도 평면에 집중될 수 없음에 유의해야 한다. 따라서 많은 배열들이 이러한 차원에서 초점을 생산하기 위해서 곡면 렌즈를 가진다. 선형배열은 배열 표면에 가까운 곳에서 넓은 영상범위(field of view, FOV)가 필요할 때 사용된다. 예를 들면, 근골격계 응용 분야에서 주로 사용된다.

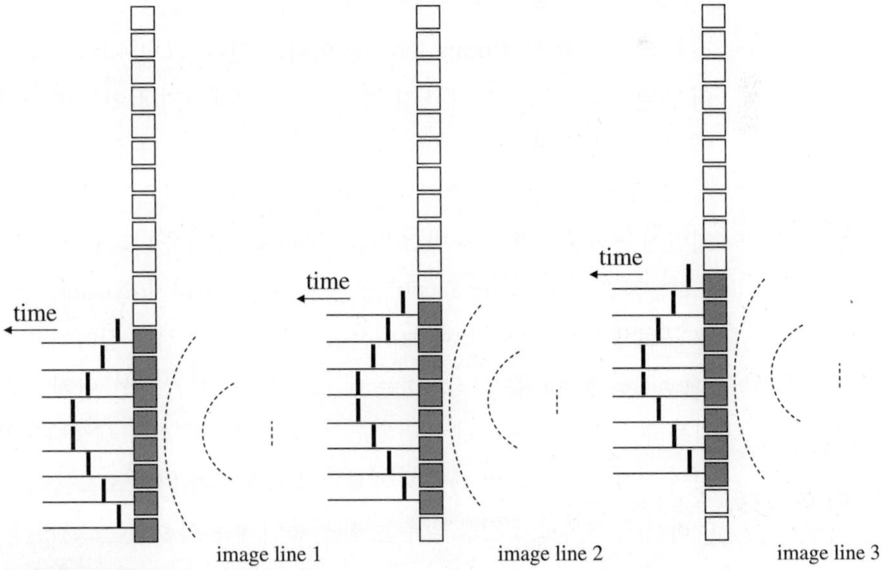


그림 4.14

선형 배열의 동작. 소자들에서 작은 서브그룹의 순차적인 여기는 서로 평행하게 놓인 일련의 초음파 선을 생성하는 데 사용된다. 따라서 영상은 순차적으로 형성된다. 서로 약간 시간적으로 지연된 전압 펄스의 인가는 각 라인에 대해 효과적인 집속 빔을 생성한다.

### 4.7.2 위상 배열들

위상 배열(phased array)들은 일반적으로 길이 1–3 cm와 넓이 1 cm 정도로 더 작은 소자들을 가지며, 각각의 소자들이 넓이가 1 cm보다 작을 정도로 선형 배열보다 무척 작다(예를 들면, 그림 4.15의 왼쪽). 위상 배열은 작은 '음향창(acoustic window)'이라는 응용 분야에서 널리 사용되는데, 여기서는 초음파가 뼈 또는 공기로 들어가는 것 없이 들어갈 수 있는 신체의 작은 부분에 불과하다. 심장 영상 분야에서 예를 들면, 초음파가 뼈에서 큰 반사를 방지하기 위해서 갈빗살 사이를 통과해야 한다. 아주 작은 배열들은 또한 심장 연구를 위해서 사용되는 위내시경(transesophageal probe)을 위해서 구성할 수 있다(예를 들면, 그림 4.15의 오른쪽).

### 4.7.3 빔형성과 위상 배열들의 펄스 전송에 의한 조종

그림 4.16에 위상 배열에 대한 기본 동작 원리가 있다. 영상에서 배열의 각각의 라인을 위해서 배열의 각각의 소자들은 약간 다른 시간에 인가되는 전압 펄스에 의해 여기된다. 각각의 작은 소자로부터 각 파의 모든 합은 효과적인 파면을 만들며, 이러한 과정을 빔형성(beam-forming)이라고 한다. 그림 4.16의 예로 보듯이, 소자들이 배열의 중심에 대해서 대칭으로 여기되어 배열의 길이를 따라 세포 조직의 반쯤에 초점을 생성한다.

전체 2차원 영상을 얻기 위해서 빔이 조종될 필요가 있고, 그림 4.17은 타이밍 지연에 변화를 줌으로써 빔 조종을 달성하는 방법을 나타낸다.

'동적 초점(dynamic focusing)' 또는 '동적 조리개(dynamic aperture)'라고 부르는 프로세스는 그림 4.18에 보이는 것처럼 조직의 전체 깊이에 걸쳐 측방향 해상도(lateral resolution)를 최적화하는 데 사용될 수 있다. 우선, 단지 작은 숫자의 소자를 사용하는 것은 변환기의 표면에서 가까운 작은 초점을 생성하게 만든다. 더 큰 깊이의 경우에는 최고의 측방향 해상도를 달성하기 위한 소자들의 숫자가 증가한다. 따라서 동적으로 초점을 맞추는 전송 동안에는 여기되는 소자들의 수가 동적으로 증가한다. 이 기술의 장점은 매우 높은 측방향 해상도가 스캔의 전체 깊이에 걸쳐 달성될 수 있다는 것이다. 단점은 B-모드 영상(B-mode image)에서 단일 라인을 구축하기 위해서는 여러 주사가 요구된다. 그러므로 하나의 라인당 하나의 주사를 달성하기 위한 경우와 비교해서는 프레임률(frame rate)이 감소된다.

위상 배열에 있어서, 각 소자의 길이가 고도 차원에서 영상의 '절편 두께'를 정의하는데 길이는 보통은 2와 5 mm 사이이다. 개선된 해상도가 선형 배열의 이러한 차원에서 측정한 다음에 필요한 경우, 만곡 렌즈가 변환기에 결합될 수 있다.

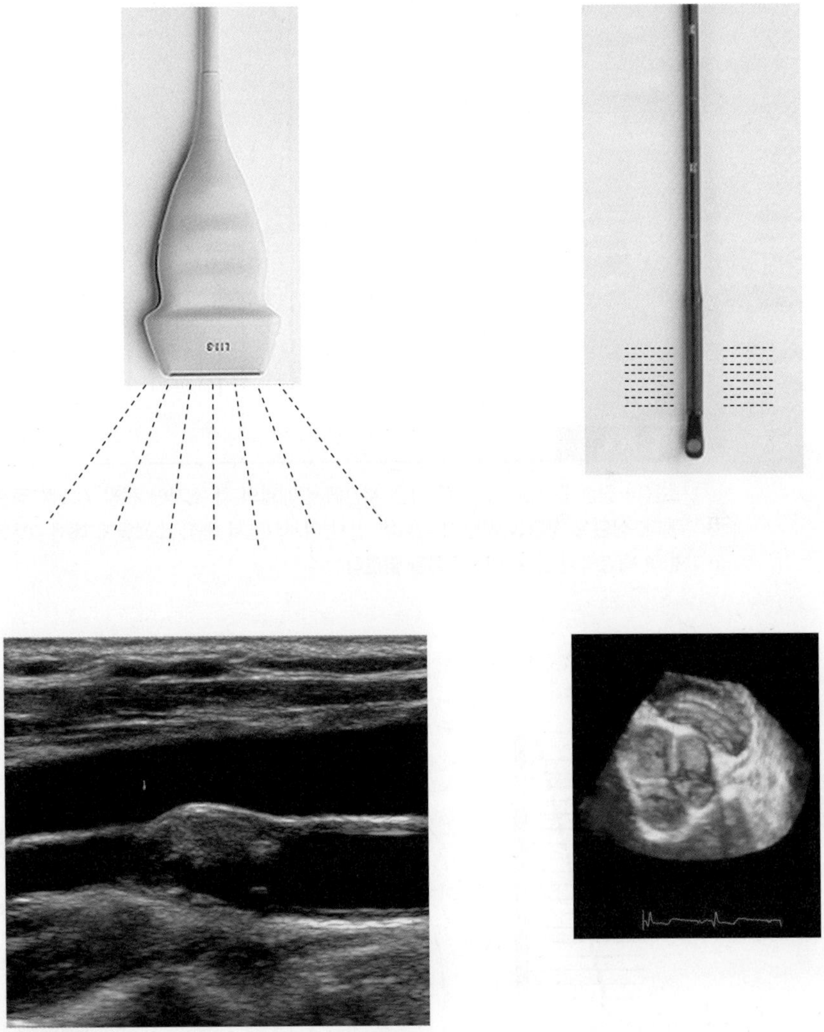

그림 4.15

기존 위상 배열에서 가져온 영상(왼쪽)과 위내시경 위상 배열에서 가져온 영상(오른쪽).

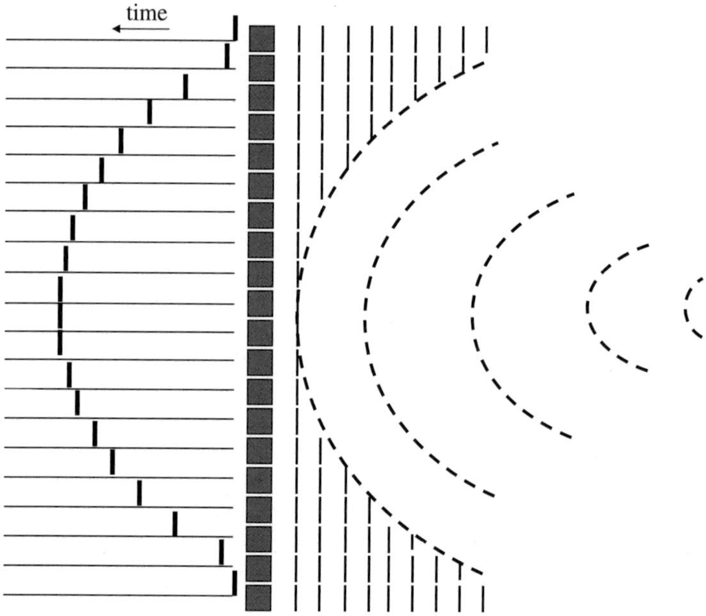


그림 4.16

초음파 전송 중 빔형성. 서로 다른 시간에서 배열의 각 소자에 전압 펄스를 적용하면 복합 파면이 생성된다. 상단 소자들과 하단 소자들이 먼저 여기되면서 중심 소자들에 대해 대칭적으로 전압을 적용하면 빔이 배열의 중간 지점에 초점을 맞춘다.

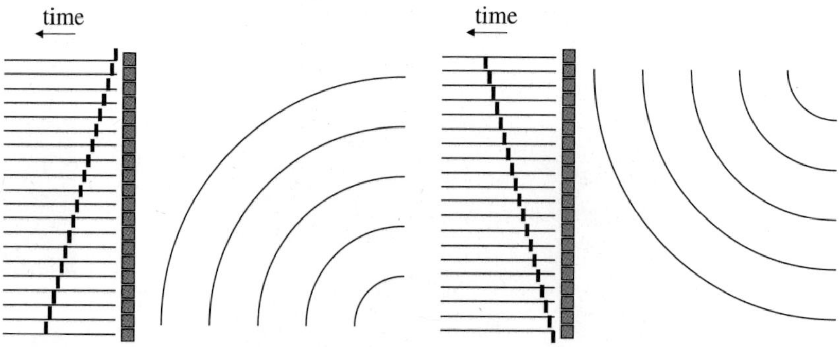


그림 4.17

위상 배열을 사용한 빔 조종. 모든 소자들의 여기 패턴을 변경함으로써 빔을 배열의 중심 아래(왼쪽)와 위쪽(오른쪽)으로 조종할 수 있다.

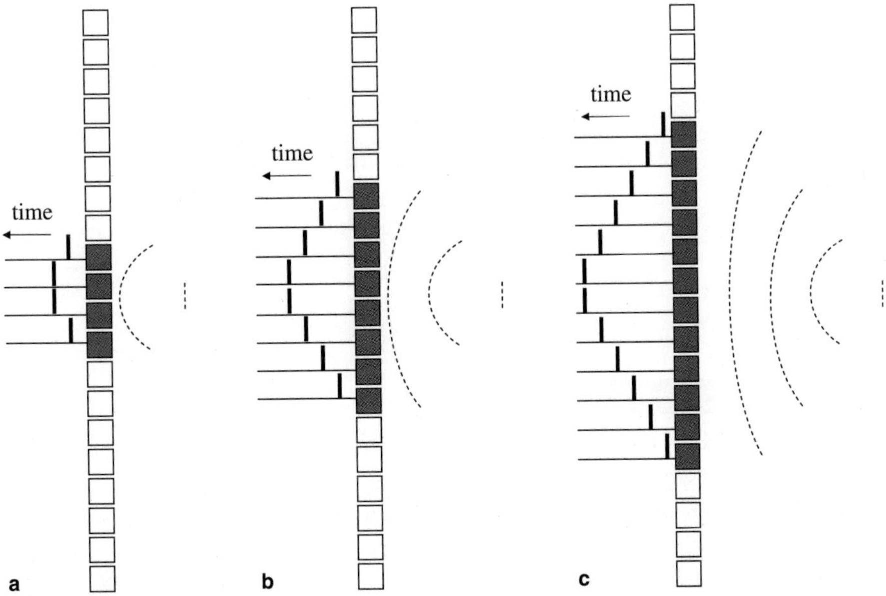


그림 4.18

동적 초점 프로세스는 조직 내의 다른 깊이에서 동적으로 초점 조정을 하기 위해서 점점 더 많은 수의 소자들을 자극하는 것을 포함한다. 첫째로, 적은 수의 소자들이 변환기 표면에 매우 근접한 신호를 수집하는 데 사용된다. 이러한 얕은 깊이에서 역산란된 에코들을 획득하는 데 필요한 시간은 매우 짧기 때문에, 조직 내에서 더 깊은 지점에서 초점을 조정시키는 데 더 많은 수의 소자들을 사용하는 후속 여기들을 신속하게 실행할 수 있다.

## 4.7.4 위상 배열을 위한 아날로그와 디지털 수신 빔형성

위상 배열을 사용하는 경우에는 신호가 수신되는 동안 변환기의 유효 초점 길이와 구경이 동적으로 변경될 수 있으며, 이러한 프로세스를 '수신기 빔형성(receier beam-forming)'이라고 부른다. 이 과정은 이전 절에서 다뤘던 신호 송신 동안의 동적 초점과는 본질적으로 반대이다. 역산란하는 에코에 필요한 시간 동안 변환기로 돌아가는 시간인 지연 증가는 변환기의 각 소자에 의해 기록된 전압에 도입된다. 그림 4.19에 나타낸 것처럼, 이러한 지연은 효과적으로 '초점'된 각각의 역산란 신호가 원인이 된다.

저렴하고 빠른 디지털 전자 부품의 출현은 안정성 및 성능 개선을 가능케 하는 디지털 회로에 의해서 아날로그 회로의 대부분을 대체할 수 있게 되었다. 예를 들

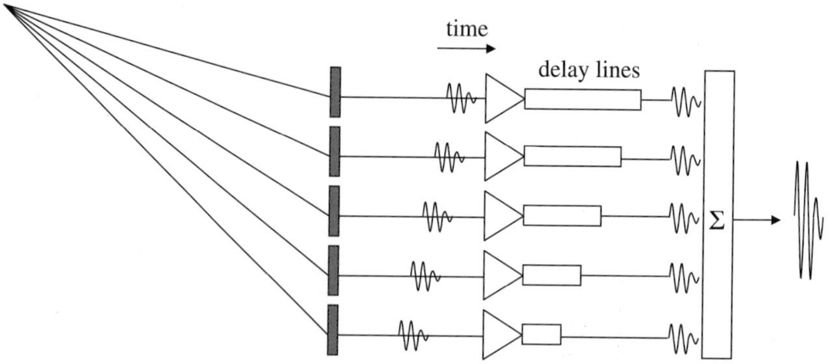


그림 4.19

수신기 빔형성의 과정. 초점의 개별적인 에코들은 약간의 다른 시간들에 배열의 각 소자에 도달한다. 이 시점에서 신호를 합산하면 부분적으로 파괴적인 간섭 및 신호 손실이 발생한다. 증폭 후 각 신호는 초점에서 변환기까지의 경로 길이로 지정된 시간만큼 지연된다. 다양한 지연 라인을 통과한 후에는 신호가 동일한 위상이므로 최대 신호를 생성하기 위해 함께 추가된다.

어, 그림 4.19에 나타낸 아날로그 수신기 빔형성기도 직접 각각의 채널에 대한 아날로그-디지털 변환기(analogue-digital converter, ADC)에 신호를 디지털화함으로써 간단하게 디지털로 대체될 수 있다. 이러한 설계에서, 모든 데이터는 디지털로 저장될 수 있고, 그리고 임의의 선택된 시간 지연을 완벽하게 함께 동기화시켜서 추가 신호를 생성하기 위해서 후처리에 도입될 수 있다. 그러나 디지털 방식에 약간의 문제점이 있다. 예를 들면, 많은 고속 ACD가 필요하고, 이들을 정확하게 서로 보정해야 한다. 이러한 문제점에도 불구하고 이 책에 설명된 모든 의료 영상 장치에서 수신기 설계에 디지털 전자회로의 통합은 영상 품질을 크게 향상시킨다.

## 4.7.5 시간-이득 보상

수신기 빔형성기에서 합쳐진 신호들은 넓은 범위의 증폭을 가진다: 예를 들면, 변환기에서 가까운 지방/조직 경계와 신체 내의 더 깊은 조직/연조직 경계에서 매우 강한 반사 신호가 나타난다. 신호 진폭의 전체 범위는 100 dB만큼 높을 수 있다. 빔형성 이후에 신호는 디지털화하기 전에 신호를 증가시키기 위해 증폭기를 통과한다. 그러나 증폭기는 40–50 dB보다 더 큰 동적 범위를 갖는 선형 이득(동일한 증폭)을 제공할 수 없다. 그러므로 100 dB 이상의 동적 증폭을 위해서는 더 약한 신

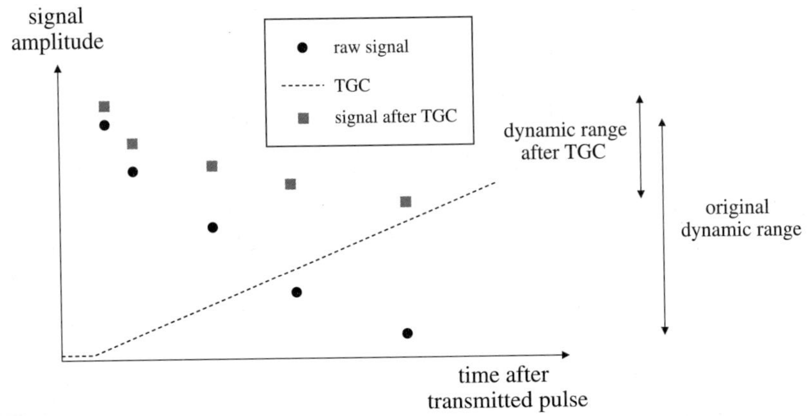


그림 4.20

변환기 표면 가까이에서 수신된 신호의 동적 범위를 줄이는 데 있어 시간-이득 보상의 효과.

호는 감쇠되거나 완벽하게 제거된다. 그러므로 이러한 시간-이득 보상(time-gain compensation, TGC)이라는 프로세스를 사용하고, 이러한 증폭률은 초음파 펄스의 송신 후 시간의 함수로서 증가한다. 변환기에 가까운 구조에서 발생하는 신호는 초기 반환된 에코이며, 이는 나중에 더 깊은 곳에서 나온 반환된 에코보다 작은 요인에 의해 증폭된다. 그림 4.20에서 보듯이, 시간-이득 보상은 역산란된 에코의 동적 영역을 압축하는 데 효과적이다. 증폭기의 시간 대 이득 그래프에서 기울기는 초당 ㏈ 단위로 측정된다. TGC는 조작자의 제어 하에 있고 통상적으로 표준 임상 영상 프로토콜을 위한 사전설정 값들을 갖는다.

신호를 디지털화하기 전의 마지막 단계는 복잡한 파형을 가지고 크기 모드 신호로 변환하는 정류(rectification)이다. 이는 직교 복조기(quadrature demodulator)와 포락선 검출(envelope detection)을 통해 수행된다.

### 4.7.6 다차원 배열

이전 절들에서 다룬 것처럼, 1차원 위상 배열은 렌즈 또는 곡선 소자를 필요로 하는 고도 차원에서 초점이 가능한 측면 차원에서만 초음파 빔을 집중하거나 조종할 수 있다. 결정에서 추가적으로 행을 더함으로써 배열의 차원을 증가시키는 것은 고도의 차원에 초점을 잡을 수 있지만 변환기의 복잡성을 증가시킨다. 일반적으로 3개에서 10개 정도로 적은 수의 행이 추가되는 경우, 그 배열은 1.5차원 배열이라고 하며, 고도 방향으로 초점이 제한된다. 다수의 행이 추가되는 경우, 각 행의 소자의 수와 동일한 값까지 구성되는 이러한 형상은 진정한 2차원 배열을 구성하게 된다. 1.5차원과 2차원 배열의 예를 그림 4.21에서 보여 주고 있다. 2차원 배열은 전체적으로 3차원 데이터 수집을 위해 사용될 수 있지만, 1.5차원 배열은 3차원에서는 전체적으로 기계적 운동을 필요로 한다. 3차원 영상은 태아와 심장 영상에서 점점 더 중요한 역할을 하며 더 큰 수로 구성된 2차원 배열은 현재 시중에서 판매되고 있다.

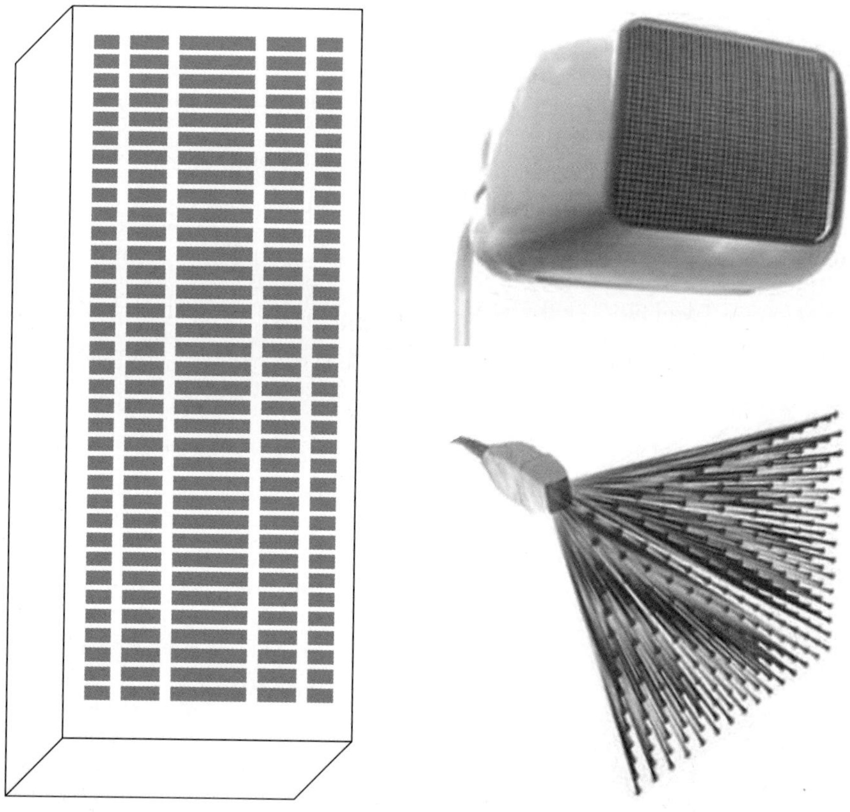

**그림 4.21**

다차원 배열 변환기들. (왼쪽) 이러한 차원에서 빔의 초점을 맞추는 데 사용할 수 있는 높이 방향으로 5개의 소자들이 있는 1.5차원 배열이다. 2차원 빔형성 및 빔 조종(오른쪽 아래)에 사용할 수 있는 2차원 배열 변환기(two-dimensional array transducer)(오른쪽 위).

## 4.7.7 고리모양 배열

선형과 위상 배열은 20 MHz 이상인 초고주파에서 구성하기가 어렵기에 세 번째 타입인 고리모양 배열(annular array)이 그러한 주파수 대역에서 사용됨을 발견할 수 있다. 그림 4.22에서 고리모양 배열을 볼 수 있다. 이 배열은 2차원 동적 초점을 할 수 있고, 일반적으로 선형 또는 정규 위상 배열보다 5–10개 정도의 더 적은 소자를 갖는다. 압전 물질의 개별 고리가 형성되고 소자 사이에 음향 절연 재료로 충전되어 있다. 송수신 두 군데에서 빔형성은 또한 매우 단순하다. 고리모양 배열의 주요 단점은, 기계적 움직임에서 하나의 영상을 형성하는 조직을 통해 빔을 휩쓸고 가는 곳에 사용되어야 되지만 매우 정밀한 기계 장치는 상업적으로 제조되고 디자인에 통합될 수 있어야 된다.

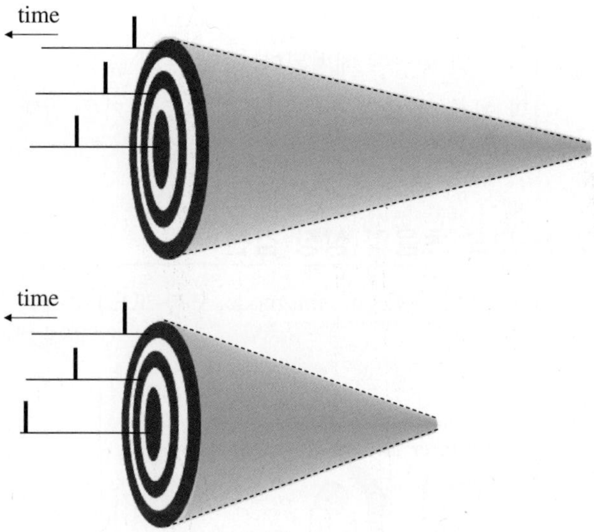


그림 4.22

고리모양 배열의 작동 모드. 동적 초점 조정은 배열의 각 소자가 여기되는 시간을 변화시킴으로써 동시에 2차원에서 수행될 수 있다. 압전 물질의 고리들(검정색으로 표시)은 음향 절연 재료에 의해서 서로 분리되어 있다.

# 4.8 의료 응용 진단 주사 모드들

초음파를 사용하여 진단하기 위한 '해부학 영상(anatomical imaging)'의 세 가지 모드는 A-모드, M-모드, 그리고 B-모드이다. 특정 의료 응용 분야에 따라 이들 모드 중 하나 또는 그 이상이 사용된다. 복합 영상과 3차원 영상의 사용을 포함하는 최근의 기술적 진보에 대해서도 이 절에서 설명할 것이다. 혈액 흐름을 측정하기 위한 초음파의 사용에 대해서는 4.10절에서 다룬다.

## 4.8.1 A-모드 주사: 각막 두께 측정

A-모드(A-mode, amplitude-mode, 진폭-모드)는 에코 대 시간의 진폭을 나타내는 역산란된 1차원 '선-영상(line-image)'을 획득한다. 주요 응용 분야는 각막 두께 측정(ophthalmic pachymetry) 계열 안과이고, 각막 두께를 측정하는 비침습적인 기술이다. 각막이 국소 마취제로 처리된 후 10–20 MHz의 작은 고주파 초음파 프로브가 각막의 중앙에 배치된다. 각막 두께 측정은 녹내장과 같은 만성 질환에 그리고 각막 이식 및 굴절 수술의 수술 전후 평가를 위해 사용된다. A-모드 주사(A-mode scan)의 한 예를 그림 4.23에 나타냈다.

## 4.8.2 M-모드 초음파 심장 검진

M-모드(M-mode, motion-mode, 모션-모드) 주사는 연속적인 A-모드 라인의 시리즈

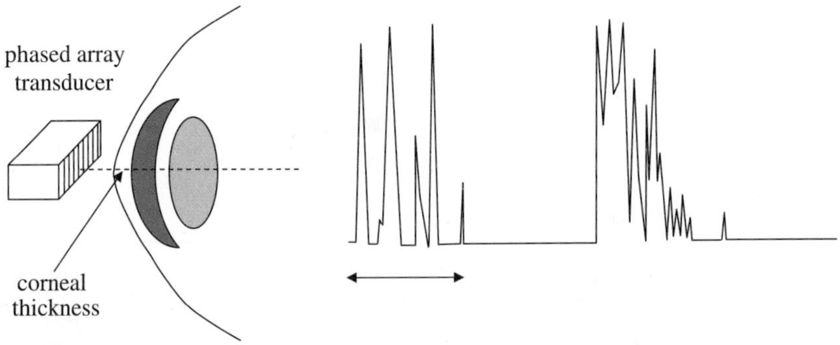


그림 4.23

A-모드 초음파 주사를 사용하여 눈의 각막 두께를 측정한다. 한 줄의 고주파 초음파가 사용되고, 1차원 신호 그림이 오른쪽에 표시된다. 양방향 화살표는 각막의 두께를 나타낸다.

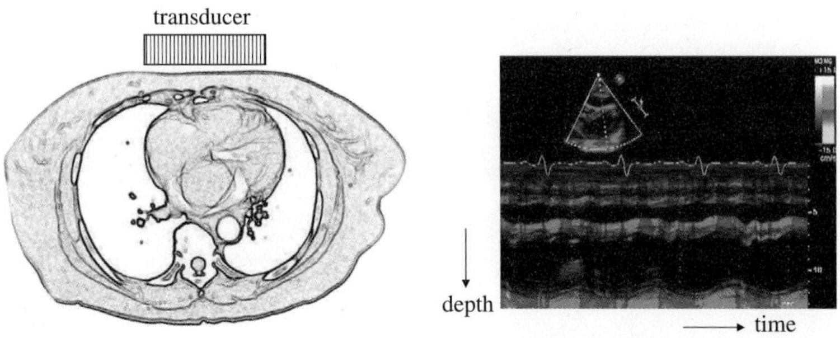


그림 4.24

M-모드 데이터 수집. 변환기는 심장 위에 위치하여 초음파 한 줄을 보낸다. A-모드 주사가 기록되고 마지막 에코가 수집되자마자 A-모드 주사가 반복된다. 가로축의 시간은 각 스캔마다 증가하므로 1차원 스캔의 시계열이 작성된다. 직선은 고정된 구조를 나타내지만 심장의 정면은 위치의 큰 변화를 나타낸다.

를 획득하고, 이를 시간의 함수로 표시한다. 표시된 M-모드에서 신호의 밝기는 역산란된 에코의 진폭을 나타낸다. 그림 4.24에 보이듯이 라인들은 가로축에 증가된 시간축으로 표시된다. 1초당 수천 개의 라인을 얻을 수 있어서 역동적인 움직임이 실시간으로 표시된다. M-모드 주사(M-mode scan)는 심장 및 태아의 심장 영상에 가장 일반적으로 사용된다.

### 4.8.3 2차원 B-모드 주사

B-모드(B-mode, brightness-mode, 휘도-모드) 주사는 가장 일반적으로 의료 응용 진단 과정에서 사용되며, 그림 4.1에 나타낸 예와 같이, 조직의 단면도를 통하여 2차원 영상을 발생시킨다. 영상에서의 각 라인은 A-모드 라인이고, 각각의 에코 강도가 2차원 주사의 휘도로 표시된다. 인체를 통한 주사는 선형 위상 배열 또는 고리모양 배열의 기계적 운동을 위해서 전자 빔의 조종을 이용하여 달성된다. 이전에 언급된 것처럼, 3차원 B-모드 영상은 1.5차원 또는 2차원 위상 배열 변환기를 사용해서 획득된다.

**예제 4.5** 하나의 영상은 최대 10 cm 깊이까지 획득되어야 한다. 프레임률이 64 Hz로 설정되어 있으면 하나의 영상에서 몇 줄을 얻을 수 있나?

**풀이** 변환기로 되돌아가려면 가장 멀리 떨어진 에코를 위해 초음파 펄스를 전송한 후 130 μs가 걸린다. 영상이 120라인으로 구성된 경우, 한 프레임을 얻는 데 걸리는 총 시간은 15.6 ms이고 프레임률은 64 Hz이다. 초점심도가 증가하면 동일한 프레임률을 유지하기 위해 줄 수를 줄여야 한다.

## 4.8.4 복합 주사

복합 주사(compound scanning)[2]는 여러 각도에서 효과적으로 초음파 영상을 획득하고, 영상을 서로 결합한다. 다른 빔형성 방식으로 위상 배열을 사용하여 다수의 각도를 얻을 수 있다. 복합 주사의 주된 장점은 영상에서 소반점(speckle)의 정도를 줄일 수 있다는 것이다. 보강 간섭 및 상쇄 간섭 패턴이 초음파 입사 각도에 의존하기 때문에, 각각 별개의 영상에서 소반점이 서로 다른 기여도를 갖지만, 동일한 '참(true)' 영상은 모든 시점에 존재한다. 결과적으로 영상의 조합은 감소된 소반점이 있는 합성된 영상을 생성한다. 복합 주사의 예를 그림 4.25에서 볼 수 있다. 두 번째 장점은, 하나의 관점에서, 빔에 평행한 불규칙한 곡률을 가진 모든 경계 또는 구조에서 신호를 생성하지 않는다. 그러나 다각도를 이용하여 이러한 구조들은 적어도 여러 관점에서 신호를 제공하고, 따라서 합성 주사에도 마찬가지이다. 이러한 현상은 그림 4.25에 잘 드러나 있다. 마지막으로, 음향증강(acoustic enhancement) 또는 음향음영(acoustic shadowing)과 같은 인공물(artifact)도 감소된다(4.14절). 복합 주사는 도플러 주사(Doppler scan), 고조파 영상(harmonic imaging)과 2차원 및 3차원 영상과도 통합될 수 있다. 복합 주사의 주요 단점은 영상들을 획득하는 데 걸리는 시간의 양이 증가한다는 것이며, 이는 매우 낮은 프레임률이 사용되어야 함을 의미한다.

복합 주사의 두 번째 모드는 주파수 합성(frequency compounding)이라고 한다. 이 방법에서는 다양한 각도보다는 다양한 주파수들이 복합 영상을 구성하는 데 사용된다. 소반점의 모양은 주파수에 의존하기에 관점 사이에서 추가되어 구성되지는 않는다. 물론 변환기는 주파수 범위를 커버할 수 있는 충분한 대역폭을 가지고 있어야 한다.

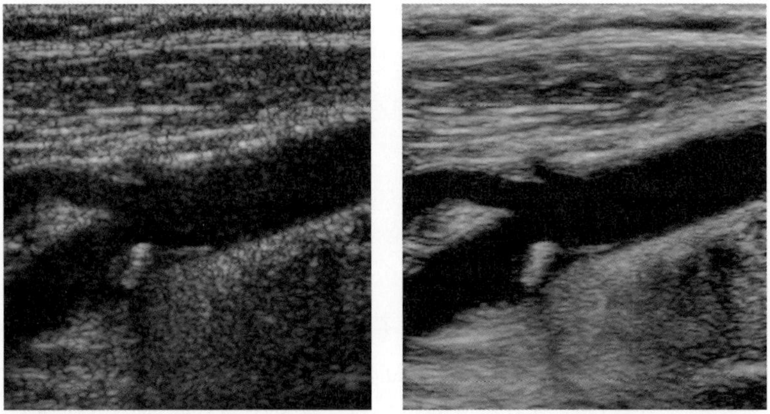

그림 4.25

일반적인 B-모드 주사를 사용하여 얻은 경동맥 분기점(왼쪽)과 9개의 다른 방향들을 가진 복합 주사를 사용하여 얻은 경동맥 분기점(오른쪽)의 비교.

## 4.9 영상 특성들

신호대잡음비(signal-to-noise, SNR), 공간 해상도(spatial resolution), 대조대잡음비(contrast-to-noise, CNR)에 대한 주요 기여 요인들은 앞에서 이미 다뤄졌으며, 여기에는 간단히 요약하였다.

### 4.9.1 신호대잡음비

역산란된 초음파 신호들의 신호 강도는 다음과 같은 조건에 의해서 영향을 받는다.

(i) 변환기에 의해서 송신된 초음파 펄스의 강도 – 강도가 클수록 검출 신호의 진폭도 커진다. 펄스가 길수록 신호 강도도 커진다. 초음파 펄스 강도는 에너지양에 대한 FDA 가이드라인에 의해서 제한되며, 하나가 주사하는 동안에 사용되기에 안전하다. 이 내용은 4.12절에서 보다 자세하게 다뤄진다.

(ii) 변환기의 동작 주파수 – 주파수가 높을수록 조직의 감쇠가 크므로 신체 내부 더 깊은 곳에서 신호가 약하다.

(iii) 사용 초점 유형 – 초음파 파형의 단위면적당 에너지가 높을수록 특정 지점에서 초점을 강하게 하고, 그 시점에서의 신호가 더 강하다. 그러나 초점심도(depth-of-focus, DOF) 밖에서는 단위면적당 에너지인 영상의 신호대잡음비가 매우 낮다.

초음파 영상들에서 잡음에 대한 두 개의 주요 원인이 있다. 첫 번째로 소반점(speckle)은 균일한 조직으로 표시해야 할 정도로 세부적인 모양을 제공한다. 두 번째로 '반사파(clutter)'는 곁엽(side lobe)들과 격자엽(grating lobe)들과의 다중경로 반향(multi-path reverberation) 및 조직의 움직임으로 인한 신호들에 해당된다. 복합 주사는 소반점을 줄일 수 있고, 고조파 영상도 반사파를 줄일 수 있다(4.11.2절에서 다룸).

### 4.9.2 공간 해상도

(i) 측방향 해상도(lateral resolution). 단일소자(single element) 변환기의 경우에는 더 나은 집중의 높은 정도로 인하여 줄어든 초점심도로 인해서 초점(focal spot)에서의 공간 해상도가 향상된다. 주파수가 높을수록 단일소자와 위상 배열(phased array) 변환기들의 경우에는 측방향 해상도가 향상된다.

(ii) 축방향 해상도(axial resolution). 축방향 해상도는 초음파 펄스의 절반의 길이로 주어진다. 감쇠 정도가 높거나 작동 주파수가 높을 경우에는 보다 짧은 펄스와 더 나은 축방향 해상도를 획득한다.

### 4.9.3 대조대잡음비

신호대잡음비에 영향을 주는 소자들은, 특히 조직 내에서 작은 병리학의 경우에는, 반사파와 소반점과 같은 잡음 소자들이 영상의 대조대잡음비를 줄이는 역할을 한다.

## 4.10 혈류 측정을 위한 도플러 초음파

혈류(blood flow)의 비침습적 측정들은 병리적 상태에서 다수의 진단에서 중요한 구성 소자들이다. 초음파는 도플러 효과(Doppler effect)를 활용하여 혈액의 속도를 측정할 수 있다. 이러한 효과들은 일상생활에서 친숙하다. 예를 들면, 구급차 사이렌의 주파수가 높을수록 그것은 멀어지기보다는 가까워진다는 의미이다. 혈액으로부터 초음파 신호는 7−10 μm의 직경을 갖는 적혈구로부터 산란된 신호에 기원을 갖는다. 혈류가 변환기로부터 가까워지거나 멀어지는 경우에는 변환기에서 송신된 초음파의 주파수에 비해서 역산란된 에코의 주파수를 변경한다는 것이다. 혈액이 변환기를 향해 흐르는 경우에는 검출된 주파수가 송신된 주파수보다 높다는 것이고, 그 반대의 경우에도 해당된다. 위상 배열 변환기는 B-모드 영상을 획득함으로써, 하나의 특정 혈관 또는 혈관의 주변지역에 대해서 혈류 측정을 특정화하는 데 사용될 수 있다. 이러한 B-모드 영상으로부터 혈관의 크기를 추정하고, 혈류 값으로 변환된 혈액의 속도를 측정할 수 있다. 혈류 측정은 비정상적인 혈액 흐름과 혈관 협착을 발견하는 데 매우 유용하다.

그림 4.26에 보이는 예에서 혈액 흐름의 방향은 변환기를 향하므로 적혈구를 이동시키는 경우에는 입사하는 초음파 빔의 효율적 주파수($f_i^{eff}$)가 실제 전송된 주파수($f_i$)들보다 높다.

$$f_i^{eff} = \frac{c + v\cos\theta}{\lambda} = \frac{f_i(c + v\cos\theta)}{c}. \tag{4.30}$$

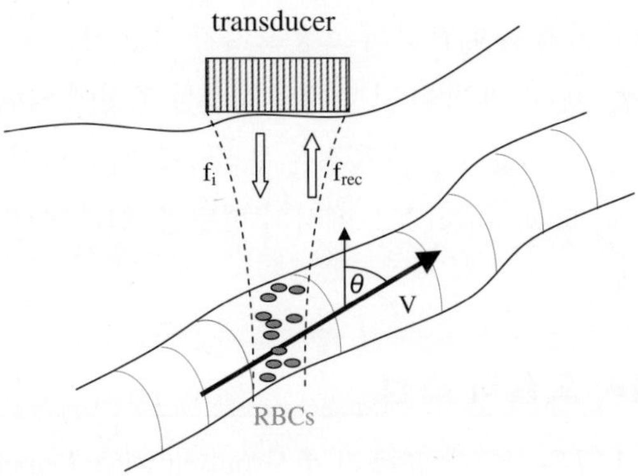


**그림 4.26**

혈류의 초음파 영상에서 도플러 이동(Doppler shift)의 원리를 보여 준다. 초음파 빔은 혈관에서 적혈구로부터 흩어져 있다. 역산란된 초음파 빔은 몸체로 전달된 것($f_i$)과 약간 다른 주파수($f_{rec}$)로 변환기에 의해서 검출된다.

신호 수신의 경우에서도 같은 프로세스가 이루어지며, 변환기에 의해서 수신된 초음파의 주파수($f_{rec}$)는 다음과 같이 주어진다.

$$f_{rec} = \frac{f_i^{eff}(c + v\cos\theta)}{c} = \frac{f_i(c + v\cos\theta)^2}{c^2} = f_i + \frac{2f_i v\cos\theta}{c} + \frac{f_i v^2\cos^2\theta}{c^2}. \tag{4.31}$$

주파수에서 전체 증가 즉 도플러 이동($f_D$)은 그러므로 다음과 같이 주어진다.

$$f_D = f_i - f_{rec} = \frac{2f_i v\cos\theta}{c} + \frac{f_i v^2\cos^2\theta}{c^2} \approx \frac{2f_i v\cos\theta}{c}. \tag{4.32}$$

$v \ll c$이므로 도플러 방정식의 두 번째 항은 첫 번째 항보다 무척 작으므로 무시될 수 있다. 식 (4.32)에서 혈액 속도는 다음과 같이 주어진다.

$$v = \frac{cf_D}{2f_i\cos\theta}. \tag{4.33}$$

$f_i$ = 5 MHz, $\theta$ = 45°, 그리고 v = 50 cm $s^{-1}$ 값들을 이용하면 2.3 kHz의 도플러 이동을 구한다. 주파수의 분수 변화가 0.05% 미만일 정도로 극히 작다. 산란된 신호의 강도는 주파수의 4승에 비례하기 때문에, 도플러 측정은 통상적으로 예를 들면 5 MHz의 비교적 높은 주파수로 수행된다. 각도($\theta$)를 알고 있으므로 B-모드 주사는 일반적으로 동시에 획득되는 경우 혈액 속도의 정확한 측정은 달성될 수 있다. $\theta$ 값이 작을 때 $\theta$ 값의 고정 오차가 가장 작고, 따라서 실제의 경우 60°보다 작은 $\theta$ 값은 변환기의 방향 및 위치의 적절한 조정에 의해 이용된다.

초음파 도플러 혈류 측정은 특정 용도에 따라서 간헐파(pulsed wave) 또는 연속파(continuous wave) 모드에서 수행될 수 있다. 이러한 방법들은 이어지는 두 절에서 다뤄진다.

### 4.10.1 간헐파 도플러 측정

그림 4.27은 간헐파 도플러 주사(pulsed wave Doppler scan)를 획득하기 위한 일반적인 방법들을 보여 준다. 위상 배열 변환기는 펄스 전송과 신호 수신의 용도로 사용된다. 일반적으로 128개의 초음파 펄스의 시리즈가 펄스 반복률(pulse repetition rate, PPR)에서 전송되며, 이는 연속적인 펄스 사이의 시간($t_{rep}$)의 역수이다. B-모드

주사(B-mode scan)에 기초하여, 관심 영역(region-of-interest, ROI)은 혈관을 포함하여 선택한다. 돌아온 에코는 조작자 지도하에 초음파 시스템에 의해 자동으로 수행되는 두 단계 프로세스에 의해서는 단독으로 이러한 지역에서 국한될 수 있다. 이전에 언급한 것처럼, 첫째로, 변환기가 배열의 각 소자에 대한 적당한 시간 지연에 의한 ROI 내에서 초점을 맞추고 있다. 둘째로, 시간 지연을 선택함으로써 각각의 초음파 펄스는 변환기로부터 가깝거나 멀리 떨어진 신호에서 데이터 수집을 시작하고 관심 영역에서만 검출된 신호를 발생시킨다. 그림 4.27의 파라미터의 관점에서 보이듯이, 관심 영역은 최소 및 최대 깊이로 정의된다.

$$\mathrm{depth}_{\min} = \frac{c\left(t_d - t_p\right)}{2} \quad \mathrm{depth}_{\max} = \frac{c\left(t_d + t_g\right)}{2}. \tag{4.34}$$

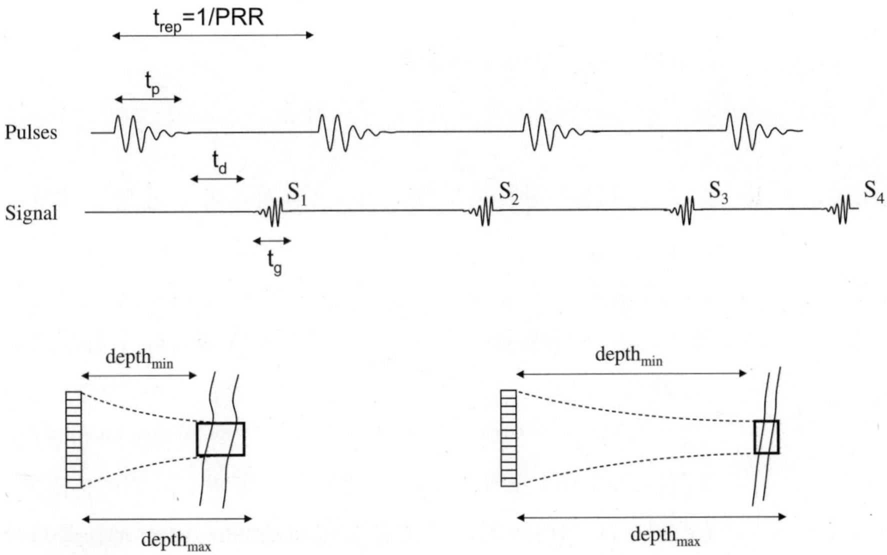


그림 4.27

(위) 간헐파 모드 도플러 영상의 일반적인 작동 모드. 일련의 신호 $S_1$, $S_2$, …, $S_n$을 획득하고 그림 4.28과 같이 처리하여 혈류를 추정한다. (아래) 매개변수 $t_p$, $t_g$ 및 $t_d$는 수신된 신호를 위상 배열 변환기의 초점과 최소 및 최대 요구 깊이들로 정의된 원하는 관심 영역에 국한시키도록 선택된다. 신체 내의 더 깊은 곳에 있는 혈관(오른쪽)과 표면에 가까운 혈관(왼쪽)으로부터 정보를 얻는 예가 그림으로 제시되어 있다.

**예제 4.6** 관심 영역(ROI)은 조직에서 7−9 cm 깊이에 위치해 있다고 가정한다. 펄스 전송이 끝난 후 수신기를 켜는 시간과 수신기를 얼마나 오랫동안 켜야 되는지 답변하시오. 초음파 펄스는 5 MHz의 중심 주파수에서 5 사이클로 가정한다.

**풀이** 일련의 긴 펄스를 생성하고, 각각의 펄스는 5 MHz의 주파수에서 5 사이클을 가진 1 μs의 긴 펄스를 가진 초음파로 구성된다. 조직에서 1540 m/s의 초음파 속도를 가정하면, 식 (4.34)의 첫 번째 부분은 다음을 제공한다.

$$0.07(\mathrm{m}) = \frac{1540(\mathrm{ms}^{-1}) * \left(\mathrm{t_d} - 1 \times 10^{-6}\right)(\mathrm{s})}{2},$$

여기서 $t_d = 92\ \mu s$이다. 식 (4.34)의 두 번째 부분을 적용하면 다음과 같다.

$$0.09(\mathrm{m}) = \frac{1540(\mathrm{ms}^{-1}) * \left(92 \times 10^{-6} + \mathrm{t_g}\right)(\mathrm{s})}{2},$$

25 μs의 동작시간이 주어진다.

그림 4.28은 간헐파 도플러 기술을 이용하여 관심 영역 내의 혈액의 속도를 산출하는 과정을 보여 준다. 그림 4.27의 각 신호 $S_1, S_2, \cdots, S_n$이 처음 전송된 초음파 펄스에 대해 다른 위상 변환을 갖는다. 신호 내의 각 시점의 진폭은 관심 영역 내의 각 깊이에서 도플러 주파수의 스펙트럼을 획득하기 위해 푸리에 변환(Fourier transform)이 된다. 그 이후에 주파수 스펙트럼은 식 (4.32)를 이용해서 속도 스펙트럼으로 변환될 수 있다. 데이터가 처리된 후, '벽-필터(wall-filter)'는 매우 느리게 이동하는 혈관이나 조직의 벽에서 매우 낮은 주파수의 기여분을 제거하는 데이터에 적용한다. 데이터는 직각위상 검출기(quadrature detector)를 통과하여 양과 음의 도플러 주파수가 구분되므로 명백하게 결정되는 흐름의 방향을 가능하게 한다.

### 4.10.2 이중과 삼중 영상 획득

전형적인 도플러 영상은 B-모드 주사를 결합하여 정보 흐름을 보여 준다. 이중 주사에서 도플러 디스플레이는 색 유속 영상(colour-flow image)인 반면, 삼중 스캔에

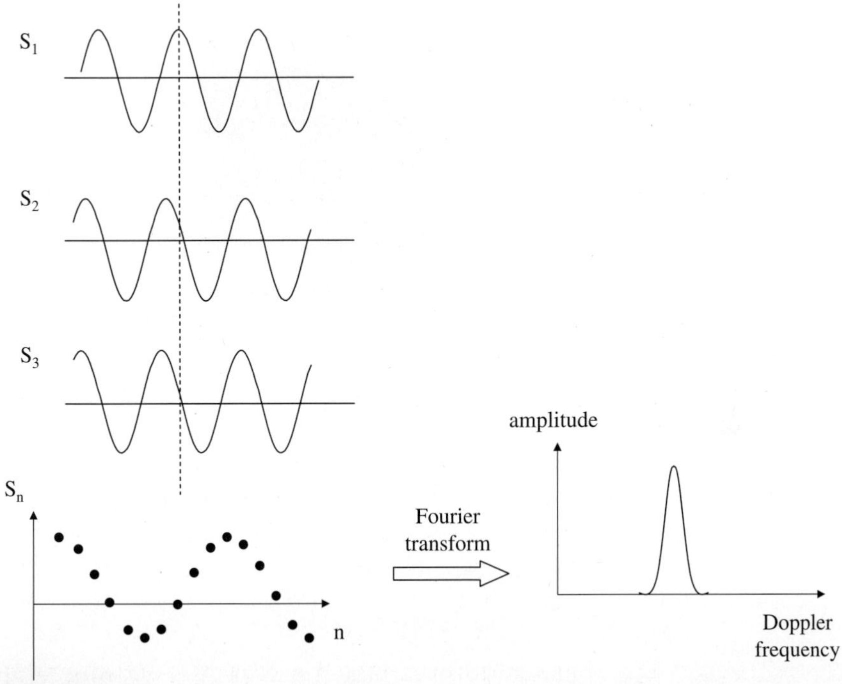


그림 4.28

특정 $S_1$, $S_2$ 및 $S_3$ 신호들에 의해서 결정된 관심 영역 내의 특정 축상의 위치로부터의 도플러 주파수 분포의 생성 단계들. 이 예에서 시간 점은 점선으로 선택된다. 신호 $S_1$, $S_2$ 및 $S_3$ 신호들은 흐름으로 인해 서로 약간 다른 위상을 갖는다. n의 함수로서 점선에서 찍은 신호($S_n$)의 그림이 왼쪽 하단에 표시된다. n의 값은 초기 RF 펄스가 인가된 후 시간과 직접적으로 관련되므로, $S_n$ 대 n 도표의 푸리에 변환은 오른쪽에 표시된 도플러 주파수 스펙트럼을 제공한다. 일반적으로 단일 주파수가 아니라 특정 표준 편차의 평균값이 있음에 유의해야 한다. 이 프로세스는 관심 영역 내의 각 공간 위치에 대해 반복된다.

서는 추가적인 도플러 스펙트럼 디스플레이를 보여 준다. 그림 4.29는 혈관 내 선택된 영역에 대한 개략적인 도플러 스펙트럼 디스플레이를 나타내고 있다. 그림 4.28에 보이는 것처럼, 한 개의 혈액 속도보다는 오히려 어느 한 순간 속도의 범위에 해당되고, 이러한 범위는 더 높은 속도로 일반적으로 수축기 동안 발견되며 또한 더 넓은 범위의 속도로 심장주기에 걸쳐 크게 변화한다. 도플러 스펙트럼 디스플레이는 실시간 업데이트를 제공해서 가로축을 따라서 증가된 시간축에서 그레이 스케일 이미지로 주파수를 표시한다.

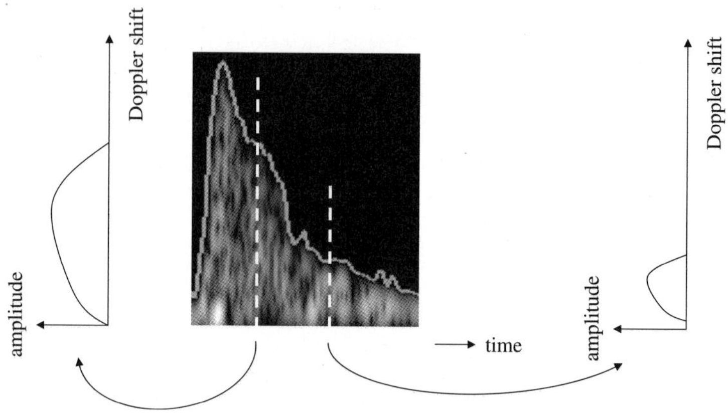


그림 4.29

도플러 이동의 각 주파수 성분의 진폭이 그림의 강도에 반영되는 스펙트럼 도플러 그림(흰색은 가장 높은 진폭임). 가로축은 시간을 나타낸다. 왼쪽 도표는 심장이 완전히 수축하여 동맥에 공급된 직후의 고혈압에 해당하는 높은 도플러 이동 주파수를 보여 준다. 나중에 발생하는 오른쪽 도표는 훨씬 낮은 도플러 이동 빈도를 보여 주며, 다음 수축을 위해 혈액을 채우기 위해 확장되는 심장과 일치한다.

도플러 디스플레이의 두 번째 유형은 색 유속 영상이며, 컬러맵은 B-모드 주사 위에 중첩된다. 색깔이 파란색이면 변환기를 향해서 흐르고, 빨간색이면 변환기로부터 멀어지게 흐른다는 것을 의미하며, 이는 컬러의 세기를 실제 속도로 보여 준다. 이러한 컬러맵은 B-모드 주사와 도플러 스펙트럴 그래프에서 실시간으로 업데이트된다. 계산 단계는 실시간으로 생산되는 것이 관련되고, 정확한 컬러 속도 맵이 상당히 관련되어 있으며, 많은 작업은 서로 다른 계산을 해서 효율적인 접근 방법에 관련되어진다[3]. B-모드에서 구한 관심 영역의 각 점에서 평균 주파수를 산출하고, 컬러 스케일에 표시한다. 일부 시스템에서 평균값은 변화의 대표치가 되는 휘도를 컬러로 표시한다. 다른 시스템은 높은 난류(turbulence)—유량 측정에 큰 표준 편차로서 검출된다—를 표시하기 위해 세 번째 색상, 보통 녹색을 더한다. 그림 4.30에 보이는 바와 같이 삼중 영상은 대부분의 정보를 제공하지만, 측정의 세 종류가 순차적으로 수행되어야 하기 때문에 프레임률의 감속을 가져온다. 각각의 측정은 약간 다른 펄스 특성이 요구되어서 다른 영상 특성을 갖는다. 역산란된 도플러 신호가 B-모드 주사보다 훨씬 낮은 강도를 갖고 있기 때문에 플로 영상은 긴 초음파 파장을 필요로 하지만 B-모드 주사는 높은 축방향 해상도를 유지하기 위해서 짧

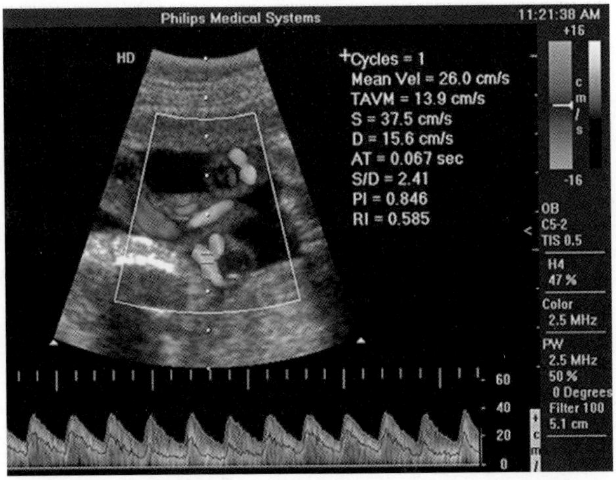


그림 4.30

그레이 스케일 B-모드, 컬러 플로 도플러 및 탯줄의 스펙트럼 도플러 디스플레이를 갖는 삼중 스캔의 예.

은 펄스를 사용한다.

### 4.10.3 간헐파 도플러 영상에서 앨리어싱

간헐파 도플러(pulsed wave Doppler)의 주요 제한은 측정될 수 있는 최대 속도가 PRR 값에 의해 제한된다는 것이다. 혈액의 속력이 이 값을 초과하면, 그때에도 흐름의 실제 방향과 반대 방향일 수 있는 부정확한 값으로 표시될 것이다. 이러한 현상은 1.7.2절에서 다뤘던 신호 앨리어싱(aliasing)에 의한 것으로, 다음 예제에서 보여진다.

**예제 4.7** 간헐파 도플러 주사는 5 MHz의 중심 주파수, 0°의 값 및 1 kHz의 PRR로 획득된다. 실제 혈액 속도가 5 cm/s 및 10 cm/s인 두 영역이 표시된다. 각 지역의 연속적인 신호 간 위상 이동은 무엇인가? 이 PRR 사용에 문제가 있는가?

**풀이** 속력 5 cm/s를 가진 성분의 경우 도플러 주파수 변환은 다음과 같다.

$$f_D = \frac{2f_i v\cos\theta}{c} = \frac{2*5x10^6(s^{-1})*0.05(ms^{-1})}{1540(ms^{-1})} = 325Hz.$$

1 kHz의 PRR은 1 ms의 신호 수집 사이의 시간에 해당한다. 그러므로 연속적인 신호들 사이의 위상 변화는 다음과 같다.

$$\varphi\left(^0\right) = 325\left(s^{-1}\right) * 1x10^{-3}(s) * 360^o = 117^0.$$

속도 10 cm/s를 갖는 제2성분에 대해, 도플러 주파수 변환은 650 Hz로 두 배가 되고 위상이 234°로 이동한다. 그러나 234°의 위상 변화는 −126° 중의 하나와 같다는 것을 주목해야 된다. 이 음의 위상 이동은 변환기로부터 5.5 cm/s 떨어진 속도에 해당한다. 따라서 속도 10 cm/s의 영역은 실제로는 5.5 cm/s의 음속을 나타내는 영역으로 나타난다.

위의 예제에서 연속 펄스(1/PRR) 사이의 각 지연 동안의 위상 변화가 180°보다 클 때 신호 앨리어싱이 발생함이 분명하다. 이 조건이 주어지면 측정할 수 있는 최대 도플러 주파수 변환($f_{max}$)은 다음과 같다.

$$f_{max} = \frac{1}{2t_{rep}} = \frac{PRR}{2}. \tag{4.35}$$

앨리어싱 없이 측정할 수 있는 최대 혈액 속도 $v_{max}$의 해당 값은 $\cos\theta = 1$로 설정한 식 (4.32)로부터 얻을 수 있다.

$$v_{max} = \frac{cf_{max}}{2f_i} = \frac{(PRR)c}{4f_i}. \tag{4.36}$$

PRR 값은 다음과 같이 주어진 $d_{max}$의 값으로 유량을 측정할 수 있는 최대 깊이 $d_{max}$를 결정한다.

$$d_{max} = \frac{ct_{rep}}{2} = \frac{c}{2PRR} = \frac{c^2}{8f_i v_{max}}. \tag{4.37}$$

간헐파 모드 도플러(pulsed mode Doppler) 영상에서 앨리어싱이 의심되는 경우, 이것이 실제 경우인지 확인하기 위해서 시스템을 파워 도플러(power Doppler) 모드 또는 연속파 도플러(continuous wave Doppler) 모드로 전환할 수 있다(4.10.4절, 4.10.5절 참조).

### 4.10.4 파워 도플러

혈관의 상당 부분이 위상 배열(phased array) 변환기의 면에 평행하게 놓였을 때 컬러 도플러 변화를 측정하는 또 다른 잠재적인 한계가 발생한다. 이 경우에는 컬러 속도 영상의 하나의 단면에서 변환기를 향해 흐르는 것을 나타내고, 다른 것은 변환기로부터 멀리 흐른다는 것을 나타낸다. 직접 변환기 아래에서 매우 낮은 신호의 영역이 있다. 이러한 효과는 '파워 도플러(power Doppler)' 모드[4]를 사용함으로써 제거될 수 있고, 도플러 신호의 크기 이하의 영역에서 신호는 '파워 도플러'를 주도록 통합된다. 이러한 프로세스에서 양과 음의 도플러 주파수들은 양의 통합 전력을 주기에 신호 공백이 제거된다. 앨리어싱된 신호의 적분은 앨리어스가 없는 신호의 적분과 동일하기 때문에 높은 유속에서의 앨리어싱 인공물들도 제거된다.

### 4.10.5 연속파 도플러 측정

연속파 도플러(continuous Doppler, CW) 측정은 도플러의 소스가 이동의 정확한 위치를 지정할 필요가 없을 때 사용한다. 많은 현대 초음파 시스템은 동일한 위상 배열 변환기를 사용하여 연속파(CW) 및 간헐파(PW) 도플러 데이터 모두를 획득할 수 있다. CW 모드에서 배열은 두 개의 절로 나누어지고, 하나는 연속적인 초음파 펄스를 전송하고 다른 하나는 후방 산란 신호를 수신한다. 혈류가 감지되는 영역은 송신 및 수신 빔형성(beam-forming) 설정에 의해 설정된 영역의 중첩에 의해 정의된다. 측정된 혈액 속도는 민감한 전체 지역의 평균값이다. 변환기 쪽으로 멀리하는 흐름의 방향을 결정하기 위해서는 직각위상 검출기(quadrature detector)가 사용되어야 한다. PW 도플러 방법에 비해 CW 도플러의 주된 장점은 이러한 방법이 최대 깊이 또는 최대 측정 가능한 속도에 국한되지 않는다는 것이다. PW 도플러와 마찬가지로 CW 도플러 영상, 도플러 스펙트럼 플롯 및 B-모드 주사들을 보여 주는 삼중 디스플레이가 진단 스캔에 일반적으로 사용된다.

# 4.11 초음파 조영제

초음파 영상을 위한 조영제(contrast agent)는 마이크로버블(microbubble) 또는 미소구체(microsphere)의 여러 유형 및 제형을 포함하고[5], 주로 초음파 심장검진(echocardiography)과 도플러 영상에 사용된다. 심장 영상에서는 심실 혼탁, 좌심실 부피의 평가, 수축기 기능 및 심내 구조의 묘사에 사용된다. 도플러 초음파의 신호 강도를 강화함으로써 심장 및 간 등의 다른 기관에서 혈액 관류를 측정할 수 있다.

## 4.11.1 마이크로버블

현재 SonoVue와 Optison이라는 두 개의 초음파 조영제가 전 세계적으로 임상 사용을 허락받아 사용 중이다. SonoVue는 인지질 단층으로 코팅되고 유황헥사플루오라이드 가스를 함유하는 마이크로버블이다. Optison은 가교결합된 혈청 알부민 미소구체 내에서 퍼플루오로프로판 가스를 함유한 마이크로버블로 구성되어 있다. 이러한 마이크로버블의 껍질은 수십 나노미터 두께이며, 기포의 직경은 2–10 μm이다(그림 4.31 참조). 이러한 미소구체는 환자의 혈류에 주입되기 직전에 생리 식염수에서 재수화(rehydration)될 수 있는 동결 건조된 분말로 포장된다. 임상시험 후반에는 마이크로버블의 다른 유형이 많이 있는데, 주요 차이점은 특정 가스 중심부와 마이크로버블 외피의 정확한 구성이다. 단순히 기체의 거품을 사용하는 것보다 외피를 필요로 하는 이유는 마이크로버블과 주변의 액체 사이의 경계면에 매우

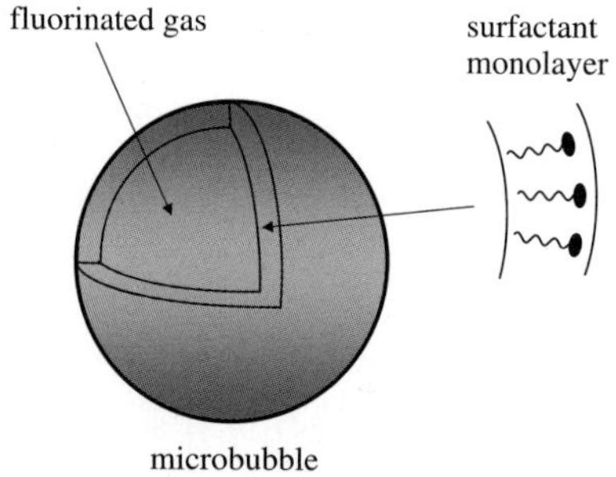


그림 4.31

마이크로버블 기반 초음파 조영제. 마이크로버블의 직경은 2–10 μm이다. 폴리머 코팅은 수십 나노미터 두께이다.

높은 표면 장력이 있기 때문이다: 코팅 없이 혈류로의 주입 후에 기포는 거의 순간적으로 용해된다.

가스로 채워진 마이크로버블의 특성 임피던스가 주위의 조직이나 혈액과 크게 다르다는 것을 알기는 쉽지만 이것이 효과가 큰 주된 이유는 아니다. 마이크로버블은 압축성 가스로 채워지기 때문에 그림 4.32에서처럼 압축(고압 기간 중에서)과 확장(저압 기간 중에서)하여 전파하는 초음파 빔에 응답한다. 이것은 압축 과정에서 상대적으로 압축할 수 없는 크기의 세포보다 훨씬 많은 에너지를 흡수한다는 것을 의미한다. 이 흡수된 에너지는 확장 중에 다시 방사되어 강한 반향 신호가 변환기로 되돌아간다. 기포의 팽창 및 수축 정도가 가장 큰 초음파 주파수에 해당하는 '공진(resonance)' 조건이 있다: 이 주파수는 폴리머 코팅의 강성과 두께뿐만 아니라 마이크로버블의 크기에 의해서 결정된다. 다소 우연하게 마이크로버블이 인간의 모세 혈관을 통과하는 데 필요한 크기(6−7 μm)는 진단 영상의 주파수 범위 내의 공진 주파수에 해당된다.

초음파 압력 파동이 충분히 높은 강도를 갖는다면, 그림 4.32에 보이는 것처럼 선형 응답은 비선형적인 응답으로 대체된다. 이러한 행동은 기포가 팽창될 때보다 압축될 때의 전파 속도가 더 크다는 것과 같은 효과에 기인하며, 또한 마이크로버블이 팽창하는 동안 완벽한 구형으로부터 변형될 수 있다는 사실에 기인한다. 그림 4.33에서 보듯이 중요한 결과는 확장 중에 마이크로버블에 의해 방출되는 압력 파

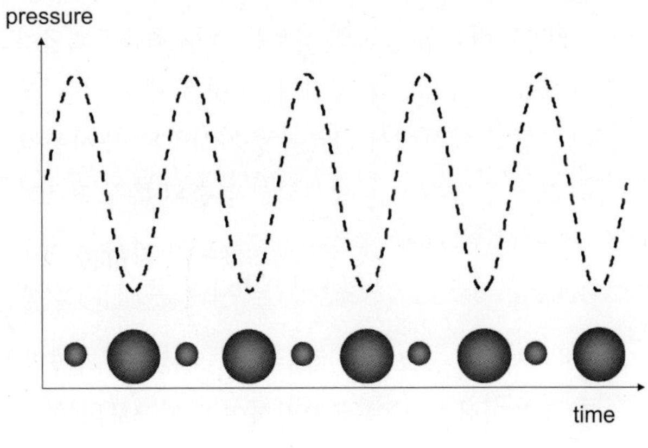


그림 4.32

초음파 압력 파동이 마이크로버블이 위치한 조직을 통과할 때 마이크로버블의 모양이 바뀐다.

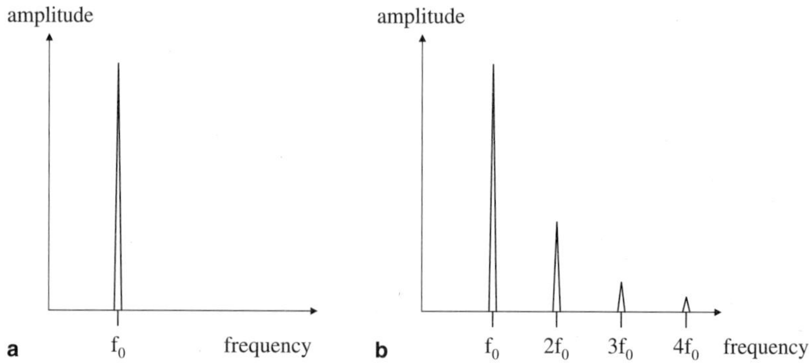


그림 4.33

(a) 입사 압력 파장이 마이크로버블의 팽창과 수축의 선형 효과만을 생성할 만큼 충분히 낮은 세기를 가질 때, 마이크로버블로부터 역산란된 초음파 파장의 주파수 스펙트럼. (b) 입사 압력 필드가 훨씬 더 높으면 비선형 효과(non-linear effect)가 기본 주파수의 고조파를 생성한다.

동이 전송된 초음파의 주파수에서 성분뿐만 아니라 이러한 주파수의 고조파에서 중요한 기여를 포함한다는 점에서 비선형적이다.

고조파의 존재는 마이크로버블과 근처의 조직으로부터 역산란되는 초음파 압력 파동들을 구별하는 것을 가능하게 한다. 그림 4.33에서 알 수 있듯이, $2f_0$의 신호가 가장 강한 고조파이므로 가장 일반적으로 사용된다. 말할 필요도 없이, 변환기의 대역폭은 효율적으로 $f_0$에서 펄스를 전송하고 $2f_0$에서 신호를 효율적으로 탐지할 정도로 충분히 넓어야 한다.

극단적 비선형 동작의 경우는 입사 초음파의 강도가 마이크로버블을 파괴할 정도로 충분히 높으면 발생한다. 이것은 매우 강한 역산란된 신호를 생성하며, 예를 들어 도플러 영상에서 신호를 증가시키는 데 사용될 수 있다. 이 경우, 정상적인 도플러 복조 주파수 $\Delta f$는 생성되고 검출된 특정 고조파에 의해서 곱해진다.

$$\Delta f_{Doppler} = \frac{nf_0 v}{c}\cos\theta, \tag{4.38}$$

여기서 n은 고조파의 차수이다. 고주파통과필터(high-pass filter)는 근본적인 (n = 1) 고조파에서 기여를 제거하여 마이크로버블 파괴의 신호만 감지되도록 한다. 전송된 초음파 펄스의 강도는 특정 초음파 시스템의 음향 출력 척도인 기계적 지수(mechanical index, MI)로부터 결정될 수 있다. MI는 일반적으로 초음파 작동 콘솔에 표시되며, 그 값을 사용하여 초음파 주사 중에서 선형, 비선형 또는 파괴적인 효과를 생성할지 여부를 제어할 수 있다. MI의 안전 측면은 4.12절에서 다룬다.

### 4.11.2 고조파와 펄스 반전 영상

조영제 영상에서 기술적으로 가능하지만 개별적으로 고주파통과필터(high-pass filter)와 저주파통과필터(low-pass filter)를 사용하여 $f_0$와 $2f_0$의 고조파를 중심으로 한 신호들은 실제로 두 가지 매우 넓은 주파수 분포 사이에는 상당한 신호의 오염이 있다. 펄스 반전(pulse inversion) 영상은 2차 고조파 영상의 한계를 극복하기 위해 고안된 기술이다[6]. 그림 4.34에서 보듯 송신된 초음파 펄스의 위상이 180° 차이가 나는 두 개 세트의 주사가 획득된다. 조직으로부터의 선형적 역산란은 위상은 180° 차이가 나는 두 개의 신호를 생성하고 두 개의 주사에서 추가되면 이러한 신호가 제거된다. 그러나 비선형 산란의 경우, 신호가 완전히 제거되지 않고 나머지 신호는 비선형 정도에 비례한다.

2차 고조파 영상은 고주파 즉 더 작은 파장으로 인해 기본 주파수에서 영상보다 측방향 해상도가 증가한다. 왜냐하면 이러한 효과가 두 번째 고조파 신호를 발생시키지 않기 때문에 반향(reverberation)과 곁엽로부터 반사된 신호와 같은 효과를 지칭하는 초음파 '클러터(clutter)'라고 하는 감소가 있다. 펄스 반전 영상의 유일한 단점은 주사 속도가 기존의 영상 방법에 비해 두 배라는 점, 또는 프레임률이 절반으

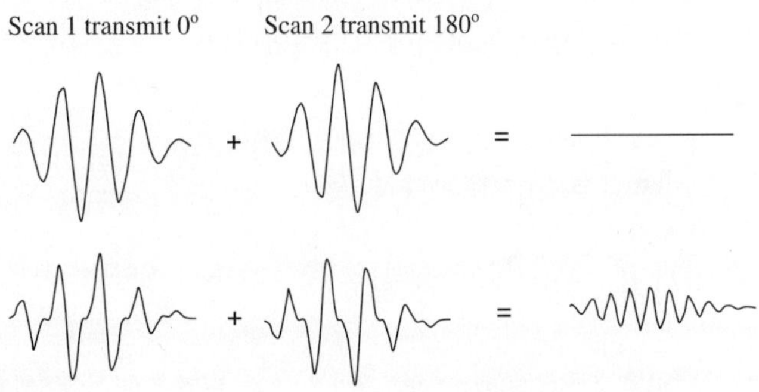


그림 4.34

펄스 반전 영상의 원리. 위쪽에서는 $f_0$에 있는 구성 요소만 포함하는 신호가 두 개의 주사들을 추가하여 제거된다. 아래쪽에서는 $f_0$와 $2f_0$ 모두에 구성 요소들이 포함되어 있다. 합쳐진 신호에서 $2f_0$의 구성 요소는 그대로 유지된다.

로 줄어든다는 점이다.

조영제와 함께 고조파 영상을 사용하는 것 외에도, 조영제를 사용하지 않고 정상 조직에서 '본래의' 두 번째 고조파 영상의 사용 방법이 증가하고 있다. 두 번째 고조파 신호가 기본 주파수보다 훨씬 약하지만, 일반적인 전력 레벨에 대해서는 상대적으로 비선형적인 효과가 적기 때문에, 클러터가 훨씬 줄어들고 측방향 해상도가 향상된다는 사실은 특정 응용 분야에서 고조파 영상 방식을 유용한 하나의 선택으로 만든다.

## 4.12 초음파 영상에서의 안전 지침들

진단 방사선과 심장학을 위한 일반적인 주사 프로토콜에서 초음파 영상은 매우 안전하며 매우 낮은 전력 수준으로 인해 조직에서의 온도가 크게 상승하지 않는다. 그러나 복합 주사 / 3차원 영상 / 파워 도플러와 같이 전력 집약적인 주사 모드의 사용이 증가함에 따라 다양한 과학 및 정부 기관에서 영상 프로토콜을 지속적으로 모니터링하고 있다. 또한, 마이크로버블 조영제들의 사용 및 상당한 비선형 형태(종종 기포 파괴를 야기함)을 유도하는 데 필요한 더 높은 초음파 출력은 일반적인 B-모드 주사 조건 이상으로 신체에 침착된 에너지의 양을 증가시킨다. 여러 가지 진단 프로토콜에 대한 안전 지침들을 구성하는 데 사용되는 초음파 에너지에 대한 몇 가지 측정 방법을 아래에 요약하였다[7].

| | |
|---|---|
| (i) 공간 평균(spatial average, SA) | 측면 빔폭의 가우시안 형상을 고려하여 가우시안 함수의 평균값을 계산한다. |
| (ii) 시간 평균(temporal average, TA) | 듀티 사이클(구동 전압이 동작된 총 영상 시간의 백분율)에 의한 펄스 구간에서 평균 강도를 곱한다. |
| (iii) 최대 공간(spatial peak, SP) | 빔의 초점 지점에서 최대 강도를 측정한다. |
| (iv) 최대 시간(temporal peak, TP) | 빔의 최대 순간 강도를 측정한다. |

다른 절차를 위한 초음파 강도를 보고하는 데 사용되는 일반적인 약어는 공간

평균시간평균(SATA), 최대공간평균시간(SPTA), 최대공간펄스평균(SPPA), 최대공간최대시간(SPTP), 최대공간(SP) 및 공간평균(SA)과 같이 용어를 조합하여 사용한다.

조직 가열 또는 공동(cavitation)과 같은 파괴적인 생체 영향이 초음파 검사 중에 잠재적으로 발생할 수 있는 두 가지 작동 원리이다. 조직 가열의 경우, 초음파 빔의 강도와 주사 기간은 둘 다 중요한 매개변수이다. 공동의 경우에서 관련 파라미터는 도플러 초음파에서 대략 0.7~3.5 Mpa 사이일 수 있는 최대 펄스 희박 압력 진폭이다. 이는 기포의 공동이 발생할 수 있는 가스 에코 조영제와 특히 관련이 있다. 초음파 의료 기기의 음향 출력은 미국에서만 직접적으로 규제된다. 저감된 ISPTA에 대한 전체 최대 제한은 720 mW/cm$^2$이다. 시스템이 기계적 지수(mechanical index, MI) 및 열 지수(thermal index, TI)와 같은 안전 지수의 실시간 출력 디스플레이 표준(output display standard, ODS)을 가진다면, 표 4.2에 보이는 것처럼 FDA 제한(트랙 1이라고 한다)이 해제되고 훨씬 더 높은 강도가 사용될 수 있다(트랙 3이라고 한다). 열 지수는 1℃의 최대 온도 상승을 생성하는 데 필요한 전체 음향 파워의 비율로 결정된다. TIS(TI 연조직), TIB(뼈) 및 TIC(두개골)의 세 가지 TI 값이 있다. 기계적 지수는 수학적으로 다음과 같이 표현된다.

$$\mathrm{MI} = \frac{\max\left[p_r(z)e^{-0.0345f_0z}\right]}{\sqrt{f_0}}, \tag{4.39}$$

여기서 $p_r$은 물에서 측정한 희박 압력(rarefactional pressure)의 축방향 값이다.

TI와 MI는 생물학적 효과를 유발할 수 있는 위험을 대략적으로 보여 주며 1보다 작은 값은 안전한 작동을 나타낸다. B-모드 주사의 경우에서, 도플러의 경우에는 MI가 표시되고, M-모드나 색 유속 영상(colour flow imaging)의 경우에는 TI가

**〈표 4.2〉** 강도 제한 ISPTA(mW/cm$^2$)

| | FDA (track 1) | ODS (track 3) |
|---|---|---|
| Peripheral vessel | 720 | 720 |
| Cardiac | 430 | 720 |
| Foetal, neonatal | 94 | 720 |
| Opthalmic | 17 | 50 |

각각 표시된다. FDA의 MI의 상한선은 1.9이다(안과 검사의 경우 0.23). MI의 목적은 최고 압력이 중요한 매개변수인 공동의 가능성을 예측하는 것이다. TI는 연조직과 뼈에서 열에 의해 유발된 생물학적 효과를 생산할 수 있는 가능성을 예측한다. TI와 MI 값은 표면적인 값보다는 위험의 지표를 제공한다.

일반적으로 B-모드 영상은 유해한 온도 상승을 일으킬 수 없다. 도플러 스캔은 특히 뼈/연조직 경계면에서 해로운 온도 상승을 유발할 수 있다. 이는 B-모드 영상에 비해 도플러 영상에서 더 긴 펄스 및 높은 펄스 형성 속도가 더 높은 평균 강도를 초래하기 때문이다. 또한, 펄스 도플러에서 빔은 상대적으로 작은 부피로 집속되어 정지 상태를 유지한다. 정상적인 생리학적 수준보다 1.5°C 이상 높지 않은 최대 온도 상승을 일으키는 진단 절차는 임상적으로 허용된다. 배아 및 태아의 현장 온도(in situ temperature)를 41°C 이상으로 5분 이상 상승시키는 모든 과정은 잠재적으로 위험한 것으로 간주된다.

## 4.13 초음파의 의료 응용 분야들

초음파는 상대적으로 저렴한 비용과 높은 이동성, 그리고 비침습적인 특징으로 인해 방사선학 분야에서 폭넓게 사용되고 있다. 복합 주사(compound scanning), 고조파 영상(harmonic imaging) 및 2차원 배열(two-dimensional array)과 같은 최근의 개발로 인해 초음파의 품질과 유용성이 크게 향상되었다. 상당한 기간 동안 매우 높은 프레임률(frame-rate)로 실시간 영상을 제공할 수 있는 유일한 방법이다. 많은 종류의 임플란트 환자에게는 사용이 불가능하고 전리 방사선을 사용하지 않는 MRI와는 달리 금기사항이 거의 없다. 임신 중에도 일상적으로 사용되는 유일한 양식이다. 산과학, 유방 영상, 근골격계 손상 및 심장 연구에 대한 응용 분야들을 예로 들어 아래에 간략하게 설명하였다.

### 4.13.1 산부인과

태아의 건강 상태를 평가하기 위해 태아의 머리 크기와 발달하는 뇌실(brain ventricles)의 크기—뇌수종(hydrocephalus) 진단을 위한—및 척추 상태와 같은 파라

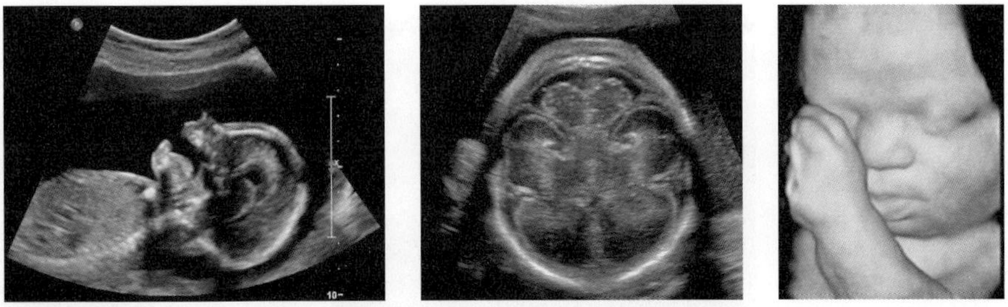

그림 4.35

(왼쪽) 19주 태아의 2차원 B-모드 주사. (가운데) 태아의 두뇌 주사. (오른쪽) 2차원 배열과 기계적 조종을 사용한 3차원 태아 영상.

미터들을 측정한다. 다운 증후군과 같은 질환을 검출하기 위해 양수 천자가 필요한 경우, 초음파를 사용하여 바늘 유도를 한다. 도플러 초음파는 또한 혈액 속도와 같은 태아 심장 매개변수를 측정하는 데 사용된다. 3차원 초음파는 태아의 고해상도 영상을 제공하지만, 이러한 영상들은 실제 임상 진단에 보다 더 유용하다. 가능한 한 높고 우수한 공간 해상도와 영상 대비가 그림 4.35에 나와 있다.

## 4.13.2 유방 영상

초음파 영상 촬영은 고형(solid) 및 낭성(cystic) 병변을 구별하고, 조밀한 유방 조직을 가진 젊은 여성 또는 방사선 치료를 받는 여성의 경우 엑스선이 효과적이지 않거나 허용되지 않기 때문에 사용된다[8]. 병변의 다섯 가지 범주는 잘 정의된 형태학적 측정 및 영상 특성을 기반으로 미국방사선의학회 기준에 의해 정의된다. 9~12 MHz의 고주파 초음파는 최적의 영상 대비(image contrast)와 최고의 축방향 해상도(axial resolution) 및 측방향 해상도(lateral resolution)에서 사용된다. 표준적인 절차는 2차원 B-모드 주사를 사용하는 것이다. 유방 병변은 일반적으로 주위 조직보다 더 어두운 것처럼 보이는 저반향 영역이다. 고조파 및 복합 영상은 소반점, 반향 및 내부 에코 인공물의 영향을 줄이므로 최근 광범위하게 사용된다. 많은 경우에 고형 유방 종양은 고조파 영상을 사용하여 더 잘 묘사된다. 그러나 돌아오는 에코의 빈도가 높기 때문에 깊은 병변의 경우 B-모드 주사가 선호될 수 있다. 초음파를 사용하여 감지된 유방종괴(breast mass)의 두 가지 예가 그림 4.36에 나와 있다. 악성 종

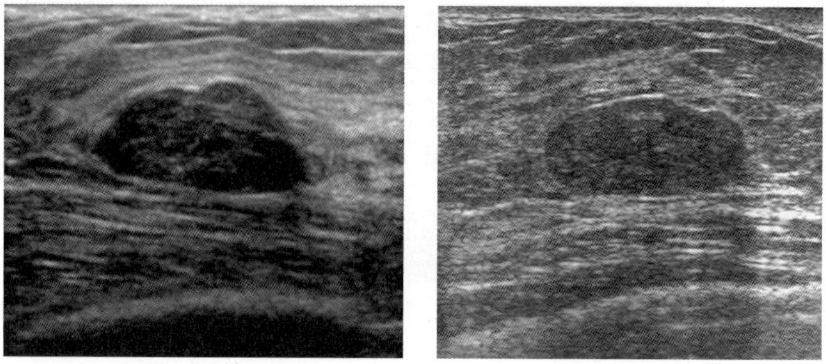


그림 4.36

(왼쪽) 섬유선종(fibroadenoma). (오른쪽) 유방종괴(breast mass). 둘 다 2차원 B-모드 주사에서 쉽게 볼 수 있다.

양은 종종 양성 병변보다 더 높은 혈관성을 가지기 때문에 컬러 도플러 영상이 때때로 주사 프로토콜에 추가된다. 방사선학적인 진단 외에도 실시간 2차원 주사는 생체 화학 검사를 위해 추출된 병변의 샘플을 통하여 암이 있는지 여부를 결정하는 병변의 영상 가이드 생검에도 효과적인 방법이다.

### 4.13.3 근골격계 구조

복합 및 고조파 주사의 새로운 기술들이 근골격계(musculoskeletal, MSK) 초음파 영상을 크게 개선시켰다[9]. 일반적으로 영상들이 많은 소반점을 생성하기 때문에, 특히 복합 주사는 힘줄(tendon)과 신경(nerve)에 대한 영상 품질을 향상시킨다. 그 영상 예를 그림 4.37에서 볼 수 있다. 작은 병변 탐지는 복합 주사를 통해 상당히 향상된다. 도플러 영상은 류머티즘 및 기타 염증성 질환과 같은 질병에서 표면 혈관의 흐름 감소를 감지할 수 있다. 복잡한 관절을 영상화하기 위해 3차원 영상법이 자주 사용된다. 마지막으로, 초음파 가이드는 흔히 바늘이 특정 관절 내에 정확하게 위치해야 하는 중재적 MSK 절차에 사용된다.

### 4.13.4 초음파 심장검진

심장의 2차원 B-모드 영상은 심실 크기 및 기능과 같은 임상 관련 파라미터를 결정

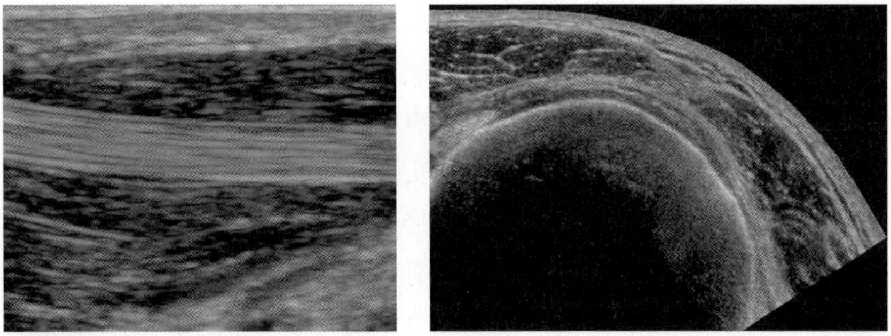

그림 4.37

(왼쪽) 손에 있는 굴곡근 건초의 복합 주사. (오른쪽) 어깨의 회전자 커프 손상의 복합 주사.

하는 데 사용된다[10]. 특정 응용 분야들은 가슴 통증, 의심되는 심장 색전증 및 경색, 판막 질환 및 심장 부정맥과 같은 심장 질환의 초기 징후이다. 경색에 대한 민감도는 매우 높으며, 보고된 가슴 통증의 경우 95%의 음성 예측치가 일반적이다. 형태 측정뿐만 아니라 초음파 심장검진(echocardiography) 장비는 그림 4.38에서 볼 수 있듯이 심벽 운동 분석을 위한 컬러 도플러 영상에 사용되며 심근경색의 그림을 생성할 수 있다. 핵의학 스트레스 검사들과 마찬가지로 스트레스 초음파 심장검진도 격렬한 운동 후에도 수행할 수 있다. 3차원 초음파는 배출 분획 및 좌심

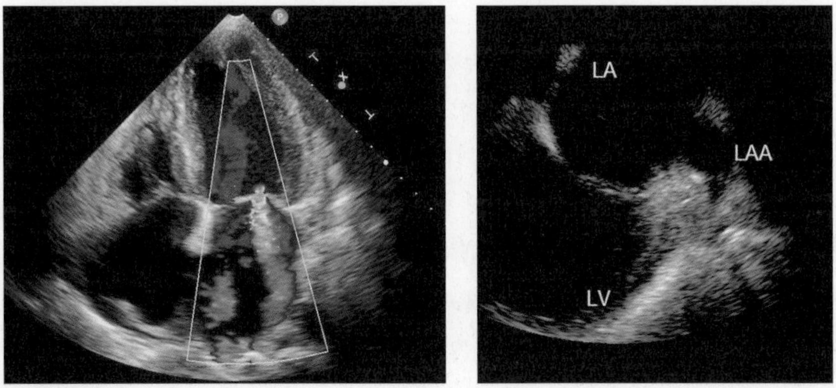


그림 4.38

(왼쪽) 컬러 펄스 도플러에 의해 나타난 승모 역류(mitral regurgitation). (오른쪽) 좌심방(left atrial appendage, LAA), 좌심실(left ventricle, LV) 및 좌전방(Left anterior chamber).

실 질량과 같은 정량적 측정에서 훨씬 더 높은 재현성으로 인해 초음파 심장검진에서 점점 더 중요한 역할을 할 가능성이 높다. 마이크로버블 조영제는 좌심실을 '불투명하게' 하고 심근관류(myocardial perfusion)를 측정하는 데 사용될 수 있지만 이러한 절차는 현재 광범위하게 수행되지 않는다. 다른 많은 초음파 응용 분야들과 마찬가지로 초음파 심장검진도 위험도가 낮은 첫 번째 선택 검사로, 관련 방사선량이 적고, MRI와 호환되지 않는 심장박동조율기(pacemaker), 세동제거기(defibrillator) 및 스텐트 시술 환자에게 사용할 수 있다. 간헐파 모드 도플러 및 연속파 도플러, 펄스 반전 고조파 영상, 복합 주사, 3차원 영상, M-모드 영상 및 정교한 위상 배열들을 포함하는 전용 시스템과 같이 간단한 휴대용 초음파 심장진단 장치를 사용할 수 있다.

## 4.14 초음파 영상에서의 인공물들

1.8절에서 설명했듯이 영상 인공물(image artifact)이라는 용어는 실제 조직 구조에 해당하지 않는 영상의 모든 특색들을 의미하지만, 영상 기술 또는 계측기에 의해 도입된 '오류'를 의미하기도 한다. 그러한 인공물은 반드시 잘못된 이미지 해석을 피하기 위해 인식되었지만 일단 인정되면 유용한 진단 정보를 제공한다. 초음파 영상의 주요 인공물, 즉 소반점(speckle)은 이미 설명한 바 있다. 그것은 조직 내의 매우 작은 구조에서 산란된 구조적이고 파괴적인 간섭이 복잡한 파형에서 원인이 되고, 이러한 복잡한 파형 패턴은 높은 강도와 낮은 강도를 유발한다.

초음파 영상들에 나타나는 여러 가지 인공물들이 있다. 반향(reverberation)은 변환기 표면에서 매우 강한 반사기(reflector)가 있으면 발생한다. 다수의 반사기는 변환기의 표면과 반사기 사이에서 발생하고, 이러한 반사는 영상에서 일련의 반복되는 선으로 나타난다. 이러한 인공물들은 라인의 등거리 특성 때문에 비교적 간단하게 검출할 수 있다. 일반적으로 그것들은 초음파 빔이 뼈 또는 공기의 영역을 만날 때 발생한다. 음향적인 향상은 주변 조직과 비교해서 상대적으로 낮은 감쇠 영역이 있을 때 발생한다. 그래서 더 깊은 곳에서 놓여 있는 구조물들은 인위적으로 높은 신호 강도를 나타낸다. 낭종과 같은 물이 높은 영역들은 이러한 효과들을 보

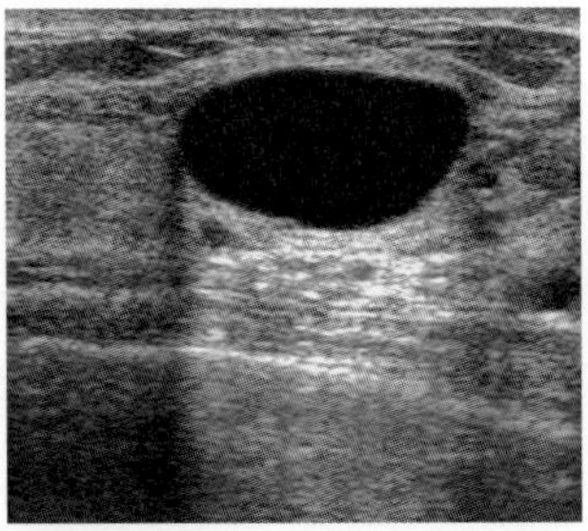 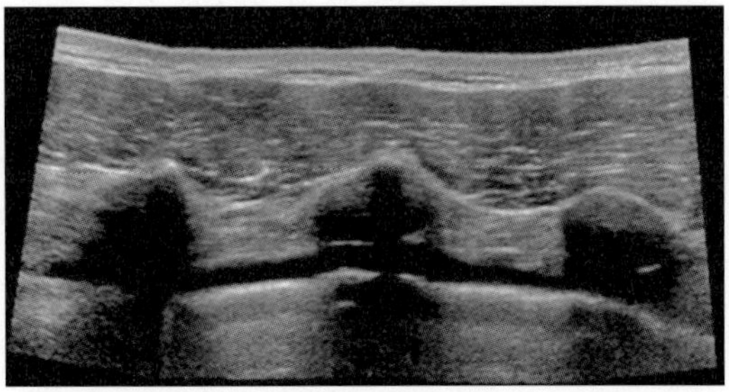

그림 4.39

(왼쪽) 음향증강으로 인한 영상 인공물의 예. (오른쪽) 음향음영으로 인한 영상 인공물의 예.

여 준다. 반대 현상은 음향음영(acoustic showing)이라고 불리는데, 이는 감쇠가 심한 매체 뒤에 보다 어두운 지역에서 발생한다. 고형 종양은 음향음영을 일으키는 조직의 한 예이다. 음향증강(acoustic enhancement)과 음향음영의 예를 그림 4.39에서 볼 수 있다.

## 연습문제

### 반사, 전송, 굴절과 산란

**4.1** 초음파 빔이 경계면에 정확하게 수직이라고 가정하고 다음 경계면에 대한 세기 전달 계수(intensity transmission coefficient) TI를 계산하시오.

(i) 근육/신장

(ii) 공기/근육

(iii) 뼈/근육

초음파 영상의 경우에 TI의 이러한 값들이 의미하는 점을 간단히 서술하시오.

**4.2** 초음파 빔의 입사각이 현재 45°인 연습문제 4.1의 계산을 반복하시오.

**4.3** 조직 내에서 초음파 빔의 세기의 70%를 반사하는 강한 반사 경계가 있다. 100 dB 수신기 동적 범위와 3 MHz의 작동 주파수가 주어지면 이 경계를 감지할 수 있는 조직 내의 최대 깊이는 얼마인가?

### 초음파 에너지 흡수와 감쇠

**4.4** 1 MHz 및 5 MHz의 초음파 빔의 강도가 뼈, 공기 및 근육을 통해 절반씩 이동

하는 경우 감소할 거리를 계산하시오.

**4.5** 왜 매우 빨리 또는 매우 느린 조직의 이완 시간이 흡수로 인해 매우 적은 양의 에너지가 손실되는지를 설명하시오.

**4.6** 조직 내 1 cm, 5 cm 및 10 cm 깊이에서 1, 5 및 10 MHz의 초음파 빔의 감쇠를 묘사하시오. 각 깊이에 대해서 전송된 전력의 분율 감소와 변환기의 출력을 100 mW/cm$^2$로 가정한 절대 전력을 계산하시오.

### 단일소자 변환기들

**4.7** 주어진 변환기의 효율을 높이려면 변환기 바로 아래에서 피부에 반사되는 에너지의 양을 최소화해야 한다. 음향 임피던스 $Z_{\text{matching layer}}$를 가진 재료층은 변환기와 피부 사이에 배치된다. 피부의 음향 임피던스를 $Z_{\text{skin}}$으로 표시하고 변환기 재료의 음향 임피던스를 $Z_{\text{PZT}}$로 표시하면 반사된 파동의 에너지를 최소화하는 $Z_{\text{matching layer}}$의 값을 다음과 같이 수학적으로 표시하시오.

$$Z_{\text{matching layer}} = \sqrt{Z_{\text{PZT}} Z_{\text{skin}}}.$$

**4.8** $Z_{\text{PZT}}$ 및 $Z_{\text{skin}}$ 값들이 $30 \times 10^5$ g cm$^{-2}$ s$^{-1}$ 및 $1.7 \times 10^5$ g cm$^{-2}$ s$^{-1}$로 각각 주어졌을 때 변환기에서 환자에게로 실제 전달되는 에너지의 비율을 계산하시오.

**4.9** 1개 대신에 2개의 정합층이 사용되고, 각각의 음향 임피던스가 위에서 주어진 식과 유사하게 주어진다면, 환자에게 전달되는 전력의 효율 증가를 계산하시오.

**4.10** 식 (4.22)에 의해 주어진 두께를 갖는 변환기가 있다고 하자. 초음파 영상 진단 변환기에서 몸으로 전달되는 에너지를 최대화하기 위해 일치하는 층이 사용된다. 이 정합층의 두께는 초음파 파장의 1/4이 되어야 함을 보여 주시오.

**4.11** PZT 소자 세트의 두께가 왜 파장의 1/2인가?

**4.12** 빔을 집중시키는 오목 렌즈의 경우, 렌즈의 사운드 속도는 조직보다 커야 하는가? 아니면 작아야 하는가?

**4.13** 조직을 통과할 때 초음파 빔의 주파수 프로파일은 어떻게 변화하는가? 이것이 측방향 해상도에 어떤 영향을 주는가?

**4.14** 곡률 반경이 10 cm이고 직경이 4 cm인 집속형 변환기(focused transducer)가 있다. 이 변환기는 3.5 MHz의 주파수에서 작동하고, 0.857 μs의 지속 시간의 펄

스를 전송한다. 변환기의 초점에서의 축방향 및 측방향 해상도는 무엇인가?

**4.15** 축방향 및 측방향 해상도가 연습문제 4.14에서 계산된 것보다 2배 정도 개선되면 어떤 물리적 또는 작동 파라미터가 변경될 수 있나?

**4.16** 1.5 MHz의 중심 주파수에서 작동하는 변환기에서 초음파 빔이 전송된 주파수 스펙트럼을 그래프로 그리시오. 변환기가 감쇠되었다고 가정한다. 조직을 통과하고 역산란된 후 변환기로 되돌아오는 빔에 대해 반복해서 그래프로 그리시오.

**4.17** 두 배 주파수로 작동하는 변환기의 경우 그림 4.10에 표시된 것과 동일한 빔 패턴을 그리시오. 빔 패턴의 모든 주파수에서 관련된 변경 사항을 확인할 것.

## 변환기 배열들

**4.18** 한 개의 위상 배열의 동시(simultaneous) 조종 및 동적 초점(dynamic focusing) 조종에 필요한 타이밍을 나타내시오. 간단히 하기 위해 작은 수(예를 들면, 다섯 개)의 소자를 사용하여 일반 체계를 그리시오.

**4.19** 신호 수신 중에 동적 빔형성에 필요한 해당 지연을 그리시오.

## 의료 응용 주사 모드들

**4.20** 그림 4.40(a)에서 A-모드 주사를 그리기 위해 다음 데이터를 사용하시오. 진폭축은 데시벨(dB) 단위여야 하며 시간축은 마이크로초(μs) 단위여야 한다. 변환기/지방 단면에서 반사된 신호를 무시하고 0 dB의 신호가 몸체에 입력된다고 가정한다. 5 MHz의 변환기 주파수에서 근육과 간에 대한 선형 감쇠 계수는 5 dB $cm^{-1}$이고 지방의 경우 7 dB $cm^{-1}$이다. 특성 음향 임피던스(characteristic acoustic impedance) 및 음속의 관련 값은 표 4.1을 참조하시오.

**4.21** 위와 동일한 파라미터를 사용하지만, 0.8 dB $\mu s^{-1}$의 시간-이득 보상(time-gain compensation)을 사용하여 A-모드 주사를 결정하고 스케치하시오.

**4.22** 그림 4.40(b)에 표시된 물체의 경우 B-모드 초음파 영상을 정성적으로 스케치하시오. 소반점이나 산란을 무시하고 조직 경계로부터 역산란된 신호만 고려하시오. 음향 임피던스: 근육 1.61, 종양 1.52(× $10^5$ g/$cm^2$). 감쇠 계수: 근육 1.0, 종양 0.4(dB/cm/MHz). 소리의 속도: 근육 1540, 종양 750(m/s).

**4.23** 특정 실시간 영상 응용 분야에서 변환기는 90°섹터당 초당 30프레임의 프레

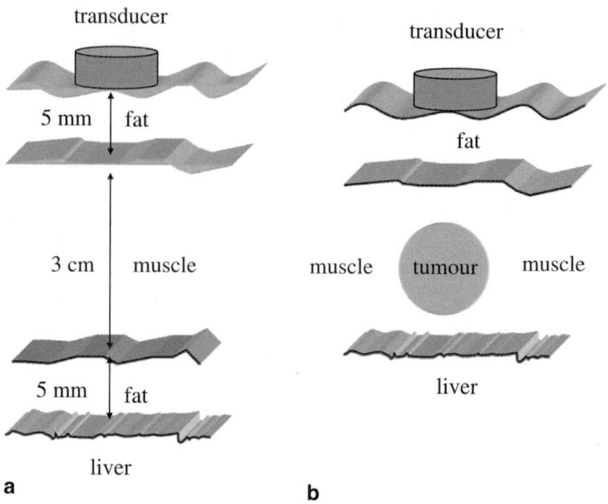


그림 4.40

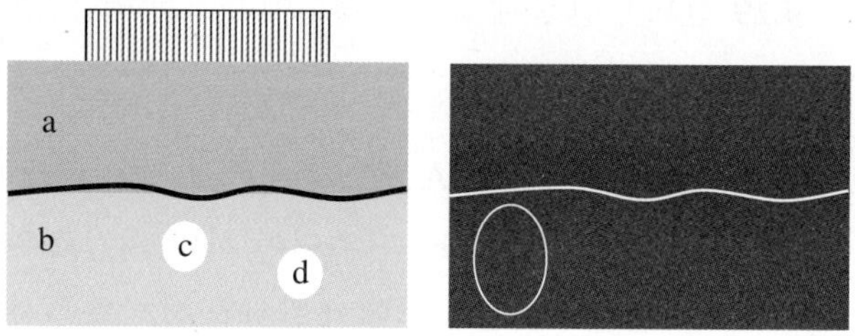


그림 4.41

임률을 사용하여 프레임당 128라인의 데이터를 수집한다. 영상을 20 cm 깊이까지 획득하고 이 깊이에서 빔폭의 측방향 해상도가 5 mm인 경우 전체 영상의 흐림에 대한 변환기 모션의 효과를 계산한다. 즉, 이것이 주요 요인인가?

**4.24** 선형 배열을 사용하여 그림 4.41에서 B-모드 주사를 수행한다. 네 개의 조직 구성 요소 A와 B 사이에 경계가 있고 두 개의 구형 종양 C와 D가 있다. 오른쪽에 표시된 해당 초음파 영상을 보면 A, B, C 및 D 구성 요소의 음향 특성을 어떻게 추론할 수 있나?

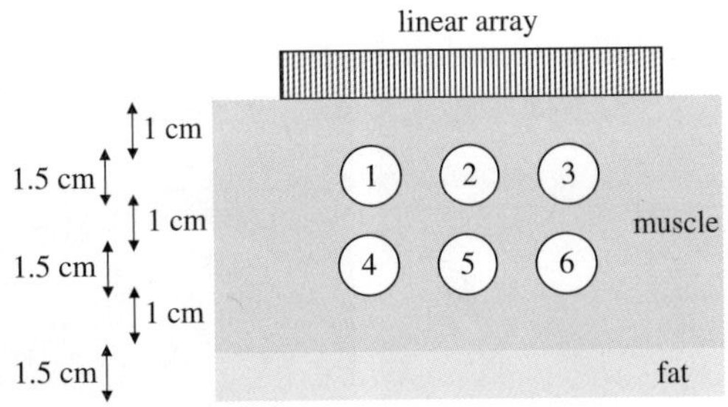


그림 4.42

**4.25** 아래 표의 초음파 데이터가 주어지면 그림 4.42의 선형 순차 배열에서 얻을 수 있는 B-모드 주사를 그리시오(정량 분석은 필요하지 않으며, 초음파 빔의 굴절을 무시하시오).

| Tissue | Z (x $10^5$) | c (m/s) | $\mu$ (dB/cm) |
|---|---|---|---|
| Muscle | 1.7 | 1540 | 1 |
| Fat | 1.4 | 1450 | 1.7 |
| Liver | 1.6 | 1570 | 1.5 |
| Tumour 1 | 1.7 | 1540 | 1 |
| Tumour 2 | 1.9 | 3080 | 1 |
| Tumour 3 | 10 | 1540 | 5 |
| Tumour 4 | 1.9 | 1540 | 20 |
| Tumour 5 | 1.9 | 770 | 1 |
| Tumour 6 | 1.9 | 1540 | 1 |

**4.26** 그림 4.43의 세 개의 초음파 영상은 동일한 객체이다. 어떤 작동 파라미터가 이미지 (a)를 이미지 (b)로, 이미지 (c)로 변하게 하는지 설명하시오.

도플러 초음파

**4.27** 그림 4.44(a)에 보이는 협착동맥(stenotic artery)의 점 1, 2, 3에서 도플러 스펙트럼 패턴을 그리시오.

**4.28** 연습문제 4.27에서와 같은 척도에서, 동맥과 위상 배열 변환기 사이의 각도가 변경된 그림 4.44(b)의 상황에 대한 도플러 스펙트럼 도표를 그리시오.

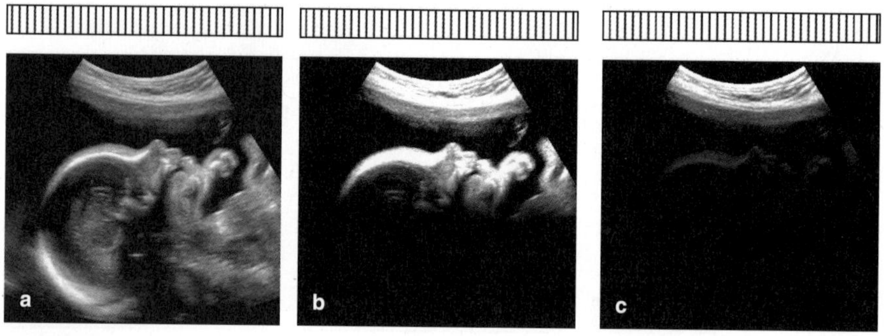


그림 4.43

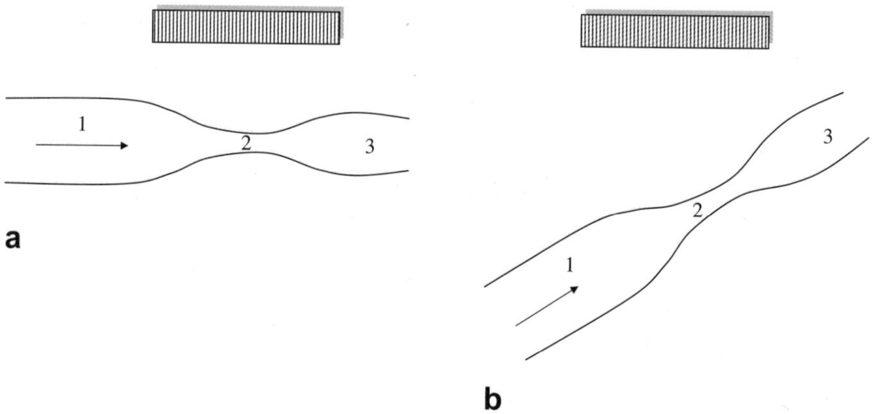


그림 4.44

**4.29** 작은 각도의 값을 사용하여 도플러 영상에서 변환기와 흐름 방향 간의 추정된 각도에 고정된 오차의 효과가 최소화된다는 것을 보여 주시오.

### 초음파 영상에서 인공물들

**4.30** 복합 주사로 생성된 음향음영 인공물의 모양을 스케치하시오.

**4.31** 잘 알려진 반향인공물(reverberation artifact)은 조직 내에서 강하게 반사되는 경계가 변환기 근처에 있을 때 발생한다. 갈비뼈 앞에 2 cm 두께의 근육이 있다고 가정한다. $Z_{crystal}$은 $33 \times 10^5$이고, $Z_{muscle}$은 $1.7 \times 10^5$이고, $Z_{bone}$은 $7.8 \times$

$10^5$ g $cm^{-2}$ $s^{-1}$이고, 근육의 속도는 1540 m/s이며, 근육의 감쇠 계수는 1 db/cm이다. 각각의 반향 신호의 세기가 동일하게 되는 시간 이득 보상(데시벨/마이크로초 단위)을 계산하시오.

## 참고문헌


[1] Shung KK. The principle of multi-dimensional arrays. *Eur J Echocardiogr* 2002 Jun;**3**(2), 149–53.

[2] Jespersen SK, Wilhjelm JE and Sillesen H. Multi-angle compound imaging. *Ultrason Imaging* 1998Apr;**20**(2), 81–102.

[3] Jensen JA. *Estimation of Blood Velocities Using Ultrasound*. Cambridge: Cambridge University Press, 1996.

[4] Rubin JM, Bude RO, Carson PL, Bree RL and Adler RS. Power Doppler US: a potentially useful alternative to mean frequency-based color Doppler US. *Radiology* 1994:**190**(3), 853–6.

[5] Stride E. Physical principles of microbubbles for ultrasound imaging and therapy. *Cerebrovasc Dis* 2009;**27** Suppl. 2, 1–13.

[6] Kollmann C. New sonographic techniques for harmonic imaging – underlying physical principles. *Eur J Radiol* 2007Nov;**64**(2), 164–72.

[7] Barnett SB, Ter Haar GR, Ziskin MC *et al*. International recommendations and guidelines for the safe use of diagnostic ultrasound in medicine. *Ultrasound Med Biol* 2000;**26**(3), 355–66.

[8] Athanasiou A, Tardivon A, Ollivier L et al. How to optimize breast ultrasound. *European Journal of Radiology* 2009;**69**(1), 6–13.

[9] Klauser AS and Peetrons P. Developments in musculoskeletal ultrasound and clinical applications. *Skeletal Radiol* 2009Sep;**3**.

[10] Marwick TH. The future of echocardiography. *Eur J Echocardiogr* 2009Jul;**10**(5), 594–601.

# 5 자기공명영상(MRI)

## 5.1 서론

자기공명영상(MRI)은 임상에서 활용되는 네 가지 주요 의료 영상 기술 중에서 가장 최근에 개발됐다. 최초의 MRI 영상은 1973년 폴 라우터버(Paul Lauterbur)에 의해 얻어졌는데, 그는 MRI의 발명과 개발에 대한 공로를 인정받아 피터 맨스필드(Peter Mansfield)와 함께 2013년 노벨 생리의학상을 공동 수상했다. 2010년 현재, 매년 천만 건 이상의 MRI 검사가 처방되며 4,000대 이상의 스캐너(scanner, MRI 검사 장치를 보통 '스캐너'로 부른다—역자 주)가 작동하고 있다.

MRI는 서로 다른 조직들 내에 있는—물과 지질(지방질) 성분에 주로 분포하는—수소 원자핵의 공간적인 분포도를 만들어 낸다. 영상의 강도는 공간의 특정 위치에서의 양성자(proton)의 수뿐만 아니라 점성, 경도, 단백질 성분과 같은 조직의 물리적인 성질들에 의해 결정된다. 다른 영상 기술들과 비교할 때 MRI가 가지는 주요한 장점은 다음과 같다: (i) 이온화 방사(ionizing radiation)가 필요하지 않다, (ii) 어떠한 2차원 혹은 3차원 평면에서도 영상을 얻어 낼 수 있다, (iii) 연조직(soft-tissue)들 사이에 높은 대조도를 얻을 수 있다, (iv) 1 mm 혹은 그 이하 수준의 높은 공간 분해능을 쉽게 얻을 수 있다, 마지막으로, (v) 무시할 만한 수준의 생체 침습도로 영상을 얻을 수 있다. MRI를 이용하면 모든 신체 부위에 대한 병리를 진단할 수 있어 신경, 심장, 간, 신장, 근골격계 등의 임상 응용 분야에서 널리 활용되고 있다. 해부학적인 정보뿐만 아니라, 혈류 또는 혈관, 물의 확산, 국소적인 기능적 뇌 활성도를 높은 감도로 반영하는 MR 영상을 만드는 것도 가능하다. 반면에 MRI의 주요 한 단점들은 다음과 같다: (i) MR 영상 획득 시간은 CT나 초음파보다 훨씬 느리고 PET과 유사한 수준이다—일반적인 임상 프로토콜에서는 약간씩 다른 대조도를 가지며 각각의 영상 획득에 5–10분씩 소요되는 서로 다른 종류의 검사를 반복 시행하기 위해 총 30–40분 정도가 소요된다, (ii) 상당한 비율의 환자들이 이전에 받은 금속 임플란트 수술로 인해 MRI 검사를 받을 수 없다, (iii) 시스템이 CT나 초음파에 비해 훨씬 더 비싸다.

MRI 시스템은 3개의 주요 하드웨어 구성 요소들로 이루어지는데, 초전도 자석(superconducting magnet), 3개의 경사자계 코일(gradient coil), 무선주파수(radiofrequency, RF) 송신기/발신기가 그것이다. 초전도 자석은 일반적으로 3Tesla의 강도를 가지는데 이것은 지구 자기장의 약 6만 배에 해당한다. 이 자기장은 양성자를 자기장 강도에 비례하는 주파수—즉, '공명(resonance)' 주파수—로 세차운동

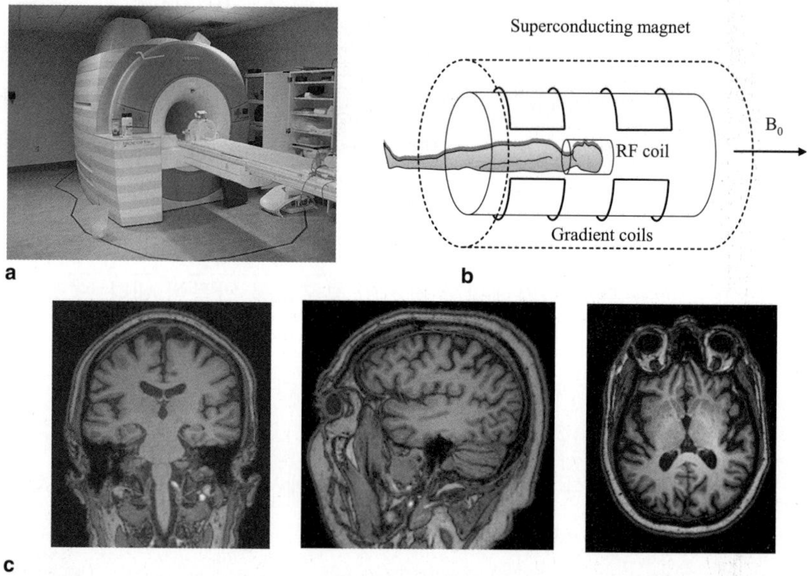


그림 5.1

(a) 환자 침대가 설치된 고자장 의료용 MRI. (b) 수평 방향으로 강한 자기장($B_0$)을 생성하는 자석을 포함하는 MRI 시스템의 세 가지 주요 구성 요소. (c) MR 영상은 어떠한 방향으로도 획득할 수 있다. 그림에 보이는 것은 각각 관상면(coronal), 사상면(sagittal), 축면(axial) 영상이다.

을 하도록 유도한다. 경사자계는 체내에 있는 양성자의 공간적인 위치에 따라 다른 공명 주파수를 갖게 만듦으로써 영상을 만들어 낸다. RF 코일이 예컨대 3 Tesla 자석에 대해서 128 MHz의 주파수로 신체에 에너지를 전송하면, 신체에 가깝게 놓인 동일한(혹은 별개의) RF 코일에 MRI 신호가 유도된다.

그림 5.1은 환자 침대가 장착된 상용 고자장(high-field) 스캐너의 사진과 MRI 시스템 구성 요소들의 간략한 도해를 보여 준다. 그림 5.1(c)는 세 가지 다른 방향에서 얻어진 전형적인 뇌 MRI 영상을 보여 준다. 그림에서는 뇌의 회백질과 백질 사이에 우수한 대조도가 관찰되며 두개골 바깥의 지방층에 있는 양성자가 밝은 신호를 만들어 내고 있다. 뼈와 같이 매우 딱딱한 구조물 내의 양성자는 보통 MRI에서는 잘 관찰되지 않는다: 이는 그림 5.1(c)에서 지방층과 뇌 표면 사이에 있는 가느다란 검은 선을 통해 확인할 수 있다.

## 5.2 강한 자기장이 체내의 양성자에 미치는 영향

MRI 스캐너 안에서 환자는 환자용 침대 위에 누운 상태로 매우 강한 자석 속으로 미끄러지듯이 들어가게 된다. 일반적인 자기장($B_0$)의 세기는 3 Tesla(30000 Gauss)로 이는 50 μT(0.5 Gauss) 수준의 지구 자기장보다 대략 6만 배 더 크다. 수많은 연구들을 통해 이 같은 고자장에 특별한 위험 요인이 없음이 규명됐지만 환자들은 체내에 자성 금속 임플란트나 외과용 클립이 없는지에 대해 철저하게 확인해야만 한다. 신체가 강한 자기장 안에 놓여 있을 때 일어나는 현상에 대해서는 다음의 두 절에서 다루기로 한다.

### 5.2.1 양성자 에너지 준위

의료용 MRI에서는 물과 지질 내에 있는 양성자(수소 원자핵)가 만들어 내는 신호를 측정하여 영상을 획득하게 된다. 원자 수준에서 보면, 양성자는 고유의 각운동량(angular momentum)(P) 값을 갖고 자전축 주위를 회전하는 전하이기 때문에 양성자는 자기모멘트(magnetic moment)(μ)를 갖는다. 따라서 양성자를 그림 5.2에 나타낸 것처럼 N극과 S극을 갖는 매우 작은 막대자석으로 간주할 수 있다. 양자화 현

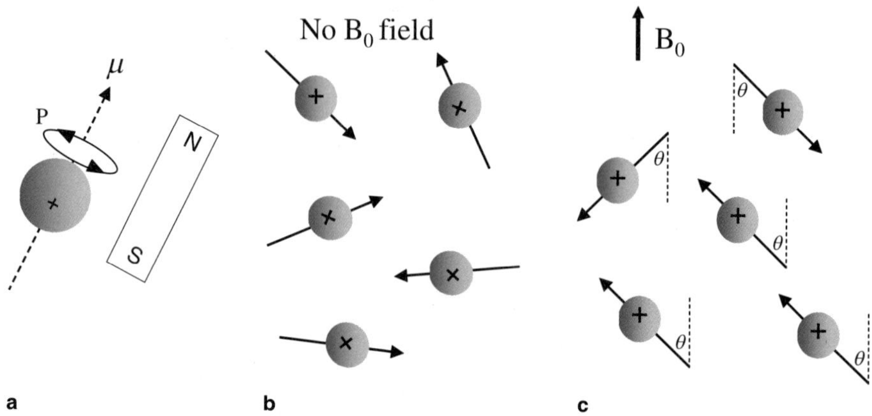


그림 5.2

(a) 양성자의 자전이 자기모멘트를 만들어 내기 때문에 양성자는 N극과 S극을 가진 자석처럼 작동한다. (b) 강한 자기장이 없을 때, 자기모멘트는 완전하게 임의의 방향을 가진다. (c) 강한 자기장이 있을 때, 자기모멘트는 $B_0$의 방향에 대해 $\theta = \pm 54.7°$의 각도로 정렬한다.

상은 기초 물리학과 화학에서 자주 등장하는 개념으로서, 이는 어떤 물리적 파라미터가 연속적인 값을 가지는 것이 아니라 이산화된(떨어진) 값을 가진다는 것을 의미한다. 전하, 광자의 에너지, 전자의 양자수가 그 예이다. MRI의 경우에는 양성자의 각운동량의 크기가 하나의 고정된 값을 가진다. 양성자의 자기모멘트의 크기는 이 각운동량의 크기에 비례한다.

$$|\vec{\mu}| = \gamma \left|\vec{P}\right|, \tag{5.1}$$

여기서 $\gamma$는 자기회전비(gyromagnetic ratio)라고 불리는 상수로서 양성자는 267.54 MHz/Tesla의 값을 가진다. 결과적으로 자기모멘트의 크기는 하나의 고정값을 가진다. MRI 자석 밖에서는 그림 5.2에서와 같이, 우리 신체 내의 모든 양성자가 갖는 자기모멘트의 크기는 같고 방향은 완전히 무작위적이다. 따라서 순자화(net magnetization, 우리 신체 내에 있는 모든 개별 자기모멘트의 총합)는 지구 자기장에 의한 아주 작은 효과는 무시한다면 0이 된다.

이러한 상황은 환자가 MRI 검사를 위해 마그넷(자석) 안으로 들어가면 변하게 된다. 양자역학에 따르면 $B_0$ 방향의 자기모멘트 성분은 단 두 가지의 값만을 갖게 된다. 그림 5.2(c)에 나타낸 것처럼 자기모멘트는 $B_0$와 같은 방향 혹은 반대 방향으로 $B_0$의 방향에 대해 54.7°의 각도로 정렬된다. 이때, 같은 방향 배열을 평행 배열이라고 하고 반대 방향 배열을 역평행 배열이라고 한다. 여기서 잊지 않아야 할 것은 평행과 역평행이라는 용어는 자기모멘트 μ의 z-방향 성분만을 기준으로 붙인 것으로, 실제로는 μ가 $B_0$의 방향과 특정한 각도를 이루고 있다는 사실이다.

평행 배열과 역평행 배열을 이루고 있는 양성자들의 상대적인 수는 $B_0$의 값에 따라 결정된다. 평행 배열을 이루는 양성자는 역평행 배열 상태의 양성자에 비해 더 '유리한' 에너지 상태를 가진다. 이 두 상태 간의 에너지 차이(ΔE)는 그림 5.3에 나타나 있으며 다음 수식과 같이 주어진다.

$$\Delta E = \frac{\gamma h B_0}{2\pi}, \tag{5.2}$$

여기서 h는 플랭크(Plank) 상수($6.63 \times 10^{-34}$ J s)를 나타낸다. 두 가지 배열 각각에 대한 상대적인 양성자의 수를 계산하기 위해서는 볼츠만 방정식(Boltzmann equation)이 사용될 수 있다.

$$\frac{N_{\text{anti-parallel}}}{N_{\text{parallel}}} = \exp - \left[\frac{\Delta E}{kT}\right] = \exp - \left[\frac{\gamma h B_o}{2\pi kT}\right]. \tag{5.3}$$

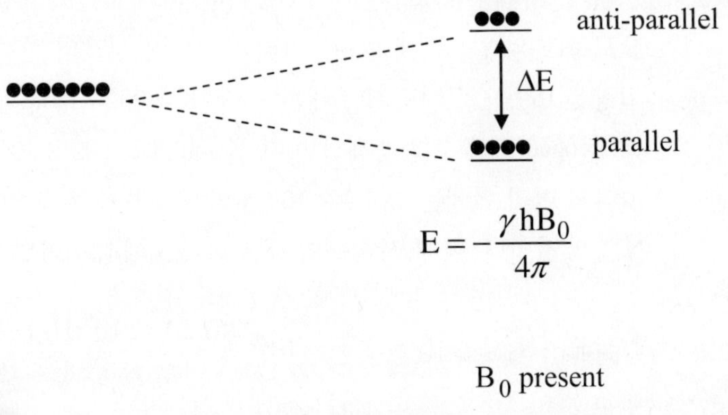


그림 5.3

양성자 배열. (왼쪽) 강한 자기장이 없을 때, 임의의 방향을 가진 모든 자기모멘트의 에너지는 동일하다. (오른쪽) 강한 자기장이 인가되었을 때, 하나의 에너지 준위는 두 개의 에너지 준위로 분리된다. 하나의 준위는 평행하게 배열된 자기모멘트에 해당하고 다른 하나의 준위는 역평행 배열 상태의 자기모멘트에 해당한다. 두 준위 사이의 에너지 차이는 $B_0$의 값에 의해 결정된다. 평행 에너지 상태에 있는 양성자(그림에서 채워진 원)가 더 높은 에너지를 갖는, 역평행 상태에 있는 양성자의 수보다 약간 더 많다.

이때, k는 볼츠만 상수로 $1.38 \times 10^{-23}$ J/K의 값을 가지며 T는 절대온도 캘빈(Kelvin)으로 측정된 온도이다. 지수의 값이 매우 작기 때문에 1차 근사인 $e^{-x} \approx 1 - x$를 사용하면 다음의 식이 유도된다.

$$\frac{N_{\text{anti-parallel}}}{N_{\text{parallel}}} = 1 - \left[\frac{\gamma h B_o}{2\pi kT}\right]. \tag{5.4}$$

MRI 신호는 두 에너지 준위 사이의 양성자 양의 차이에 의해 결정된다.

$$N_{\text{parallel}} - N_{\text{anti-parallel}} = N_{\text{total}} \frac{\gamma h B_0}{4\pi kT}, \tag{5.5}$$

이때, $N_{\text{total}}$은 총 양성자 수를 나타낸다. MRI는 양성자의 총수가 아니라 양성자 수의 차이인 $N_{\text{parallel}} - N_{\text{anti-parallel}}$만을 검출할 수 있다는 사실을 명심해야 한다.

**예제 5.1** 실온 25°C를 가정할 때, 3 Tesla의 자기장에 놓인 머리에 대해 $N_{\text{parallel}} - N_{\text{anti-parallel}}$의 값은 얼마이며 이 결과의 $N_{\text{total}}$ 대비 비율은 얼마인가? 머리는 직경 20 cm의 구형이며 완전히 물로 채워져 있다고 가정하자.

**풀이** 머리의 부피는 $4/3\ \pi r^3 = 4189\ \text{cm}^3$이다. 머리가 완전히 물로 채워져 있다고 가정했으므로(물의 밀도는 1 g/cm³) 머리 내부의 양성자의 질량은 4189 g이다. 물의 원자 질량은 18이므로 머리 내부에는 4189/18 = 232.7 mole의 물이 존재한다. 아보가드로(Avogadro)의 수를 사용하면 각 몰(mole)당 $6.02 \times 10^{23}$개의 양성자가 존재하며, 따라서 머리 안에는 총 $1.4 \times 10^{26}$개의 양성자가 존재한다. 이것이 식 (5.5)에 있는 $N_{\text{total}}$의 값이다. 이제, 상수들의 값을 식 (5.5)에 대입하면 다음과 같다.

$$\begin{aligned} N_{\text{parallel}} - N_{\text{anti-parallel}} &= 1.4 \times 10^{26} \frac{267.54 \times 10^6 (\text{HzT}^{-1}) 6.63 \times 10^{-34} (\text{Js}) 3(\text{T})}{4\pi \times 1.38 \times 10^{-34} (\text{JK}^{-1}) 298(\text{K})}. \\ &= 1.44 \times 10^{21} \end{aligned}$$

전체 양성자 수에 대한 비율로 나타낸 MRI 신호는 다음과 같다.

$$\frac{N_{\text{parallel}} - N_{\text{anti-parallel}}}{N_{\text{total}}} = 1 \times 10^{-5}.$$

다시 말하자면 100만 개의 양성자가 있을 때, 평행 에너지 상태와 역평행 에너지 상태의 차이는 불과 10개 양성자의 크기에 불과하다는 의미이다.

## 5.2.2 전통적인 세차운동

양성자 자기모멘트가 모두 $B_0$의 방향에 대해 $\theta = \pm 54.7°$의 각도로 정렬해 있다고 단정하면 자기모멘트들의 운동은 전통적인 역학을 이용해서도 쉽게 기술할 수 있다. $B_0$ 자기장은 양성자 자기모멘트를 배열하려고 하고, 이는 두 자기장의 외적으로 표현되는 토크 C를 만들어 낸다.

$$\overrightarrow{C} = \overrightarrow{\mu} \times \overrightarrow{B_0} = i_N|\mu||B_0|\sin\theta, \tag{5.6}$$

여기서 $i_N$은 $\overrightarrow{\mu}$ 와 $\overrightarrow{B_0}$ 모두에 수직한 단위 벡터이다. 토크의 방향은 그림 5.4에 나타낸 것과 같이 $\overrightarrow{\mu}$ 의 방향에 평행하고, 따라서 양성자를 자기장의 축 주위로 '세차운동(precession)'을 하게 만든다. 이때, $\overrightarrow{\mu}$ 와 $\overrightarrow{B_0}$ 벡터는 54.7°의 고정 각도를 유지하고 있다. 일상생활에서는 중력이 수직 방향의 외력으로 작용하는 상황에서 팽이나 자이로스코프의 운동이 양성자의 세차운동과 유사하다. 팽이가 자전축 주위를 돌고 있을 때, 팽이는 일정한 각도를 가지는 원뿔 궤적을 따라 세차운동을 한다.

양성자가 얼마나 빨리 세차운동을 하는지를 계산하기 위해서 토크는 양성자 각

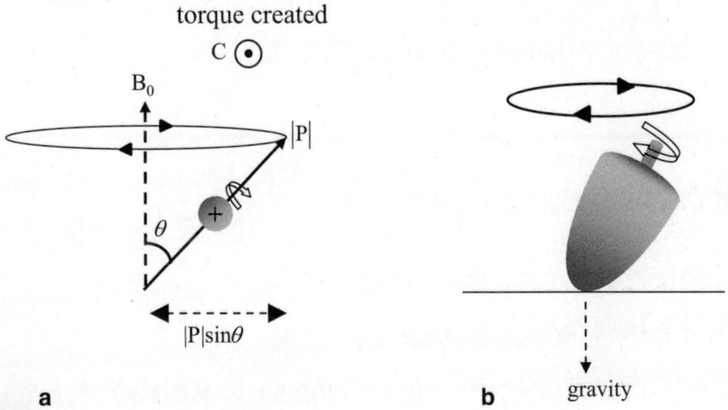


그림 5.4

자기장 내에서의 양성자. (a) 전통적인 역학을 이용하면, 자전축을 중심으로 회전하는 자기모멘트에 토크 C가 작용할 때 수직축($B_0$) 주위로 세차운동이 발생한다. (b) 익숙한 유사 현상은 회전하는 팽이의 세차운동이다: 이 경우에 수직으로 작용하는 힘은 중력이다.

운동량의 시간 변화율로 정의된다는 사실을 이용할 수 있다.

$$\vec{C} = \frac{d\vec{P}}{dt} = \vec{\mu} \times \vec{B_0}. \tag{5.7}$$

그림 5.4로부터, 세차운동을 하는 각운동량을 $B_0$에 수직한 면에 투영한 성분의 크기는 $|\vec{P}|\sin\theta$로 주어진다. 짧은 시간 dt 동안에 μ는 dφ의 각도만큼 세차운동을 하게 되고 이는 각운동량에 $d\vec{P}$의 차이를 만들어 낸다. 간단한 삼각법을 사용하면 다음과 같은 관계를 찾을 수 있다.

$$\sin(d\varphi) = \frac{d\vec{P}}{|\vec{P}|\sin\theta} = \frac{\vec{C}dt}{|\vec{P}|\sin\theta}. \tag{5.8}$$

만약 dφ가 충분히 작다면 sin(dφ) = dφ라는 근사를 사용할 수 있다. 세차운동의 각주파수 ω는 dφ/dt로 주어지므로 다음과 같은 값을 가지게 된다.

$$\omega = \frac{d\varphi}{dt} = \frac{\vec{C}}{|\vec{P}|\sin\theta} = \frac{\vec{\mu} \times \vec{B_0}}{|\vec{P}|\sin\theta} = \frac{\gamma\vec{P} \times \vec{B_0}}{|\vec{P}|\sin\theta} = \frac{\gamma|\vec{P}||\vec{B_0}|\sin\theta}{|\vec{P}|\sin\theta} = \gamma B_0. \tag{5.9}$$

따라서 양성자를 자기장 내에 놓게 되면, 양성자는 자기장의 세기에 비례하는 주파수를 가지고 $B_0$의 주위로 세차운동을 하게 된다. $\omega_0$라고 쓰기도 하는 이 주파수는 아일랜드의 저명한 물리학자 조셉 라모르(Joseph Larmor)의 이름을 따서 라모르 주파수(Larmor frequency)라고 불린다.

**예제 5.2** 1.5 Tesla, 3 Tesla, 7 Tesla의 $B_0$ 자기장에 대한 라모르 주파수는 얼마인가? MHz 단위로 답하시오.

**풀이** 1.5 Tesla에 대해서 라모르 주파수는 다음과 같이 주어진다.

$$f = \frac{\omega}{2\pi} = \frac{\gamma B_0}{2\pi} = \frac{267.54 \times 10^6(\text{HzT}^{-1})1.5(\text{T})}{2\pi} = 63.9 \text{ MHz}.$$

이 결과에 자기장 크기에 대한 비율을 곱하면(소수점 이하 둘째자리에서 반올림) 3 Tesla, 7 Tesla에 대한 라모르 주파수는 각각 127.7 MHz와 298.1 MHz가 된다.

양자역학적인 분석 결과와 전통적인 분석 결과를 결합하면 환자 전신에서 얻어지는 순자화를 간단한 벡터 형식으로 나타낼 수 있다. 그림 5.5의 왼쪽 그림은 $B_0$와 54.7°를 이루고 $\omega_0$의 주파수로 세차운동을 하고 있는 여러 개의 양성자 자기모멘트를 나타내고 있다. 이때, $B_0$에 평행 상태에 있는 양성자의 수가 역평행 상태의 양성자 수보다 약간 더 많다. 전체 자화는 각 성분들의 간단한 벡터 합을 통해 계산할 수 있고, 그 결과는 그림 5.5의 오른쪽에 나타내었다. 그림에서 순자화는 z-방향 성분만 가진다는 것을 알 수 있는데 이는 x와 y축 방향 성분의 벡터 합이 0이 되기 때문이다.

샘플의 순자화는 $M_0$로 정의되며 이는 다음 식과 같다.

$$M_0 = \sum_{n=1}^{N_{total}} \mu_{z,n} = \frac{\gamma h}{4\pi}\left(N_{parallel} - N_{anti\text{-}parallel}\right) = \frac{\gamma^2 h^2 B_0 N_{total}}{16\pi^2 kT}. \qquad (5.10)$$

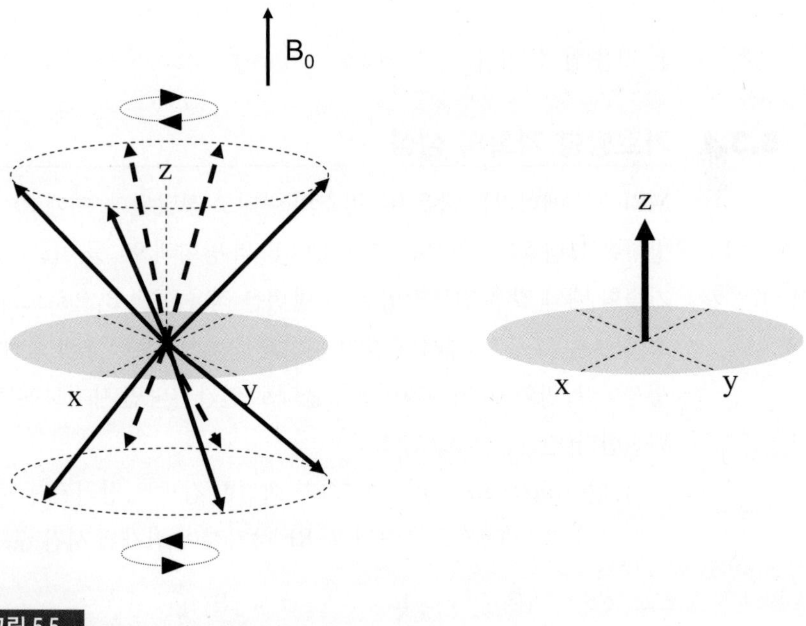


**그림 5.5**

벡터로 표시된 자화. (왼쪽) 각각의 자화 벡터는 $B_0$ (z)축에 대해 54.7°의 각도를 이루는 원뿔 둘레 위치로 무작위 분포되어 있다. (오른쪽) 모든 개별 자화 벡터들의 벡터 합은 단순히 $B_0$ 방향의 정적 성분이 된다.

## 5.3 무선주파수 펄스가 자화에 미치는 영향

자기장 내에서 양성자의 에너지 준위는 그림 5.3에 나타낸 것처럼 반도체의 에너지 준위와 유사하고, 근적외선 분광에 사용되는 진동과 회전 에너지 준위들과도 유사하다. 모든 유사한 다중-준위 시스템에서처럼, MR 신호를 얻기 위해서는 에너지 준위 사이에 이행이 일어날 수 있도록 식 (5.2)의 ΔE와 같이 특정한 값을 가진 에너지가 주어져야만 한다. 이 에너지는 보통 무선주파수(RF) 장(field)으로 불리는 전자기(EM) 형태로 주어지는데, 그 주파수는 드 브로이(De Broglie)의 관계식인 ΔE = hf를 이용해서 계산할 수 있다.

$$\begin{aligned} hf &= \Delta E = \frac{\gamma h B_0}{2\pi} \\ \Rightarrow f &= \frac{\gamma B_0}{2\pi} \text{ or } \omega = \gamma B_0 \end{aligned} \tag{5.11}$$

식 (5.11)과 (5.9)를 비교해 보면 RF 장의 주파수가 세차운동 주파수와 동일하다는 것을 알 수 있다.

### 5.3.1 가로방향 자화의 생성

MRI에서 에너지는 짧은 RF 펄스의 형태로 전달된다. 이때 RF 장의 자기장 성분의 방향은 그림 5.6에 주어진 것과 같이 $B_0$의 방향과 90°를 이룬다. 양성자 세차운동을 기술할 때와 같은 전통적인 분석 방법을 적용하면, $B_1$으로도 불리는 RF 장의 자기장 성분은 그림 5.6에서와 같이 순자화를 xy 평면을 향해 회전하게 만드는 토크를 생성한다. 만약 $B_1$ 자기장이 x축 둘레로 인가된다면 자기모멘트 벡터는 y축을 향해 회전한다(연습문제 5.2 참조).

눕힘각(tip angle)(α)은 순자화가 회전한 각도로 정의된다. 이 각도는 주어진 RF 자기장의 크기(Tesla로 측정됨)와 RF 자기장이 인가된 시간 $\tau_{B1}$ 모두에 비례한다.

$$\alpha = \gamma B_1 \tau_{B1}. \tag{5.12}$$

90° 펄스로 불리는 90°의 눕힘각은 자화의 $M_y$ 성분을 최대로 만드는 반면에, 180°의 눕힘각은 $M_y$ 자화를 만들지는 않지만 $M_0$의 순자화를 +z 방향에서 −z 방향으로 회전시킨다.

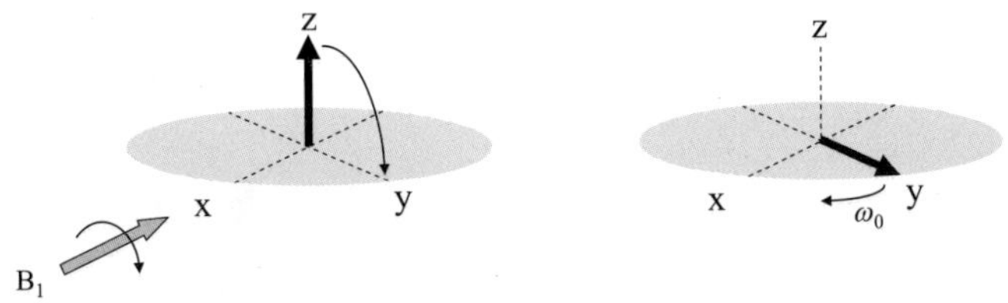


그림 5.6

(왼쪽) x축 둘레로 RF 펄스를 인가하면 자화가 z-방향에서 y축 방향으로 회전하게 된다. 만약 RF 펄스의 세기와 지속시간이 90° 펄스를 생성하도록 지정된다면 자화는 y축을 따라서 눕게 된다. RF 펄스가 꺼지면(오른쪽), 자화는 라모르 주파수 $\omega_0$로 z축을 축으로 하는 세차운동을 한다.

**예제 5.3** MRI 안에서 보통의 $B_1$의 크기는 30 microTesla이다. 90°의 펄스를 만들어 내려면 이 $B_1$ 장을 얼마나 오래 가해야 하는지를 계산하시오.

**풀이** 이 문제는 눕힘각에 대해 라디안(radian) 단위를 사용하면 쉽게 풀 수 있다. 즉, π/2는 90°와 같다. 식 (5.12)를 이용하면,

$$\tau_{B1} = \frac{\alpha}{\gamma B_1} = \frac{\pi/2}{267.54 \times 10^6(\text{HzT}^{-1})30 \times 10^{-6}(\text{T})} = 1.96 \times 10^{-4}\text{s}.$$

# 5.4 패러데이 유도: MR 신호 측정의 기본

가장 간단하게는 MR 측정 장치는 환자 가까이에 놓여진, 서로 90°의 각도를 이루는 한 쌍의 전도체 폐회로(예를 들면, 구리 도선)로 구성된다. 패러데이의 유도 법칙(Faraday's law of induction)에 의하면 자속 dφ의 시간 변화율에 비례하는 전압(V)이 이들 폐회로에 유도된다.

$$V \propto -\frac{d\varphi}{dt}. \tag{5.13}$$

그림 5.7은 90° 펄스가 x축 둘레로 주어진 직후의 상황을 보여 준다: 이 경우에

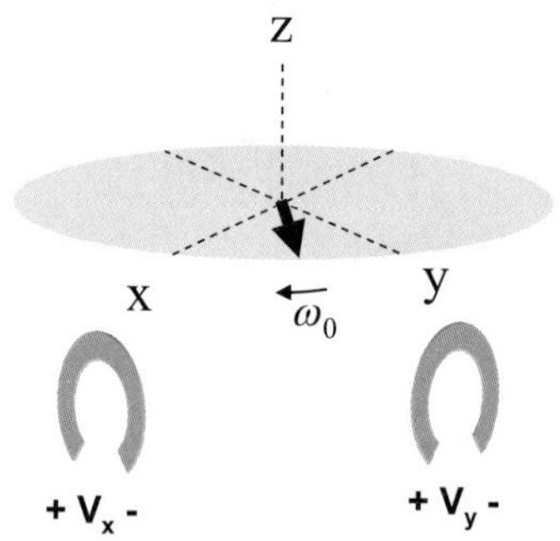


그림 5.7

MR 신호는 패러데이 유도에 의해 측정된다. 하나 혹은 두 개의 RF 코일이 사용될 수 있다. 세차운동을 하는 자화에 의해 전도체 폐회로의 양단에 전압이 유도된다.

두 코일에 유도된 각각의 전압은 다음과 같이 주어진다.

$$\begin{aligned} V_y &\propto M_0\omega_0 \sin \omega_0 t \\ V_x &\propto -M_0\omega_0 \cos \omega_0 t \end{aligned} \tag{5.14}$$

MR 신호를 유도하기 위해서는 시변 자속이 필요하므로 xy 평면 위에서의 자화의 세차운동은 MR 신호를 만들어 낼 수 있지만 자화의 z-방향 성분은 세차운동을 하지 않기 때문에 전압을 유도할 수 없다.

## 5.4.1 MR 신호 강도

MR 신호의 크기는 세 가지 다른 요소에 의해 결정된다. 우선, 식 (5.5)에 의하면 신호는 대상체 내의 양성자의 수에 비례한다. 이후에 다시 나오겠지만, MRI의 경우에는 영상의 각 복셀(voxel)에 포함된 양성자의 수에 비례한다. 다른 두 요소들은 $B_0$의 값과 관련돼 있다. 식 (5.10)에 의하면, $M_0$의 값은 $B_0$에 비례한다: 따라서 3 Tesla MRI 시스템은 1.5 Tesla 시스템의 $M_0$보다 2배 큰 $M_0$를 갖는다. 또한, 식 (5.14)에 따르면, 유도된 전압은 세차운동 주파수에 비례하는데 이 주파수 역시 $B_0$에 비례한다. 따라서 종합적으로 말하자면 MR 신호는 $B_0$ 자기장의 제곱에 비례한다. 이것이 바로 고자장 MRI 시스템을 개발하고자 하는 이유 중 하나이다. 물론, 전체적인 SNR 측면에서는 $B_0$의 강도에 따른 잡음의 증가도 함께 고려되어야 한다(이 부분은 5.20.1절에서 보다 상세히 다뤄진다). 전체적으로 영상의 SNR은 $B_0$의 값의

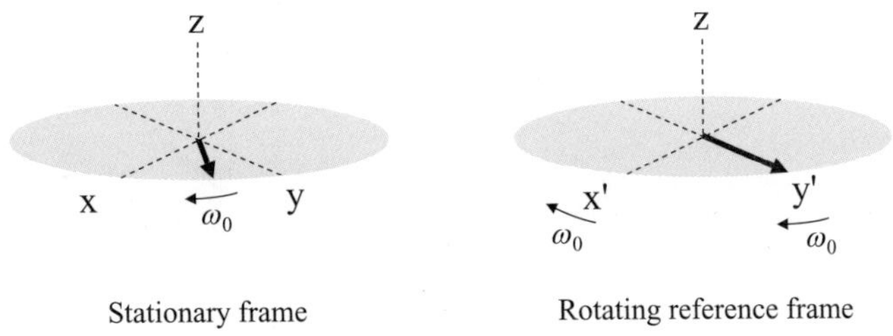


그림 5.8

(왼쪽) 정적 좌표계와 (오른쪽) 회전 좌표계 사이의 관계. 정적 좌표계에서는 자화가 횡평면 내에서 z축을 중심으로 각주파수 $\omega_0$ radians/sec의 속도로 세차운동을 한다. 회전 좌표계에서는 x′축과 y′축 자체가 z축을 중심으로 각주파수 $\omega_0$ radians/sec의 속도로 회전하기 때문에 자화는 정지한 것처럼 보인다.

3/2제곱에 비례한다.

### 5.4.2 회전기준좌표계

횡자화($M_x$와 $M_y$)의 x와 y 성분들은 $B_0$의 주위를 (3 Tesla 자석에 대해서 128 MHz에 달하는) 매우 높은 주파수로 세차운동을 한다. 이 운동을 시각화하는 데 있어서 '회전기준좌표계'(x′, y′, z) 개념은 매우 유용하다. 이 좌표계에서 x′y′ 평면은 z축 주위를 라모르 주파수로 회전한다. 따라서 라모르 주파수로 세차운동하는 양성자는 회전기준좌표계에서 정지한 것처럼 보인다. 이 변환은 단일 주파수로 세차운동하는 양성자를 고려할 때는 크게 중요치 않지만, 양성자가 공간적 위치에 따라 서로 다른 주파수로 세차운동을 하는 이미징 시퀀스에서는 회전기준좌표계가 분석에 필수적이다. 회전기준좌표계는 단지 편리한 시각화 모델일 뿐이라는 사실을 명심해야 한다: 실제로는 모든 양성자가 $B_0$ 주위를 세차운동한다.

## 5.5 $T_1$과 $T_2$ 이완 시간

5.2절에서 확인한 것처럼, 평형 자화 상태는 z-성분 자화 $M_z$가 $M_0$와 같고 횡자화 성분인 $M_x$와 $M_y$가 모두 0인 상태를 의미한다. RF 펄스를 인가하면 시스템에 에너지가 공급되어 비평형 상태가 만들어진다. 펄스가 꺼지고 나면 시스템은 열적 평

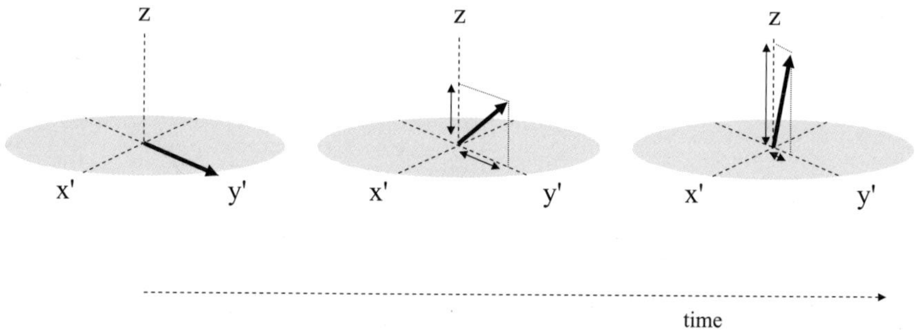


그림 5.9

(왼쪽) x축 둘레로 90° RF 펄스를 가한 뒤의 자화 벡터. (가운데) 펄스가 가해진 뒤 특정 시간에 자화의 $T_1$, $T_2$ 이완은 각각 $M_z$ 성분의 증가와 $M_y$ 성분의 감소를 야기한다. (오른쪽) 시간이 더 지나면, $M_z$와 $M_y$ 성분들은 각각 평형값인 $M_0$와 0으로 거의 회복된다.

형 상태로 다시 이완돼야 한다. 이완 현상은 다양한 공학 응용 분야에서 쉽게 접할 수 있다. 예를 들어, RC 전기 회로에 임펄스 전압 펄스를 가하면 집중정수 소자에 시변 전압이 유도된다. 이 전압은 시간이 지나면 펄스가 가해지기 이전의 값으로 회복되는데, 이 과정은 특정한 시정수(time constant)를 이용해서 표현할 수 있다. 그림 5.9는 x축 둘레로 90° 펄스를 가한 다음에 자화에 어떤 변화가 발생하는지를 보여준다.

z-성분, 그리고 x-성분, y-성분 들이 평형 상태로 되돌아가는 현상은 두 가지 종류의 이완 시간에 의해 결정된다는 사실을 기억하자. 두 가지 이완은 각각 $T_1$-이완(z-자화에만 영향을 줌)과 $T_2$-이완(x-자화, y-자화에만 영향을 줌)이라고 불린다. 이들은 또한 스핀-격자 이완($T_1$) 및 스핀-스핀 이완($T_2$)이라고도 불린다. MR의 이완 현상은 블로흐 방정식(Bloch equation)으로 알려진, 비교적 단순한 일차 미분 방정식을 이용해서 수학적으로 기술된다[1]. 이 방정식의 해는 아래와 같은 관계식으로 나타난다—임의의 눕힘각 α를 가진 RF 펄스가 인가된 이후에 특정 시간 t에서 $M_z$의 값은 다음과 같이 주어진다.

$$M_z(t) = M_0 \cos\alpha + (M_0 - M_0 \cos\alpha)\left(1 - e^{-\frac{t}{T_1}}\right). \quad (5.15)$$

예를 들어, 90° 펄스가 가해진 뒤에 $M_z$의 값은 다음 식과 같이 주어진다.

**〈표 5.1〉** 1.5 Tesla와 3 Tesla에서의 조직의 이완 시간(ms)

| Tissue | $T_1$ (1.5 T) | $T_1$ (3 T) | $T_2$ (1.5 T) | $T_2$ (3 T) |
|---|---|---|---|---|
| Brain (white matter) | 790 | 1100 | 90 | 60 |
| Brain (grey matter) | 920 | 1600 | 100 | 80 |
| Liver | 500 | 800 | 50 | 40 |
| Skeletal muscle | 870 | 1420 | 60 | 30 |
| Lipid (subcutaneous) | 290 | 360 | 160 | 130 |
| Cartilage | 1060 | 1240 | 42 | 37 |

$$M_z(t) = M_0\left(1 - e^{-\frac{t}{T_1}}\right). \tag{5.16}$$

서로 다른 조직은 서로 다른 $T_1$ 값을 가지며, 병변이 있는 조직은 정상 조직에 비해 매우 다른 $T_1$ 이완 시간을 가지게 되는 경우가 많다. 이러한 차이들은 MR 영상에서 (조직 간의) 대조를 만들어 내는 기반이 된다. 표 5.1에는 1.5 Tesla와 3 Tesla의 자기장에 대한 조직들의 $T_1$ 값이 주어져 있다. 표에서 알 수 있듯이, $T_1$의 값은 조직의 종류뿐만 아니라 자기장의 세기에 따라서도 달라지는데, 이 주제에 대해서는 5.13절에서 다시 다룰 것이다.

그림 5.10은 서로 다른 $T_1$ 값을 가지는 두 개의 조직에 90° 펄스를 가한 뒤 $M_z$ 자

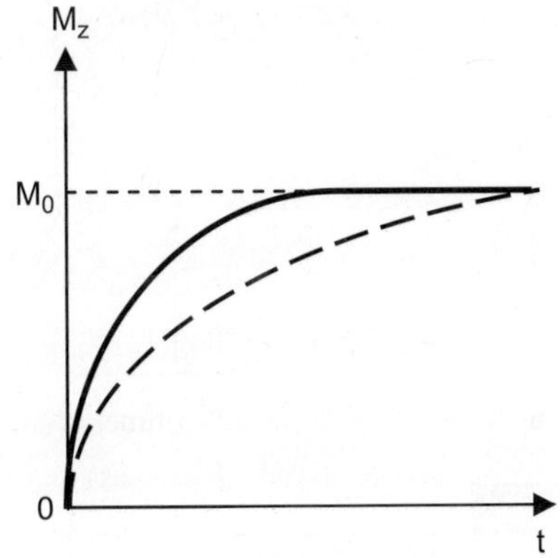


**그림 5.10**

짧은 $T_1$ 이완 시간(실선)과 긴 $T_1$ 이완 시간(점선)을 가지는 조직에 90° 펄스를 가한 뒤 시간의 흐름에 따른 $M_z$ 자화의 회복 양상. $t = 5{*}T_1$일 때 $M_z \sim 99\%\ M_0$가 되며 이를 완전한 회복이라고 가정함.

화의 시간에 따른 변화를 나타낸 것이다.

두 번째 종류의 이완 시간인 $T_2$는 $M_x$와 $M_y$ 자화 성분들이 열평형 값인 0으로 돌아가는 현상을 나타낸다. 만약 임의의 눕힘각 α를 가진 RF 펄스가 x축 둘레로 가해졌다면, RF 펄스가 가해진 후 시간 t에서의 $M_y$의 값은 다음과 같이 주어진다.

$$M_y(t) = M_0 \sin\alpha \exp -\left(\frac{t}{T_2}\right). \tag{5.17}$$

$T_1$ 이완 시간의 경우에서와 같이, 서로 다른 체내 조직들은 서로 다른 $T_2$ 값을 가지며, 이 성질도 역시 의료 영상에서 건강한 조직과 병변이 있는 조직을 구별하기 위해 사용될 수 있다. $T_1$과 유사하게 $T_2$의 값도 $B_0$에 따라 달라지는데, 표 5.1은 1.5 Tesla와 3 Tesla 자기장에서의 전형적인 값들을 보여주고 있다. $T_1$과 $T_2$ 값들 사이에는 직접적인 관련성은 없기 때문에 $T_1$이 길다고 하여 반드시 $T_2$가 길어지는 것은 아니라는 점을 명심해야 한다. 5.13절에서 보다 자세히 다루겠지만, 유일한 사실은 $T_1$이 항상 $T_2$보다 큰 값을 가진다는 것이다.

그림 5.11은 $T_2$ 이완의 메커니즘을 보여 준다. 지금까지는 모든 양성자가 정확하게 같은 주파수로 세차운동을 한다고 가정했지만, 실제로는 분자역학적인 관점

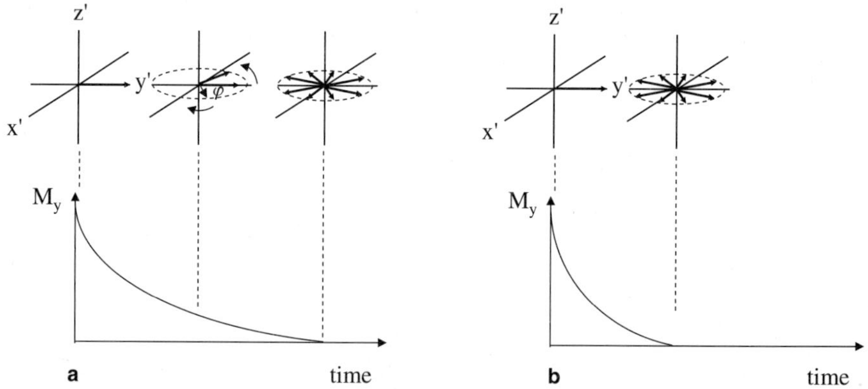


그림 5.11

상대적으로 긴 $T_2$*를 갖는 조직(a)과 짧은 $T_2$*를 갖는 조직(b)에 대한 자화의 $M_y$ 성분의 시간 의존성. 신호의 감소는 양성자의 위상 일관성 손실로 인해 발생한다. 예를 들어, 양성자들은 약간씩 다른 주파수로 세차운동을 하므로 서로 다른 위상을 얻고 y축 방향의 순자화 크기를 줄인다. 탈위상 과정이 빠를수록 $T_2$* 이완 시간이 짧아진다.

에서 세차 주파수에 약간의 차이가 발생하며, 시간이 지남에 따라 그 차이가 증가한다. 회전기준좌표계에서는 이 현상을 시간에 따라 (부채 모양으로) 펼쳐져 나가는 벡터로 나타낼 수 있다. 벡터의 위상(φ)은 y′축에 대한 벡터의 각으로 정의된다. 벡터가 펼쳐져 나가면서 벡터들은 새로운 φ 값들을 가지게 되며, 결국 '위상의 일관성'을 잃어버리게 된다. 따라서 모든 개별 자기모멘트들의 벡터합은 기하급수적으로 감소한다. 결국 벡터들이 횡평면상에 무작위적으로 놓여지게 되면, MR 신호는 0이 되고 $M_x$와 $M_y$ 성분들은 평형 상태로 돌아가게 된다.

실제로는 $M_x$와 $M_y$ 성분을 0으로 이완시키는 데 있어 중요한 부가 요인이 있다. 그 요인은 환자 내부의 $B_0$에 존재하는 공간적인 자기장의 불균일성이다. 이러한 불균일성을 만들어 내는 요인은 두 가지다. 첫 번째 요인은 촬영 대상 전체에 대해서 완벽하게 균일한 $B_0$ 자기장을 만들어 내는 자석을 설계하는 것이 사실상 불가능하다는 것이다. 5.14.1절에서 다루겠지만, MR 자석은 가능한 한 넓은 영역이 최대한도로 균일한 자기장을 가질 수 있도록 설계되지만 완전한 균일성을 달성하기에는 제조상의 제한이나 물리적인 제한이 있다. 두 번째 요인은 신체의 여러 부분들이 갖는 서로 다른 자화율(magnetic susceptibility)로 인해 발생하는 자기장의 국소적인 변화다. 예를 들면 (티타늄과 같이 MRI 적합 물질로 만들어진 경우라고 하더라도) 외과용 임플란트 근처에서는 물질의 특성들이 $B_0$ 값을 상당히 변화시킨다. 비록 그 정도가 크지는 않지만 이런 현상은 아주 다른 물성값을 가지는 조직들의 경계(예를 들면, 머리 내에 공기가 들어찬 공간 주변—공기는 산소를 포함하고 있어서 상자성을 띤다)에서도 발생할 수 있다. 만약 $B_0$ 자기장에 큰 국소적인 변화가 생긴다면 식 (5.9)에 의해서 양성자 세차운동 주파수에도 큰 변화가 생긴다. 이는 순수한 $T_2$ 이완 때보다 훨씬 더 빠른 자화의 탈위상을 야기한다. 국소적인 $B_0$ 자기장의 불균일성에 의한 영향은 이완 시간 $T_2^+$로 나타낸다. $T_2$와 $T_2^+$를 결합한 이완 시간은 $T_2^*$로 정의되며, 다음 식으로 주어진다.

$$\frac{1}{T_2^*} = \frac{1}{T_2^+} + \frac{1}{T_2}. \tag{5.18}$$

MRI에서의 $T_2^*$는 금속 임플란트 근처에서는 밀리초 이하, 공기와 조직의 경계 근처에서는 수십 밀리초, 뇌 내부의 매우 균질한 조직에서는 수백 밀리초에 이르는 다양한 값들을 가질 수 있다.

## 5.6 지질에서 발생하는 신호

지금까지는 체내에 있는 모든 양성자들이 거의 동일한 주파수로 공명한다고 가정했는데, 이는 조직 내의 물에 포함된 양성자에 대해서는 옳은 가정이다. 하지만 지질에 포함된 양성자는 물에 있는 양성자와는 크게 다른 주파수로 공명한다. 지질에 있는 대다수의 양성자는 장쇄지방산 내에 $-CH_2$의 형태로 존재한다. 지질 내에 있는 양성자의 공명 주파수가 물에 포함된 양성자의 공명 주파수와 다른 이유는 양성자에 주어지는 자기장의 세기는 $B_0$ 자기장뿐만 아니라 양성자를 둘러싸고 있는 전자들의 배열 구조에 의해서도 영향을 받기 때문이다. 양성자의 경우와 마찬가지로 전자도 자전하는 하전 입자이며 주자기장인 $B_0$와 반대 극성(음전하를 띠고 있기 때문임)을 띤 미소 자기장을 만들어 내는 전자 자기모멘트를 지니고 있다. 이 자기장은 양성자에 가해지는 실효 자기장 $B_{eff}$를 감소시킨다.

$$B_{eff} = B_0(1 - \sigma), \tag{5.19}$$

이때 σ는 차폐 상수라고 불리며 핵을 둘러싸고 있는 전자들의 환경(배치)과 관련이 있다. 양성자의 공명 주파수는 다음 식과 같이 주어진다.

$$\omega = \gamma B_{eff} = \gamma B_0(1 - \sigma). \tag{5.20}$$

그림 5.12에 보이는 것처럼 지질($-CH_2$)과 물($H_2O$)은 양성자 주위에 다른 형태의 전자 분포를 가지고 있는데 이는 산소 원자와 탄소 원자의 서로 다른 전기음성

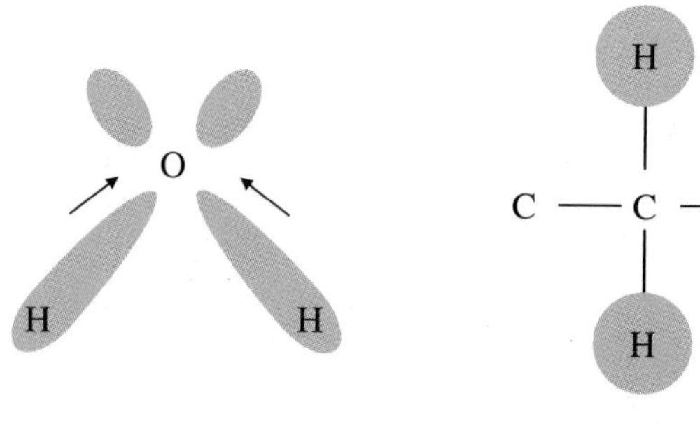


그림 5.12

물과 지질에 있는 양성자를 둘러싸고 있는 전자 밀도 분포(음영 지역). 물 안에 포함된 산소 원자의 강한 전기음성도가 전자를 양성자로부터 멀리 떨어뜨리므로 지질에 있는 양성자에 비해 자기장 차단 효과가 줄어든다.

도에 기인한다. 다른 형태의 전자 분포 때문에 지질과 물에 포함된 양성자가 서로 다른 주파수로 공명하는 것이다. 산소는 탄소보다 더 큰 전기음성도를 가지고 있기 때문에 물 안에 있는 전자는 지질에 있는 전자보다 양성자로부터 더 멀리 밀려나게 된다. 따라서 물에 있는 양성자는 상대적으로 차단 효과가 덜 생긴다. 이는 물의 차폐 상수 σ 값이 지질보다 더 작다는 것을 의미하므로 물의 공명 주파수는 지질의 주파수보다 더 커지게 된다. 3 Tesla에서 공명 주파수의 차이는 대략 2500 rad $s^{-1}$ 혹은 400 Hz이다.

## 5.7 자유 유도 감쇠

그림 5.13은 RF 펄스, MR 이완, 화학적 이동(chemical shift), 패러데이 유도를 통한 신호 검출 등의 현상들을 종합하여 실제 인체를 대상으로 측정한 MR 신호를 보여 준다. 이 신호는 종종 자유 유도 감쇠(free induction decay, FID)라는 용어로 불리는데, 이는 RF 펄스가 꺼지고 난 뒤에 '신호가 자유로운 세차운동을 한다'는 의미를 가지고 있다. FID는 전자기 유도를 이용하여 검출되며 최종적으로는 0의 평형값으

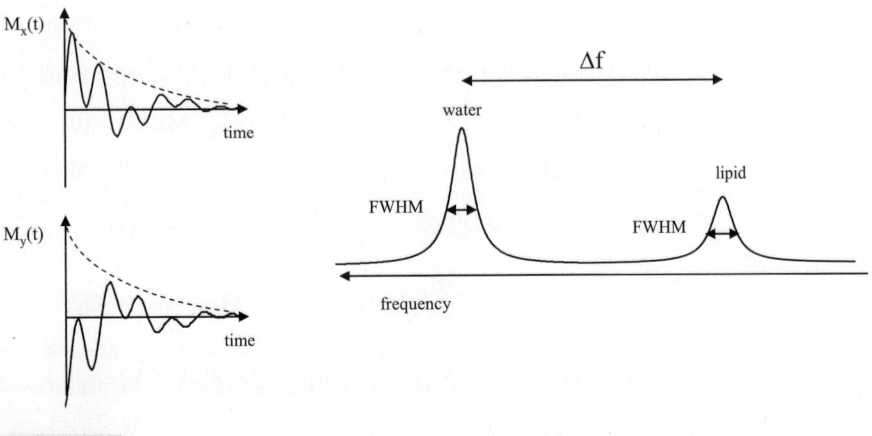


그림 5.13

(왼쪽) 시간의 함수로 표현된 자화의 x-성분, y-성분: 지질과 물의 서로 다른 공명 주파수로 인한 '박동 패턴'을 보여 준다. 오른쪽에 나타낸 주파수 스펙트럼의 실수부는 서로 Δf Hz만큼 분리된 두 개의 극점을 보여 준다.

로 감쇠한다. 만약 (이전에 언급한 바와 같이) 두 개의 코일이 있는 경우라면 자화의 두 성분인 $M_x$와 $M_y$를 각각 분리해서 측정할 수 있다. 이 신호들은 시간 영역보다는 주파수 영역에서 살펴보는 것이 더 편리하다. 주파수 영역 분석을 위해서는 1장에서 소개한 것처럼 시간 영역 신호에 대해 푸리에 변환을 수행하면 된다. 그림 5.13은 푸리에 변환을 수행한 MR 스펙트럼의 실수부를 보여 준다. 예상한 것처럼 두 개의 주파수 성분이 관찰되며, 각각은 지질(저주파수)과 물(고주파수)에 포함된 양성자를 나타낸다. 이 극점들은 뾰족한 델타 함수 형태를 가지지는 않으며, 감쇠하는 지수 함수를 푸리에 변환한 결과로 얻어지는 로렌츠(Lorenzian) 곡선 형태를 가진다. 각 극점의 선폭은 $1/\pi T_2^*$로 주어진다.

## 5.8 자기공명영상

그림 5.13에 제시된 신호에는 공간적인 정보가 포함되어 있지 않다. 이는 체내의 서로 다른 공간적 위치에 놓인 양성자들에서 발생한 신호를 구별해 낼 방법이 없다는 뜻이다. MR을 영상 기술로 만들기 위한 방법은 비교적 최근에 개발됐다[2]. 왜냐면 '만약 자기장을 대상체 안에서 공간적으로 변하게 할 수 있다면 공명 주파수를 공간적으로 다르게 만들 수 있을 것이고 이를 이용하면 영상을 만들 수 있을 것'이라는 사실을 최근에야 깨달았기 때문이다. 공간적인 주파수는 매우 역동적으로 변해야 하는데 이는 세 개의 분리된 경사자계 코일을 MRI 스캐너 설계에 집어넣음으로써 가능하다(5.14.2절에서 보다 상세히 다룰 것이다). 경사자계 코일은 공간적 위치에 따른 자기장의 변화가 선형적으로 일어나도록 설계된다.

$$\frac{\partial B_z}{\partial z} = G_z, \quad \frac{\partial B_z}{\partial x} = G_x, \quad \frac{\partial B_z}{\partial y} = G_y, \qquad (5.21)$$

여기서 G는 T/m의 단위로 측정되는 경사자계를 나타낸다. 3개의 독립적인 경사자계는 분리된 코일에 직류 전류를 흘려줌으로써 생성된다. 그림 5.14는 z-방향으로 선형 경사자계를 만들어 내는 코일의 설계 사례를 보여 준다. 각 경사자계 코일은 수백 암페어의 전류를 공급할 수 있는 고전력 경사자계 증폭기로부터 전류를 공급받는다. 이때 전류는 컴퓨터에 의해 제어되며 매우 빠르게 켜고 끌 수 있다. 또한 경사자계 코일은 경사자계의 중심($z = 0, y = 0, x = 0$) 위치에서는 추가되는 자기장이 없도록 설계된다. 즉, 중심에서는 자기장이 $B_0$ 값을 가진다. 관례적으로 y축은 자석 내부에 누워 있는 환자의 전면/후면 방향을, x축은 왼쪽/오른쪽 방향을 나타낸다. 경사자계 코일은 초전도 자석 안에 반영구적으로 고정된다(5.14절에서 다룬다). 그림 5.14는 z축을 따라서 인가된 경사자계에 의해 생성된 자기장과 위치 사이의 관계를 나타낸 그래프이다.

공통된 z-좌표축을 가진 양성자에 가해지는 자기장 $B_z$는 다음과 같다.

$$B_z = B_0 + zG_z. \tag{5.22}$$

그림 5.14에 나타낸 그래프로부터 $z = 0$ 위치에서 $B_z = B_0$이며 $z > 0$인 모든 지점에서 $B_z > B_0$이고 $z < 0$인 지점에서는 $B_z < B_0$임을 알 수 있다. 만약 경사자계 코일에서의 전류 방향이 바뀌면(음의 경사자계를 인가한다고 함) 그림 5.14의 기울기는 음의 값이 되며, $z > 0$인 모든 지점에서 $B_z < B_0$이고 $z < 0$인 지점에서는 $B_z > B_0$이 된다. z-좌표의 함수로 나타낸 양성자의 세차 주파수($\omega_z$)는 다음 식으로 주어진다.

$$\omega_z = \gamma B_z = \gamma(B_0 + zG_z). \tag{5.23}$$

회전기준좌표계에서 세차 주파수는 다음과 같다.

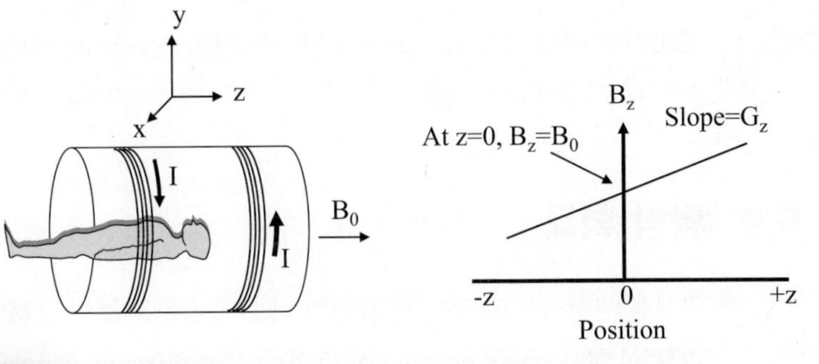


**그림 5.14**

(왼쪽) 맥스웰 쌍 경사자계 코일. 크기는 같고 방향은 반대인 전류가 z-방향을 축으로 한 원통 주위에 감긴 도선을 통해 흐른다. (오른쪽) 결과로 얻어진 자기장 Bz (z-좌표의 함수로 표현됨). 그래프의 기울기는 z-경사자계인 Gz이다. 양쪽 경사자계 코일에 흐르는 전류의 크기가 같기 때문에 경사자계 코일의 중심에서의 자기장의 값은 $B_0$가 된다. 주어진 전류 방향에 대해 플레밍의 왼손 법칙을 적용하면 $z < 0$에서의 자기장은 $B_0$보다 작고 $z > 0$에서의 자기장은 $B_0$보다 크다는 것을 알 수 있다.

$$\omega_z = \gamma z G_z, \text{ or } f_z = \frac{\gamma}{2\pi} z G_z. \tag{5.24}$$

x-경사자계와 y-경사자계가 걸려 있을 경우의 공명 주파수의 공간적인 분포도 유사한 수식으로 구해진다. 일반적으로 의료 시스템에서의 최대 경사자계 크기는 미터당 40 mT 수준이다.

**예제 5.4** 40 mT/m 크기의 z-경사자계가 인가되었을 때 3 Tesla 스캐너 안에 있는 머리의 상단부와 하단부에서의 양성자의 공명 주파수를 계산하시오. 머리의 중심은 경사자계 코일의 중심에 있다고 가정하고, 머리의 길이는 25 cm라고 가정하시오. 만약 −20 mT의 음의 경사자계가 가해진다면 어떤 현상이 일어날까?

**풀이** 머리 중심에서는 경사자계로부터 더해지는 자기장이 없기 때문에 양성자의 공명 주파수가 127.7 MHz이다. 머리의 상단부에서 더해지는 자기장은 0.04 T/m × 0.125 m = 0.005 T로 주어진다. 이는 0.005 T × 42.58 MHz/T ~ 213 kHz에 해당한다. 머리의 하단부에서는 당연히 −213 kHz가 된다. 따라서 머리 전체의 자기장 차이는 약 426 kHz이다. 만약 음의 경사자계인 −20 mT/m가 인가되면 이 전기장 차이는 반으로 줄어든다. 즉, 213 kHz가 된다. 하지만 이번에는 머리의 상단부에 있는 양성자는 머리 중심의 주파수보다 106.5 kHz 낮은 주파수로 공명하고 머리의 하단부에 있는 양성자는 머리 중심의 주파수보다 106.5 kHz 높은 주파수로 공명한다.

## 5.9 영상 획득

영상을 생성하는 과정은 세 가지의 서로 독립된 요소인 슬라이스 선택(slice selection), 위상 부호화(phase encoding), 주파수 부호화(frequency encoding)로 나눌 수 있으며, 아래 절들에서 각각에 대해 소개할 것이다. 그림 5.15(a)는 전체적인 이미징 '펄스 시퀀스'를 보여 준다. 송신기 선은 RF 펄스가 인가되는 시점을 표시한다. 이때, 펄스의 길이와 파워는 지정된 눕힘각을 만들기 위해 조절된다. 각 경사자계 선에서 경사자계의 높이는 경사자계의 강도를, 극성(양의 값 혹은 음의 값)은 특정 경사자

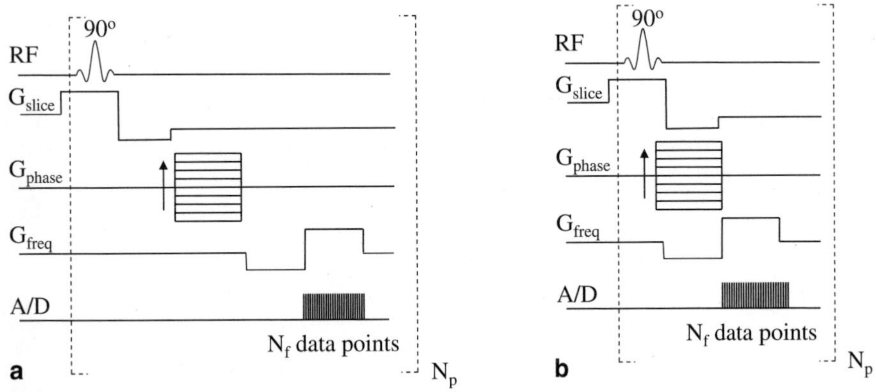


**그림 5.15**

이미징 시퀀스를 표현하기 위한 펄스 시퀀스 다이어그램. RF 펄스가 인가되고 다양한 경사자계가 켜지고 꺼지며 아날로그-디지털(A/D) 컨버터가 데이터 획득을 위해 작동한다. (a) 영상을 구성하기 위한 개별적인 단계들인 슬라이스 선택(RF와 $G_{slice}$), 위상 부호화($G_{phase}$), 주파수 부호화($G_{freq}$와 A/D)는 서로 독립적으로 다뤄질 수 있다. (b) 실용적으로는 RF 여기와 신호 획득 사이의 시간을 최소화하기 위해서 경사자계들이 적절한 시점에서 동시에 인가된다.

계 코일에 어떤 방향 전류가 흐르는지를 나타낸다. A/D 선은 수신기가 언제 열리는지, 그리고 주파수 부호화 경사자계가 켜져 있는 동안에 얼마나 많은 수($N_f$)의 데이터 값이 획득되는지를 나타낸다. 전체적인 RF 펄스와 세 개의 경사자계의 시퀀스는 여러 번($N_p$—일반적으로 128과 512 사이의 수) 반복되어야만 2차원 데이터세트를 구성할 수 있다. 이때 위상 부호화 경사자계 옆에 있는 화살표는 시퀀스를 반복할 때마다 다른 값이 사용된다는 것을 의미한다. 세 가지 요소 각각은 완벽하게 독립적이기 때문에 실제로는 그림 5.15(b)에 보이는 것처럼 영상 시퀀스의 전체 소요 시간을 줄이기 위해서 경사자계 시점들을 겹치는 것이 일반적이다.

## 5.9.1 슬라이스 선택

MRI 스캐닝을 계획할 때 가장 먼저 할 일은 어떤 방향의 슬라이스를 얻을 것인지를 결정하는 것이다. 축방향 영상만 얻어지는 CT에서와는 달리 MRI는 어떤 방향으로도 영상을 얻을 수 있다. 예를 들어, 그림 5.16에 보이는 것처럼 y-, z-, x-방향으로 슬라이스를 선택하면 각각 관상면, 축면, 사상면 영상을 선택적으로 얻을 수 있

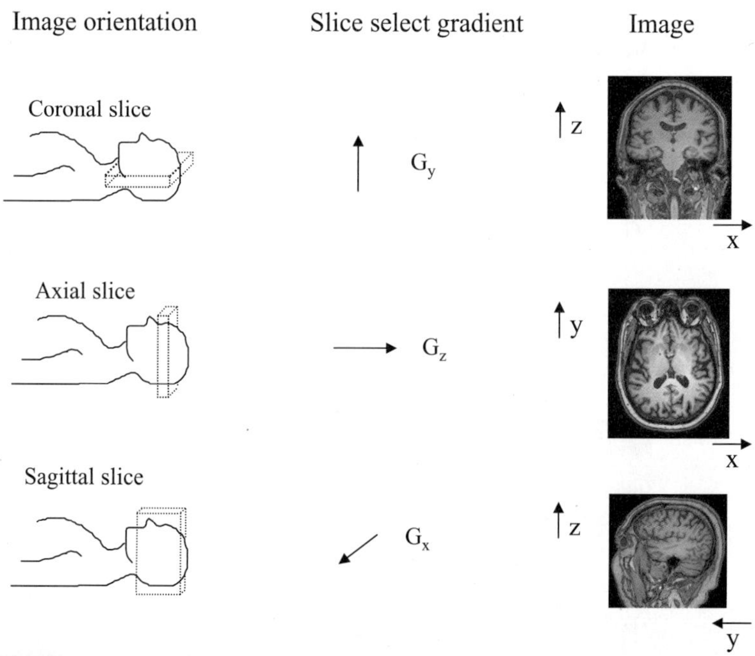


그림 5.16

서로 다른 영상 획득 방향들. 관상면(위), 축면(가운데), 사상면(아래) 슬라이스 영상은 RF 펄스가 가해지는 동안 각각 y, z, x 방향 경사자계를 인가함으로써 얻을 수 있다.

다. 실제로는 특정 신체 부위에 대한 임상 이미징 프로토콜에서는 (위의 세 가지와) 다른 영상 방향을 요구하는 경우도 있다.

슬라이스 선택을 위해서는 ($G_{slice}$라고도 표시하는) 경사자계 중 하나($G_x$, $G_y$, 또는 $G_z$)와 주파수 선택적 RF 펄스를 동시에 인가한다. 이 선택적 RF 펄스는 특정한 주파수 $\omega_s$를 중심으로 여기(excitation) 대역폭 $\pm\Delta\omega_s$를 가지는데 이는 제한된 대역폭을 갖고 특정 주파수의 에너지를 전송하는 라디오 방송국 송신기와 유사하다. 대역폭 내($\omega_s - \Delta\omega_s$와 $\omega_s + \Delta\omega_s$ 사이)의 세차 주파수를 가지는 양성자는 RF 펄스에 의해 횡평면상에서 회전하게 되지만 대역폭 밖의 세차 주파수를 가지는 양성자는 전혀 영향을 받지 않는다. 그림 5.17은 축면 슬라이스가 선택됐다고 가정했을 때 90° 펄스를 인가한 이후에 양성자의 방향을 보여 준다.

슬라이스 두께(T)는 다음 식으로 주어진다.

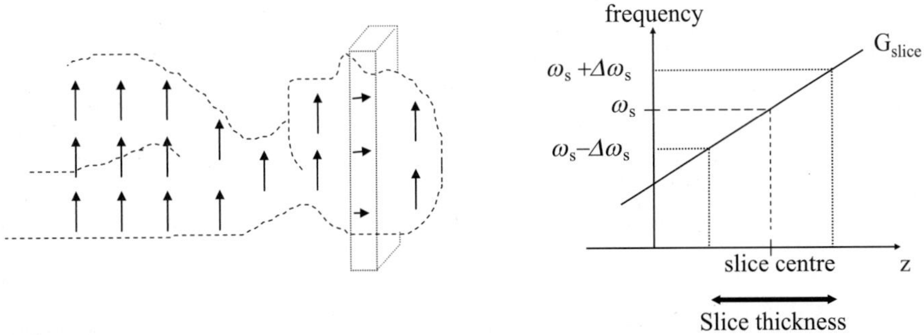


그림 5.17

(왼쪽) z-경사자계와 동시에 인가된 90° 펄스의 효과. 축면 슬라이스 안에 포함된 양성자만 횡평면상으로 90°만큼 누워서 측정 가능한 MR 신호를 만들어 낸다. 선택된 슬라이스 바깥에 있는 양성자는 z-방향 순자화 값을 가진다. (오른쪽) z-좌표의 함수로 나타낸 경사자계의 세기(그래프의 기울기).

$$T = \frac{2\Delta\omega_s}{\gamma G_{slice}}. \tag{5.25}$$

따라서 슬라이스를 얇게 만들기 위해서는 $G_{slice}$의 강도를 (최대로) 증가시키거나 RF 펄스의 주파수 대역폭을 감소시키면 된다. RF 펄스의 가장 이상적인 형태는 직사각형 모양으로, 이 경우에는 슬라이스 내에 있는 모든 양성자가 동일한 눕힘각으로 여기되며 슬라이스 바깥의 양성자들은 전혀 여기되지 않는다. 1.9.1절에 제시된 푸리에 변환의 성질에 의거해서 (보통 수 ms의 길이를 가지는) 싱크(sinc) 함수와 유사하게 생긴 RF 펄스가 사용된다. RF 펄스의 $\omega_s$ 값을 변화시키면 슬라이스의 위치를 신체의 다른 부분으로 옮길 수 있다.

**예제 5.5** 만약 최대 경사자계의 세기가 40 mT/m라면 1 mm의 슬라이스 두께를 만드는 데 필요한 RF 펄스의 대역폭은 얼마인가? 만약 슬라이스 두께가 0.5 mm로 줄어든다면, 필요한 RF 펄스는 1 mm 슬라이스 두께의 경우보다 짧아져야 하는가 아니면 길어져야 하는가?

**풀이** 식 (5.23)을 사용하면,

$$1 \times 10^{-3}(\mathrm{m}) = \frac{2\Delta\omega_s}{267.54 \times 10^6(\mathrm{HzT^{-1}})0.04(\mathrm{Tm^{-1}})}.$$

이 식을 풀이하면 대역폭 $2\Delta\omega_s$은 10070 $\mathrm{rads^{-1}}$ 또는 1700 Hz가 된다. 푸리에 변환의 성질로부터 더 긴 RF 펄스는 더 좁은 주파수 스펙트럼을 생성하게 되므로 주어진 경사자계 $G_{slice}$에 대해서 더 얇은 슬라이스 두께를 만들기 위해서는 RF 펄스는 두 배가 되어야 한다.

슬라이스 내에 있는 양성자의 운동을 조금 더 자세히 분석해 보면, RF 펄스의 길이(보통 1밀리초 정도)가 비교적 길기 때문에 슬라이스 내에서 서로 다른 z-위치에 있는 양성자들은 펄스가 가해지는 동안에 $B_0$의 둘레로 (z-위치에 따라 선형적으로 조금씩 다른 주파수를 가지고) 세차운동을 한다. 따라서 그림 5.18에 보이는 것처럼 서로 다른 z-위치의 양성자들은 (RF 펄스가 가해지는 동안) 다른 위상($\varphi_{slice}$) 값을 누적해서 갖게 된다.

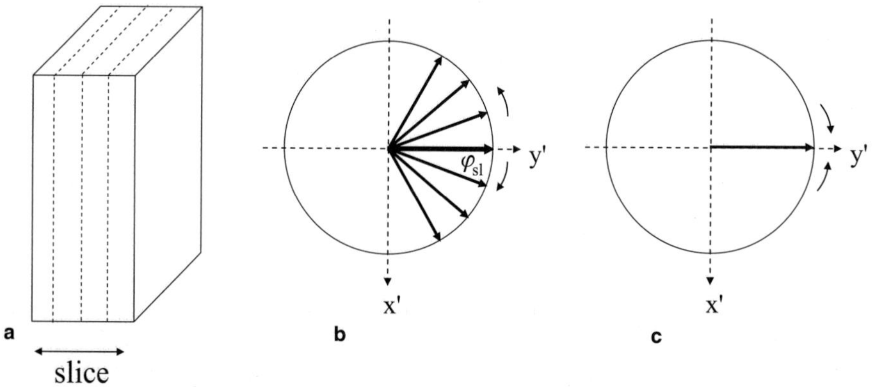


**그림 5.18**

(a) 슬라이스는 유한한 두께를 갖기 때문에 슬라이스 내에서 다른 z-위치에 있는 양성자들은 RF 펄스가 가해지는 동안에는 서로 다른 주파수로 세차운동을 한다. (b) RF 펄스가 끝날 때, 각 z-위치에 있는 양성자들은 식 (5.26)에 따른 위상 $\varphi_{sl}$을 갖게 되고, 순자화 벡터는 위상의 일치도가 떨어짐으로 인해 크게 감소된다. (c) 적절한 길이와 크기를 갖는 음의 재위상화 슬라이스 경사자계를 걸어 주면 모든 양성자가 최대 순자화를 가질 수 있도록 다시 모이게 된다.

$$\varphi_{slice}(z) = \gamma G_z z \frac{\tau}{2}, \tag{5.26}$$

여기서 $\tau$는 RF 펄스의 지속시간이다. 모든 개별 자화 벡터들의 벡터합으로 계산되는 순자화의 값은 RF 펄스가 매우 짧을 때에 비해 감소한다. 다행히도 자화의 탈위상(dephasing)을 '되돌리는' 간단한 방법이 있다. 음의 재위상(rephasing) 경사자계($G_{slice}^{ref}$)를 $\tau^{ref}$의 시간 동안 가해주기만 하면 된다. 경사자계의 파형이 완벽하게 직사각형이라고 가정하면 완전한 재위상화는 다음 시점에 일어난다.

$$G_{slice}^{ref} \tau^{ref} = \frac{\tau}{2} G_z. \tag{5.27}$$

### 5.9.2 위상 부호화

z-방향으로 슬라이스 선택 경사자계가 걸려 있는 축면 슬라이스의 경우에는, MR 신호의 위상과 주파수를 이용해서 x와 y 방향을 부호화한다[3;4]. 간단한 이미징 시퀀스의 경우에는 특정 차원이 위상에 의해 부호화되는지 주파수에 의해 부호화되는지는 중요치 않다. 그림 5.15에서처럼 위상 부호화 경사자계($G_{phase}$)는 $\tau_{pe}$의 시간 동안 켜졌다가 꺼진다. 만약 $G_{phase}$가 y-차원에 해당한다면 $\tau_{pe}$의 시간 동안 양성자는 $\omega_y = \gamma G_y y$의 주파수로 세차운동을 한다. 이는 다음 식으로 주어지는, 공간 위치에 따라 다른 위상 변이 $\varphi_{pe}(G_y, \tau_{pe})$를 만들어 낸다.

$$\varphi_{pe}(G_y, \tau_{pe}) = \omega_y \tau_{pe} = \gamma G_y y \tau_{pe}. \tag{5.28}$$

그림 5.19는 경사자계 코일의 중심을 기준으로 $y = 0, +1, +2, +3, +4$ cm의 다섯 위치에 있는 양성자의 위상 변위를 보여 준다. 첫 번째 위상 부호화 경사자계 $G_{pe1}$의 값은 그림 5.15에 나타나 있는 최대의 음의 경사자계에 해당한다. 이 경사자계는 위치에 따라 서로 다른 위상 변위를 만들어 내는데 (그림 5.19에서와 같이) $\varphi_2 = 2\varphi_1, \varphi_3 = 3\varphi_1, \varphi_4 = 4\varphi_1$이 된다. 위상 부호화 경사자계의 두 번째 값인 $G_{pe2}$는 $G_{pe1}$보다 $\Delta G_{pe}$만큼 약간 더 큰($G_{pe1}$은 음수임) 경사자계 값을 가진다. 따라서 각 y-위치에서의 위상 변이는 $G_{pe1}$의 경우보다는 약간씩 줄어들게 된다.

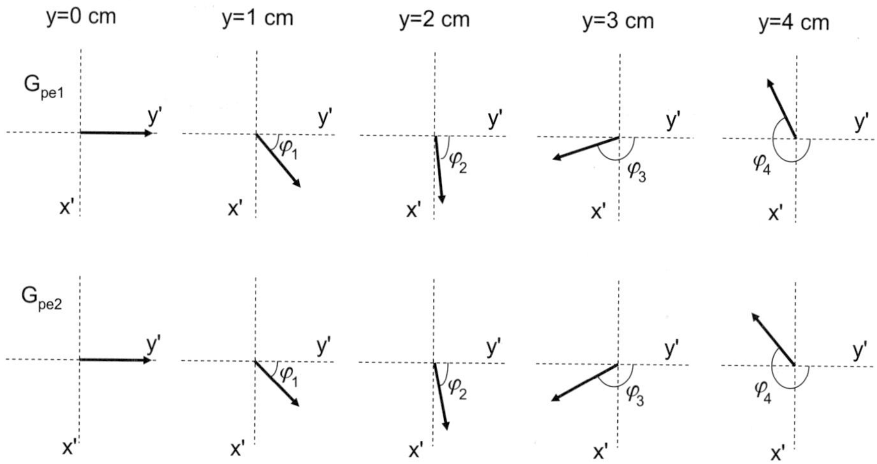


**그림 5.19**

y-경사자계의 중심을 기준으로 4개의 다른 수직 위치에 있는 양성자의 위상 부호화. 위쪽 행에서는 $G_{pe1}$의 경사자계가 주어졌다. y 경사자계의 중심에 있는 양성자는 추가된 자기장이 없기 때문에 회전기준좌표계상에서 위상이 보이지 않는다. y 방향으로 멀어질수록 위상 변이가 더욱 커진다. 아래쪽 행에서는 $G_{pe1}$보다 약간 큰($G_{pe1}$은 음수임) $G_{pe2}$의 위상 부호화 경사자계가 주어졌다. 여전히 y = 0에 있는 양성자는 위상이 없고 다른 위치에 있는 양성자들은 $G_{pe1}$이 주어졌을 때보다 약간 작아진 위상을 갖게 된다. 일반적으로 전체 영상을 얻기 위해서 128에서 512개의 $G_{pe}$ 값을 사용한다.

## 5.9.3 주파수 부호화

x-차원은 수신기가 켜져서 데이터를 획득하는 동안에 주파수 부호화 경사자계($G_{freq}$)를 가함으로써 부호화할 수 있다. 이 시간 동안에 양성자는 x-위치에 따라 결정되는 값인 $\omega_x = \gamma G_x x$의 주파수로 세차운동을 한다. 수신기가 켜져 있는 동안 총 $N_f$ 개의 데이터 값이 얻어진다.

전체적으로 보면, 각각의 위상 부호화 단계별로 (그림 5.20에 나타낸 것처럼) 영상에 있는 개별 복셀의 값은 (y 좌표에 의해 결정되는) 특정한 위상과 (x 좌표에 의해 결정되는) 특정한 주파수에 의해서 결정된다는 것을 의미한다. 예를 들어 256 × 256 영상을 만들기 위해서는 $N_f$ = 256 샘플 개수로 256번의 시퀀스를 반복 수행해야 한다. 이때 각각의 시퀀스는 가장 낮은 음의 값부터 가장 높은 양의 값까지 일정한 증가량 $\Delta G_{pe}$로 증가하는, 서로 다른 값의 위상 부호화 경사자계를 가진다. 연

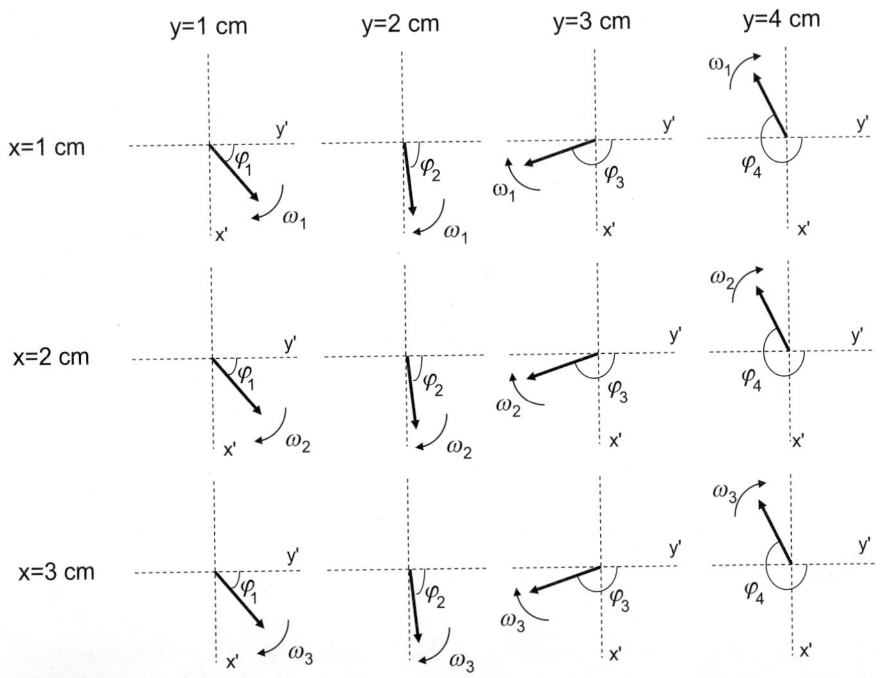


그림 5.20

위상 부호화 경사자계와 주파수 부호화 경사자계의 복합 효과. 주어진 y 좌표에 있는 양성자의 위상은 그림 5.19에 나타낸 것과 동일하다. 데이터 획득 시간 구간에서 양성자의 세차운동 주파수는 x 좌표를 따라 선형적으로 증가 또는 감소한다.

속적인 RF 펄스들 사이에 $M_z$ 자화가 충분히 회복되어 충분한 $T_1$ 이완이 일어나게 하기 위해서는 연속된 RF 펄스들 사이에 지연 시간을 주어야 하는데, 이 시간을 TR(repetition time)이라고 한다. 따라서 전체 데이터 획득 시간은 TR과 위상 부호화 횟수를 곱한 TR*$N_{pe}$이 된다.

## 5.10 k-공간 형식과 영상 복원

획득된 데이터가 영상으로 변환되는 원리를 이해하기 위해서는 $N_f \times N_{pe}$ 개의 신호를 다음과 같이 수학적으로 표현하는 것이 유용하다.

$$s(G_y, \tau_{pe}, G_x, t) \propto \int_{slice}\int_{slice} \rho(x, y)e^{-j\gamma G_y y \tau_{pe}} e^{-j\gamma G_x x t} dxdy. \quad (5.29)$$

이 식에서 슬라이스, 위상 부호화, 주파수 부호화 항은 독립적으로 다뤄질 수 있다. 슬라이스에 대한 이중 적분은 신호가 슬라이스 내에 있는 양성자로부터만 발생하며 슬라이스 바깥에 있는 양성자는 신호를 생성하지 않는다는 것을 의미한다. ρ(x, y)라는 인자는 슬라이스 내에 있는 각 위치 (x, y)에서의 양성자의 수를 나타내며 '양성자 밀도(proton density)'라고 부른다. 이 값은 식 (5.10)에 있는 $N_{total}$ 항과 관련이 있다—신호의 세기는 각 복셀 내에 포함된 양성자의 수에 비례한다. 적분 내의 두 번째 항은 위상 부호화 경사자계로부터 발생한 위상($\varphi_y = \gamma G_y y \tau_{pe}$)을 나타낸다. 식의 세 번째 항은 공간적 위치에 따른 공명 주파수($\omega_x = \gamma G_x x$)를 나타낸다.

Ljunggren에 의해 개발된 'k-공간(k-space)' 형식은 매우 유용한 모델이다[5]. 두 개의 변수인 $k_x$와 $k_y$는 아래와 같이 정의된다.

$$k_x = \frac{\gamma}{2\pi} G_x t, \; k_y = \frac{\gamma}{2\pi} G_y \tau_{pe}. \quad (5.30)$$

k 값들은 1장에서 다룬 것처럼 공간 주파수들이다. 식 (5.29)는 이제 이 두 개의 변수를 이용해서 다음과 같이 나타낼 수 있다.

$$S(k_x, k_y) \propto \int_{slice}\int_{slice} \rho(x, y)e^{-j2\pi k_x x} e^{-j2\pi k_y y} dxdy. \quad (5.31)$$

따라서 획득한 데이터는 $k_x$, $k_y$-공간에서 2차원 데이터세트로 나타낼 수 있다. 가장 낮은 음(−)의 값을 갖는 위상 부호화 경사자계 $G_y$가 주어진 상태에서 $N_f$ 개의 데이터 값들이 얻어지는 상황을 가정해 보자. 식 (5.30)에 의하면 $N_f$ 개의 데이터 포인트들의 $k_y$ 값들은 모두 가장 낮은 음의 값을 가진다. 그림 5.15에 나타낸 것처럼, 데이터를 얻기 전에는 x-방향으로 음의 경사자계가 주어진다. 이 경사자계의 세기를 $G_{dephase}$라고 하고, 경사자계가 지속되는 시간을 $\tau_{dephase}$라고 하면, 이 값들은 아래의 관계식을 만족하도록 결정된다.

$$G_{dephase}\tau_{dephase} = \frac{T_{acq}}{2} G_{freq}. \quad (5.32)$$

이 식은 탈위상화 경사자계가 데이터 획득 시간($T_{acq}$)의 가운데 지점에서 정확하게 상쇄된다는 것을 의미한다. 주파수 부호화 경사자계가 커질 때 얻어지는 첫 번째 데이터 포인트는 가장 낮은 음의 $k_x$ 값을 갖는다. 그리고 두 번째 데이터 포인트는 $k_x$의 값보다 조금 더 큰 값을 가진다. $N_f/2$ 번째 데이터가 얻어지면 $k_x$는 0의 값에 도달하고, 이후부터 남은 $N_f/2$ 개의 데이터 포인트들은 양(+)의 값을 갖는다. 따라서 Nf 개의 데이터 포인트들은 k-공간에서 그림 5.21에 있는 line 1과 같은 하나의 '선(line)'에 대응된다. k-공간에서의 두 번째 선은 위상 부호화 경사자계의 다음 단계 값에 대응되므로 첫 번째 선보다 좀 더 양의 방향에 있는 $k_y$ 값으로 옮겨 간다. 이런 방식으로 (그림 5.21과 같이) 전체 2차원 k-공간 행렬이 얻어진다.

얻어진 k-공간 데이터로부터 어떻게 영상을 생성할 수 있을까? 1.9.1절에서 함수 $S(k_x, k_y)$에 대한 역푸리에 변환(inverse Fourier transform)이 다음 식과 같이 주어졌다.

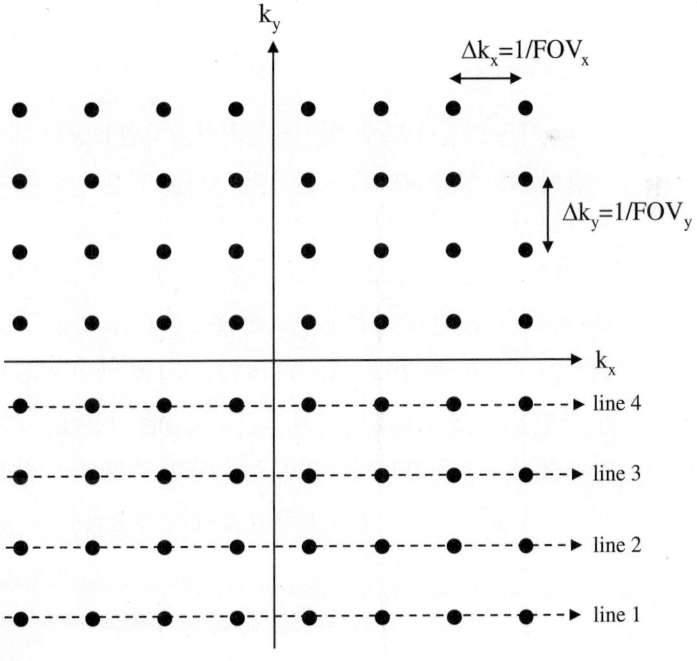


**그림 5.21**

k-공간: 데이터 획득은 한 줄 한 줄 이뤄진다. 첫 번째 줄은 위상 부호화 경사자계가 가장 낮은 음의 값을 가질 때 얻어진다. 연속된 데이터 포인트 사이의 $\Delta k_x$와 $\Delta k_y$ 값은 영상의 각 방향별 영상 영역(길이)의 역수와 같다(연습문제 5.15 참조).

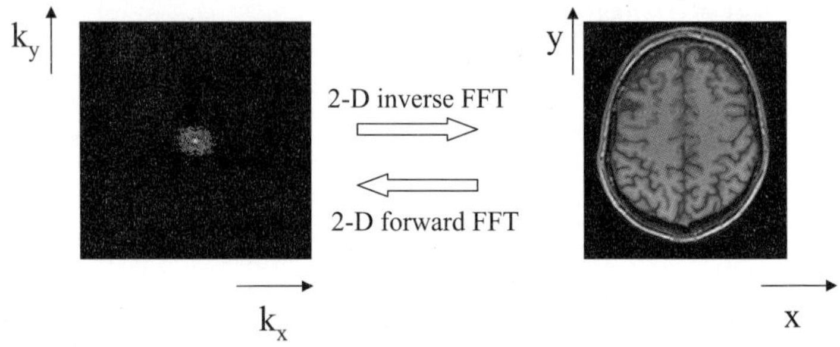


그림 5.22

왼쪽에 있는 획득된 k-공간 데이터와 오른쪽에 있는 영상 사이의 수학적인 관계는 2차원 푸리에 변환의 관계다. k-공간 데이터와 영상 데이터 둘 다 실수부 및 허수부를 가진 복소수이지만, 일반적으로 두 영상 모두 복소수의 크기(magnitude)를 이용해서 시각화한다.

$$\rho(x, y) = \int_{-\infty}^{\infty}\int_{-\infty}^{\infty} S(k_x, k_y)e^{+j2\pi(k_x x + k_y y)}dk_x dk_y. \qquad (5.33)$$

이 식은 그림 5.22에 나타낸 것처럼, 2차원 k-공간 데이터 $S(k_x, k_y)$의 역푸리에 변환이 MR 영상 ρ(x, y)를 만들어 낸다는 것을 의미한다. 사실 이 역푸리에 변환은 실수부와 허수부 모두를 가진 복소수 영상을 만들지만, MR 영상은 거의 대부분의 경우에 크기(실수부와 허수부를 포함한 복소수의 크기)를 이용해서 시각화된다. 또한 그림 5.22로부터 k-공간의 중심인 $k_x = 0, k_y = 0$에서 최대의 신호가 얻어진다는 것을 알 수 있다. 이는 식 (5.31)에서 두 개의 지수 항이 1이 되는 것으로부터도 확인할 수 있다. k-공간에서 작은 k 값들은 낮은 공간 주파수에 해당한다. 이때, 1장에서 다룬 것처럼 $k_{max}$는 가장 높은 공간 주파수를 의미한다. $k_{max}$의 값이 커질수록, 즉 더 많은 횟수의 위상 부호화 단계가 진행될수록, 더 높은 공간 분해능(spatial resolution)을 얻을 수 있다.

## 5.11 다중슬라이스 영상

그림 5.15에 나타낸 영상 시퀀스로는 전신에서 한 장의 슬라이스 영상만을 획득할

수 있다. 분명히 우리는 환자로부터 여러 장의 슬라이스 영상을 얻기를 원한다. 만약 이 과정을 모든 슬라이스에 대해서 연속적으로 반복해야 한다면 MR 스캐닝 시간은 아주 길어질 것이다. 앞에서 언급한 것처럼, 조직의 일반적인 $T_2^*$ 값은 $T_1$ 이완 시간보다 훨씬 짧다. 따라서 각각의 위상 부호화 단계 시행을 위한 연속된 RF 여기들 사이에 필요한 TR 시간은 TE(echo time, 에코 시간. 일반적으로 RF 펄스의 중심에서부터 MR 신호 측정의 중심 시점까지의 소요 시간을 의미한다—역자 주. 그림 5.23 참조)에 비해 훨씬 길다. 따라서 '대기 시간'인 TR-TE를 다른 슬라이스의 데이

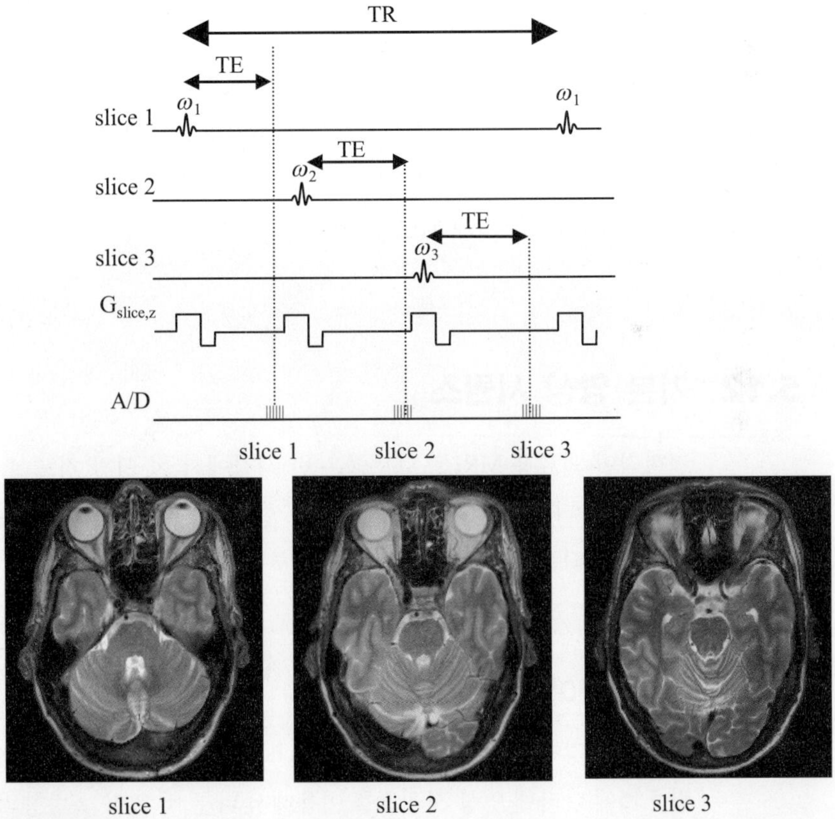


**그림 5.23**

(위) 다중슬라이스 경사에코 시퀀스. 이 방식은 한 TR 시간 내에 많은 인접 슬라이스를 얻기 위해 사용된다. 편의상 슬라이스 선택 경사자계만 나타내었는데 실제로는 위상 부호화와 주파수 부호화 경사자계도 그림 5.15(b)에서처럼 각 슬라이스마다 차례로 인가된다. (아래) 슬라이스 선택 방향이 z 방향일 때, 뇌에서 얻어진 인접한 3개의 축면 슬라이스.

터를 획득하기 위해 사용할 수 있다. 한 슬라이스의 바로 인접한 슬라이스를 여기시키기 위해서는 단 하나의 파라미터만 변경하면 되는데, 바로 RF 펄스의 중심 주파수다. 이후에는 슬라이스 선택, 위상 부호화 및 주파수 부호화 경사자계를 이전과 똑같이 반복하면 된다. 다만 두 번째 슬라이스에서 얻어진 데이터는 첫 번째 슬라이스에서 얻은 데이터와 분리해서 저장해야 한다. 이러한 과정이 그림 5.23에 나타나 있다. 최대 슬라이스의 수는 TR/TE의 값에 의해 결정된다. 실용적으로는 슬라이스들 사이에 약간의 틈(보통은 슬라이스 두께의 10분의 1)을 두고 슬라이스들을 하나씩 건너뛰며 영상을 획득한다. 즉, 홀수번의 슬라이스를 모두 획득한 뒤에 짝수번의 슬라이스를 모두 획득하는 식이다. 이렇게 하는 이유는 RF 펄스가 이상적인 주파수 형태를 가지고 있지 않기 때문에 선택한 슬라이스의 양쪽 끝단 주변에 있는 양성자들도 일부 여기가 되기 때문이다. 인접한 슬라이스 영상을 획득하고 TR/2의 시간을 기다림으로써 각 슬라이스의 바깥에 있는 자화가 완전한 평형값으로 돌아올 시간을 벌게 되는 셈이다.

## 5.12 기본 영상 시퀀스

전형적인 의료용 MRI 프로토콜은 반 시간에서 한 시간 정도 소요되며 3개에서 6개의 서로 다른 검사들로 구성되기도 한다. 이후의 절들은 대부분의 의료용 검사에서 활용되는 기본적인 시퀀스를 다루며, 더 심화된 개념들은 5.16절에서 다루도록 한다.

### 5.12.1 다중슬라이스 경사에코 시퀀스

기본적인 경사에코 시퀀스(gradient echo sequence)에 대해서는 이미 5.8절에서 그림 5.15에 나타낸 영상 시퀀스를 이용해서 다룬 바 있다. z-방향의 슬라이스 선택을 통해 얻어진 축면 영상에 대해서 각 (x, y) 복셀의 영상 신호의 강도인 I(x, y)는 다음 식과 같이 주어진다.

$$I(x,y) \propto \rho(x,y) \frac{\left(1 - e^{-\frac{TR}{T_1}}\right)\sin\alpha}{1 - e^{-\frac{TR}{T_1}}\cos\alpha} e^{-\frac{TE}{T_2^*}}. \tag{5.34}$$

$\alpha = 90°$를 이용하면 SNR이 최대화되기는 하지만 이 경우에는 완전한 $T_1$ 이완이 일어나기 위해서 긴 TR이 필요하므로 영상 획득 시간이 길어지게 된다. 예를 들어, 만약 조직의 $T_1$이 1초이고 거의 완전한 $T_1$ 이완(95% 이상)이 이루어지도록 TR을 $3 \times T_1$으로 정했다면, 하나의 $256 \times 256$의 다중슬라이스 영상을 얻는 데 8분의 시간이 소요되며 고해상도인 $512 \times 512$ 영상을 얻는 데는 16분이 소요된다. 이는 임상 응용 기준에서 볼 때 지나치게 길다.

보다 빠른 촬영을 위해서는 $\alpha$ 값을 90°보다 매우 작은 값으로 줄여야 한다. 주어진 TR 값에 대해서 신호의 강도를 최대화하는 $\alpha$의 값이 아래 식과 같다는 것을 보이는 일은 크게 어렵지 않다(연습문제 5.11).

$$\alpha_{\text{Ernst}} = \cos^{-1} e^{-\frac{TR}{T_1}}. \tag{5.35}$$

여기서 최적 각도를 나타내는 $\alpha_{\text{Ernst}}$는 자기공명 분야의 발전에 대한 공로로 1989년 노벨 화학상을 수상한 스위스의 과학자 리하르트 에른스트(Richard Ernst)의 이름을 따서 지어졌다. 예를 들어 만약 TR이 0.05 $T_1$으로 줄어들면 최적의 $\alpha$ 값은 단지 8°가 된다. 이 파라미터들을 이용하면 영상을 수십 초 만에 얻을 수 있다.

**예제 5.6** 조직의 $T_1$ 값과 동일한 TR 시간에 대해서 SNR을 최대화하기 위해서는 RF 펄스의 각도를 얼마로 정해야 하는가? RF 펄스의 각도를 90°로 지정했을 때에 비해 SNR은 얼마나 커지는가?

**풀이** 최적의 각도는 다음과 같이 주어진다.

$$\alpha_{\text{Ernst}} = \cos^{-1} e^{-1} = \cos^{-1}(0.3679) = 68^{o}.$$

이 값을 식 (5.34)에 대입하면 I(x, y) 값은 $0.68\rho(x, y)e^{-TE/T2}$이 된다. 만약 90°의 각도가 사용된다면 이 값은 $0.63\rho(x, y)e^{-TE/T2}$가 된다.

식 (5.34)로부터 우리는 신호의 강도에 영향을 주는 세 가지 다른 요소들이 있다는 사실을 알 수 있다. 양성자 밀도, TR, $T_1$, $\alpha$ 값들의 조합, 그리고 TE와 $T_2^*$ 값이 그것이다. 경사에코 시퀀스에서는 데이터 획득을 위한 파라미터들을 조절함으로

〈표 5.2〉 경사에코 영상 시퀀스에서 영상 파라미터와 영상 강조 사이의 관계

| Imaging parameters | Image weighting |
|---|---|
| TE $\ll T_2$*, and either $\alpha \ll \alpha_{Ernst}$ or TR $\gg T_1$ or both | proton density |
| TE $\ll T_2$*, and either $\alpha \sim \alpha_{Ernst}$ or TR~$T_1$ or both | $T_1$-weighted |
| TE $> T_2$*, and either $\alpha \ll \alpha_{Ernst}$ or TR $\gg T_1$ or both | $T_2$*-weighted |
| TE $> T_2$*, and either $\alpha \sim \alpha_{Ernst}$ or TR~$T_1$ or both | mixed $T_1$- and $T_2$*-weighted |

써 조직의 파라미터인 $\rho(x, y)$, $T_1$, $T_2^*$ 중 하나(혹은 전부)에 의해 강조되는(가중치가 부여되는) 영상을 얻을 수 있다. 예를 들어 우리가 두 조직 A, B를 구별하기 위해 노력한다고 가정해 보자. A 조직의 양성자 밀도는 1.0이고 B 조직은 1.2다. A와 B의 $T_1$은 각각 1 s과 1.3 s이고 A와 B의 $T_2^*$는 각각 35 ms, 30 ms이다. 만약 TE의 값이 1 ms로 정해진다면, A와 B에서 $T_2^*$ 감쇠에 의한 상대적인 신호의 크기는 각각 0.972와 0.967로 아주 작은 차이만 발생한다. 따라서 영상 강도는 조직 A와 B의 $T_2^*$의 차이에 의해서는 강조되지 않는다. 반면에, TE가 30 ms로 정해진다면, 신호의 크기는 각각 0.368과 0.424가 되어 훨씬 큰 차이를 보이게 된다. 이제 이 영상은 $T_2^*$-강조(weighted) 영상으로 불릴 수 있다. 이와 비슷하게, 주어진 TR 값에 대해서, $\alpha$의 값이 커지면 영상의 $T_1$ 가중치도 커진다. 즉, 조직 A와 B의 상대적인 신호의 강도가 각각의 $T_1$ 값에 의해 더 크게 좌우된다. 반대로, 고정된 $\alpha$에 대해서 TR 값이 짧아져도 $T_1$ 가중치는 높아진다. 마지막으로 양성자 밀도는 고정된 물리적 수치이기 때문에 당연히 바뀔 수 없다. 만약 $T_1$-가중치나 $T_2^*$-가중치가 없어지도록 시퀀스의 파라미터를 정한다면 그 영상은 양성자 밀도 강조 영상이라고 부를 수 있다. 표 5.2는 영상 파라미터들의 가능한 조합들과 그 결과로 얻어지는 가중치를 나타낸다.

## 5.12.2 스핀에코 시퀀스

경사에코 시퀀스는 매우 빠른 영상 획득을 가능하게 한다. 이 방식의 주요한 단점은 경사에코 시퀀스는 $T_2$ 값보다는 오히려 $T_2^*$ 값에 의해 영상 강도가 좌우된다는

점이다. 앞서 논의한 바와 같이 $T_2^*$ 값은 일반적으로 $T_2$보다 훨씬 짧기 때문에, 경사에코 시퀀스를 사용하면 $T_2$만 있다고 가정했을 때보다 신호의 강도가 낮아질 뿐만 아니라 $T_2^*$ 감쇠를 야기하는 다른 요인들로 인해서 조직의 $T_2$ 값의 차이가 감춰져 버릴 수도 있다. 이로 인해서 실제로는 상당히 다른 $T_2$ 값을 가지는 조직들이 훨씬 더 유사한 $T_2^*$ 값을 갖게 될 수도 있다. 왜냐하면 $T_2^*$ 값들은 자기장과 조직의 불균일성에 의해 영향을 받기 때문이다. 영상에서 순수한 $T_2$-대조를 만들어 내기 위해서는, 스핀에코 시퀀스(spin-echo sequence)라고 불리는 다른 종류의 시퀀스가 사용된다[6].

스핀에코 시퀀스에서는 두 개의 RF 펄스가 사용된다. 첫 번째 90° 펄스는 $M_y$ 자화를 만들어 내고 두 번째 180° 펄스는 $T_2^+$ 이완의 영향을 다시 회복시킨다(흐트러진 위상을 재위상화(rephasing)한다는 의미임—역자 주). 이 시퀀스가 어떻게 작동하는지를 알아보기 위해서 우선 그림 5.24에 나타낸 것처럼 RF 펄스의 효과만을 고

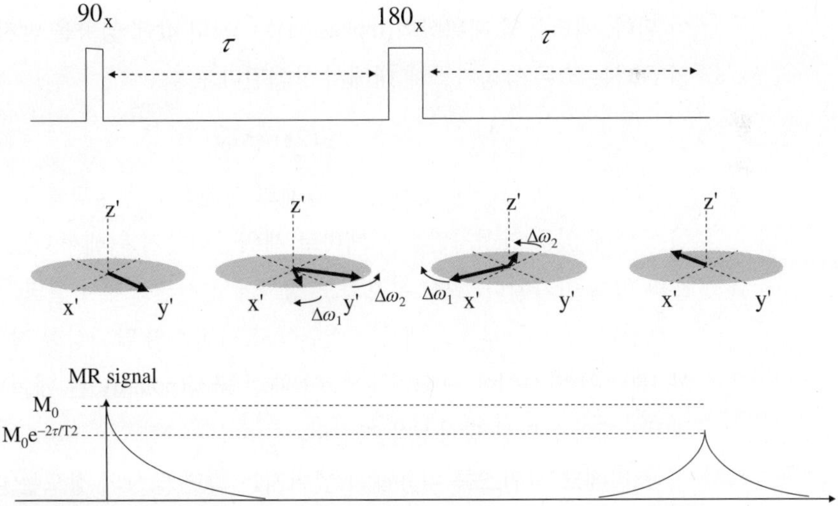


그림 5.24

스핀에코 시퀀스는 $\tau$의 시간만큼 떨어진 두 개의 RF 펄스로 구성된다. 이 $\tau$ 시간 구간 동안 양성자들은 주자기장의 불균일성($T_2^+$)과 고유의 $T_2$ 메커니즘에 의해서 약간씩 다른 주파수로 세차운동을 한다(그림에서 두 양성자는 라모르 주파수에 대해 $\Delta\omega_1$과 $\Delta\omega_2$의 주파수 차이를 가지고 있다). 180° 펄스는 $T_2^+$ 감쇠를 다시 되돌리는 효과를 낸다. 180° 펄스가 가해진 뒤 $\tau$ 만큼의 시간이 흐르면 에코 신호가 발생하며 이 신호의 강도는 $T_2$ 이완에 의해서만 영향을 받게 된다.

려해 보자. 90° 펄스가 가해지자마자 $M_y$ 성분은 곧 $M_0$가 된다. 그러면 5.5절에서 설명한 $T_2^+$의 효과에 의해 양성자들이 (여기서는 $\Delta\omega$로 표시된) 약간씩 다른 주파수들을 갖게 되고 순자화 벡터의 크기는 감소한다. 90° 펄스가 가해지고 $\tau$ 만큼의 시간이 지난 뒤에 각 양성자는 각도 $\varphi$를 갖고 세차운동을 하게 되는데 $\varphi$는 $\varphi = (\Delta\omega)\tau$이면서 다음 식과 같이 $M_x$와 $M_y$ 자화 성분 모두와 관계되어 있다.

$$\varphi = \arctan\left(\frac{M_x}{M_y}\right). \tag{5.36}$$

x축 둘레로 가해진 180° 펄스는 자화의 $M_x$ 성분에는 영향을 주지 않지만 $M_y$ 성분을 $-M_y$로 바꿔 놓는다. 식 (5.34)에 의하면 이런 효과는 그림 5.24에 보이는 것처럼 자화의 위상을 $+\varphi°$에서 $(180 - \varphi)°$로 전환시키는 것과 같다. 두 번째 $\tau$ 시간 구간 동안에 세차운동하는 자화는 추가적으로 $+\varphi°$만큼의 위상을 더하게 되므로 전체 위상은 180°가 된다. 이는 모든 자화 벡터들이 $-$y축을 따라 정렬하게 된다는 것을 의미한다. 그리고 $2\tau$ 시간 동안의 신호의 감소량은 순수하게 $T_2$ 이완에 의한 것이 된다. 벡터들의 재위상화(rephasing)는 $\Delta\omega$의 값에 영향을 받지 않기 때문에 $T_2^+$의 효과는 모든 양성자들에 대해서 상쇄된다.

$$S(2\tau) \propto M_0 e^{-\frac{2\tau}{T_2}}. \tag{5.37}$$

그림 5.25에 나타낸 것처럼, 스핀에코 시퀀스로 영상화를 할 때는, 원하는 슬라이스 위에 있는 양성자만을 선택하고 재위상화하기 위해서 $G_{slice}$가 90° 및 180° 펄스와 함께 인가된다. 위상 부호화도 경사에코 시퀀스에서 설명한 방식과 동일하게 행해진다. 주파수 부호화에서는 스핀에코 시퀀스의 탈위상화 경사자계가 90° 펄스와 180° 펄스 사이에 가해지는데, 이 때의 극성(polarity)은 데이터 획득 때 가하는 경사자계와 동일한 방향성을 가진다.

스핀에코 시퀀스를 이용해서 얻어지는 축면 영상의 강도는 다음 식과 같이 주어진다.

$$I(x, y) \propto \rho(x, y)\left(1 - e^{-\frac{TR}{T_1}}\right)e^{-\frac{TE}{T_2}}. \tag{5.38}$$

5.11절에서 경사에코 시퀀스에 대해 수행한 것과 동일한 분석을 수행하면, 스핀에코 영상도 $T_1$-, $T_2$- 또는 양성자밀도-강조 영상으로 만들어질 수 있다. 만약 TR이 어떤 조직의 $T_1$에 비해 훨씬 크거나 훨씬 작은 값으로 정해진다면, 이 영상은 $T_1$에

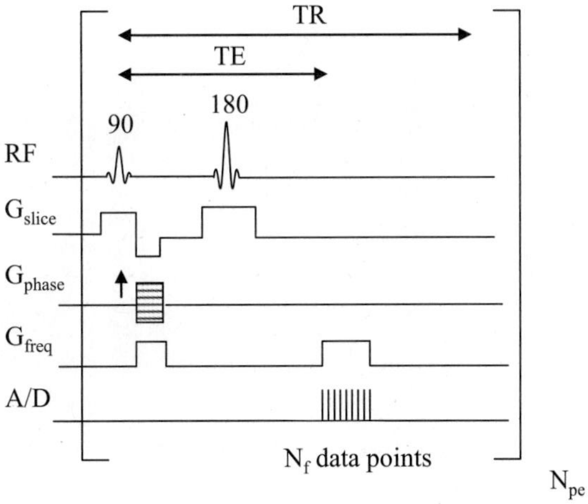


그림 5.25

기본적인 스핀에코 영상 시퀀스.

의해 가중치가 주어지지 않는다. 왜냐면 $1-\exp(-TR/T_1)$ 항이 모든 조직들에 대해서 1이나 0에 가까운 값이 되기 때문이다. 그림 5.26은 900 ms의 $T_1$ 값을 갖는 회백질과 780 ms의 $T_1$ 값을 갖는 백질을 활용하는 일반적인 방법을 보여 준다. 그림에서와 같이 백질과 회백질 사이의 대조도를 최대화하는 최적의 TR 값이 존재한다.

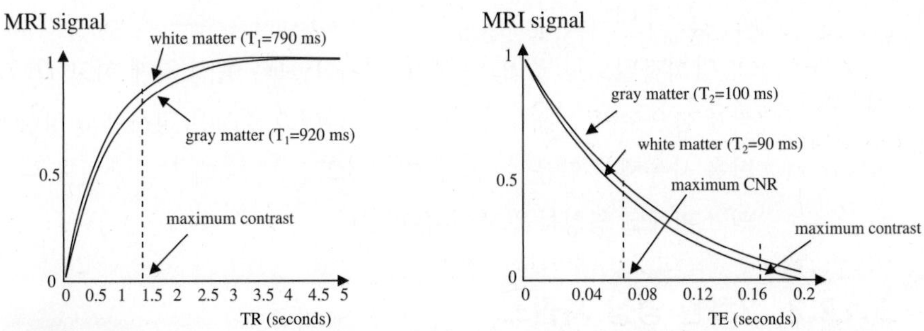


그림 5.26

(왼쪽) 1.5 Tesla에서 뇌의 백질과 회백질에 대해 TR의 함수로 표현된 MRI 신호 그래프. 최대의 대조도는 TR의 값이 약 1.4 s일 때 발생하며, 대조대잡음비도 역시 이 값 근처에서 최대가 된다. (오른쪽) 백질과 회백질에 대한 MRI 신호와 TE의 관계 그래프. 이 경우에 최대 대조도는 TE가 길 때 얻어지지만, 긴 TE에서는 신호의 강도가 아주 낮은 값으로 감쇠되기 때문에 최대의 CNR은 실제로 좀 더 짧은 TE 값에서 얻어진다.

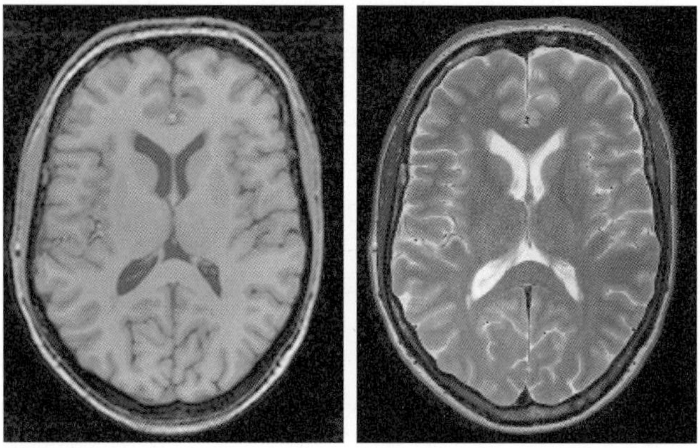

그림 5.27

스핀에코 시퀀스를 이용해서 얻어진 $T_1$-강조(왼쪽), $T_2$-강조(오른쪽) 축면 슬라이스 뇌 영상. $T_1$-강조 영상에서는 뇌실을 채우고 있는 CSF가 뇌의 백질/회백질보다 훨씬 더 검게 보인다. 반면에 $T_2$-강조 영상에서는 CSF가 훨씬 밝게 나타난다.

동일한 방식은 식 (5.38)의 $\exp(-TE/T_2)$ 항에도 적용되는데, 이 항은 시퀀스에서 '$T_2$-강조'의 정도를 결정해 준다. 만약 TE가 조직의 $T_2$ 값보다 훨씬 짧게 정해진다면 $T_2$-강조의 효과가 없어진다. 만약 TE의 값이 너무 길면, 영상의 SNR이 너무 낮아진다: 그림 5.26에 나타낸 것처럼 최적의 TE 값은 가장 높은 영상 대조대잡음비를 만들어 낸다.

양성자밀도-강조 영상은 TR 값을 $T_1$보다 훨씬 길게 하고 TE 값을 $T_2$보다 훨씬 짧게 함으로써 얻을 수 있다. 다중슬라이스 영상은 경사에코 영상에서와 동일한 방법을 사용해서 얻을 수 있다. 그림 5.27은 다른 대조 가중치를 부여하여 얻어진 뇌의 스핀에코 영상들을 보여 주고 있다.

### 5.12.3 3차원 영상 시퀀스

다중슬라이스 경사에코 또는 스핀에코 영상 시퀀스에서는 일반적으로 단면 내의 영상 분해능이 슬라이스 두께의 분해능보다 훨씬 크다. 예를 들면 전형적인 뇌 검사를 위한 슬라이스 두께는 3 mm이지만 단면 내의 분해능은 영상 영역(~25 cm)을 획득한 데이터 수(256 또는 512)로 나눈 값인 1 또는 0.5 mm가 된다. 균등하고 높은 공간 분해능이 필요한 경우에는 3차원 시퀀스를 사용할 수 있다. 그림 5.28은 3차원

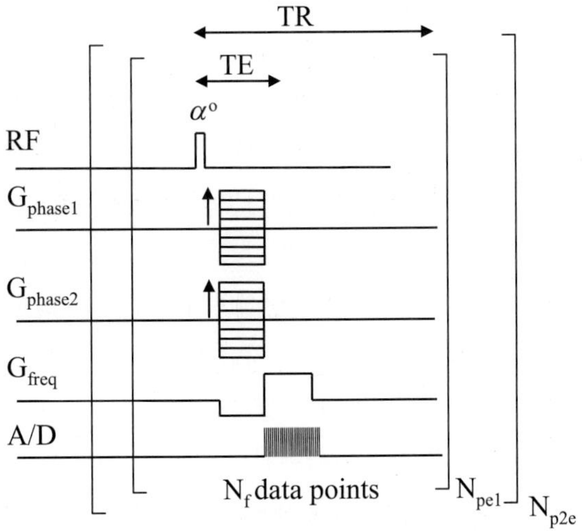


그림 5.28

3차원 경사에코 시퀀스. 두 개의 증가하는 위상 부호화 경사자계와 하나의 주파수 부호화 경사자계가 있다.

경사에코 시퀀스를 보여 준다. 여기에는 두 개의 위상 부호화 경사자계가 존재하는데, 각각은 서로 독립적으로 증가해야만 한다. 이 말은 곧 전체 영상 시간이 TR × $N_{pe1} \times N_{pe2}$이 된다는 의미이다. 전체 영상 획득 시간이 의료 환경에서 실용적인 수준이 되기 위해서는 TR이 매우 짧아야 한다. 즉, 대부분의 3차원 시퀀스는 경사에코 기반이어야 한다는 의미이다. 3차원에서 얻어진 신호는 수학적으로 다음 식과 같이 표현할 수 있다.

$$S(k_x, k_y, k_z) = \int_{-\infty}^{\infty}\int_{-\infty}^{\infty}\int_{-\infty}^{\infty} \rho(x, y, z) e^{-j2\pi(k_x x + k_y y + k_z z)} dk_x dk_y dk_z. \qquad (5.39)$$

따라서 영상 복원을 위해서는 3차원 역푸리에 변환이 사용된다. 3차원 시퀀스는 3차원의 모든 방향으로 높은 공간 분해능을 가능하게 할 뿐만 아니라 매우 효율적이기도 하다. 왜냐하면 2차원 다중슬라이스 시퀀스에서는 각 시점마다 한 장의 슬라이스 신호만을 얻는 데 비해 3차원 시퀀스에서는 매번 전체 영상 영역에서 발생하는 신호를 얻을 수 있기 때문이다.

## 5.13 조직의 이완 시간

표 5.1에 나타낸 것처럼, 뇌척수액(cerebral spinal fluid, CSF), 콩팥, 간과 같은 서로 다른 조직들은 매우 다른 $T_1$과 $T_2$ 값을 갖는 반면에, 뇌의 회백질이나 백질은 매우 유사한 $T_1$과 $T_2$ 값을 갖는다. 이완 시간은 조직의 일반적인 물리적 특성뿐만 아니라 철이나 단백질 조성과 같은 화학적 특성과도 관련되어 있다. 직관적으로 보면, 비평형 상태의 $M_z$ 값을 생성하기 위해서는 라모르 주파수로 진동하는 자기장(RF 펄스)을 인가해야 하는 것처럼 $M_z$이 다시 평형값으로 회복하는 과정도 유사한 메커니즘을 통해 일어나야 할 것 같다. 하지만 이완을 유도하는 '진동하는 자기장'은 RF 펄스에 의해서 만들어지는 것이 아니라 조직 내에 있는 자기모멘트의 무작위적인 브라운 운동에 의해 생성된다. 이처럼 임의로 변하는 자기장은 많은 다른 주파수 성분들을 포함하고 있다: CSF와 같은 유동체는 매우 낮은 주파수부터 매우 높은 주파수까지 폭넓은 대역을 갖고 있는 반면에 양성자가 매우 단단한 망 구조 내에 들어가 있는 연골과 같은 조직은 낮은 주파수의 자기장만을 생성한다. 진동하는 자기장의 '주파수 펼쳐짐' 현상은 스펙트럼 밀도($J(\omega)$ 또는 $J(f)$)라고 불리는 파라미터에 의해 정량화된다. $J(f)$의 값이 크면 클수록 진동하는 자기장의 해당 주파수 성분값이 크다. $J(f)$의 라모르 주파수에서의 성분값인 $J(f_0)$는 고에너지 상태와 저에너지 상태 사이의 이행을 촉진하기 때문에 자화의 $M_z$ 성분을 평형값인 $M_0$로 돌아가도록 만든다. 따라서 $J(f_0)$의 값이 크면 클수록 $T_1$ 이완 과정이 더욱 효율적으로 진행되고 결과적으로 $T_1$ 이완 시간이 더 짧아지게 된다.

그림 5.29는 전형적인 주파수에 따른 $J(f)$의 양상을 보여 주며, 의료에서 주로 쓰이는 세 가지 $B_0$ 자기장 값이 따로 표시돼 있다. 세 가지의 다른 조직 유형이 나타나 있는데 연골과 같이 매우 점성이 높은 조직, 뇌의 회백질처럼 중간 정도의 점성을 가진 조직, 그리고 뇌의 CSF처럼 높은 유동성을 가진 조직이 그것들이다. 세 가지 조직들이 나타내는 곡선의 전체적인 형태는 매우 비슷하다. 낮은 자기장에서는 그래프가 평평하며, 연골에서는 약 1.5 Tesla에서, CSF에서는 4 Tesla 이상에서 $J(f)$의 급격한 감소가 일어난다. 우리는 그림 5.29로부터 모든 조직에서의 $T_1$ 이완 시간이 자기장 크기에 대한 증가함수이지만 이 증가가 매우 비선형적이라는 사실을 추론할 수 있다. 낮은 자기장에서는 연골의 $T_1$ 이완이 매우 효율적인데 이는 $J(f)$의 값이

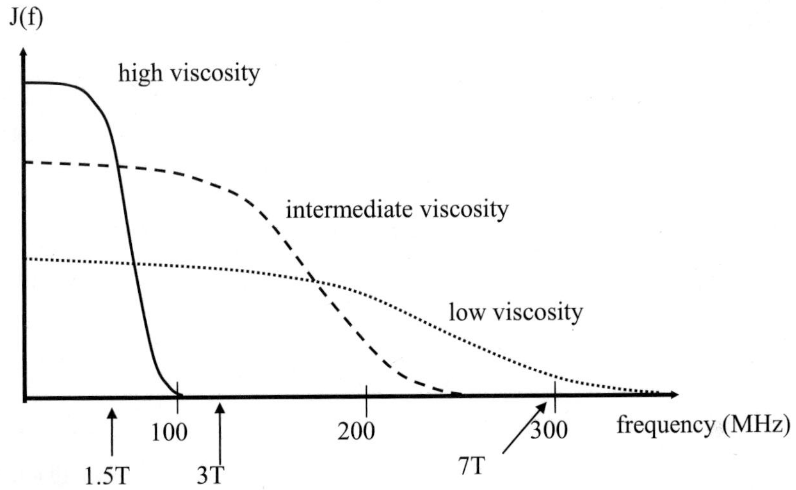


그림 5.29

세 가지 조직 점도에 대한 스펙트럼 밀도 J(f) 대 주파수의 그래프. 세 가지 일반적인 자기장 세기에 해당하는 공명 주파수들이 따로 표시되어 있다: 세 가지 자기장 세기는 1.5 Tesla (63.9 MHz), 3 Tesla (127.7 MHz), 7 Tesla (298.1 MHz)이다.

커서 $T_1$ 값이 짧기 때문이다. 높은 자기장 세기에서는 연골의 $T_1$ 이완이 효율적이지 않고 $T_1$ 값도 길다. 그림 5.29는 또한 세 조직 사이에 최상의 대조도는 낮은 자기장 세기에서 발생하며 매우 높은 자기장 세기에서는 모든 조직들이 비슷하게 매우 높은 $T_1$ 값을 가지게 된다는 사실을 보여 준다. 물론 매우 낮은 자기장 세기에서는 MR 신호의 강도가 훨씬 작아진다. 이는 $B_0$의 값에 따라서 영상의 대조도와 SNR 사이에 트레이드오프가 있다는 것을 의미한다.

$T_2$의 자기장 세기에 대한 의존성은 더욱 복잡하다. $J(f_0)$의 값은 역시 $T_2$ 이완에 기여하기는 하지만 $T_2$ 이완에 기여하는 부가적인 요소도 있다. 그 요소는 바로 매우 낮은 주파수에서 발생하는 국소 자기장 변화인 $J(f = 0)$이다. 이 요소로 인해 $T_2$는 항상 $T_1$보다 짧아진다. 연골은 높은 $J(f = 0)$ 값을 가지므로 매우 짧은 $T_2$를 가진다. 하지만 앞서 언급했듯이 특정한 자기장 세기에서 조직의 $T_1$과 $T_2$ 사이에는 직접적인 관련성은 없다.

## 5.14 MRI 장비

MRI 스캐너를 구성하는 하드웨어 요소에는 크게 세 가지가 있다: 자석, RF 코일, 그리고 세 개의 경사자계 코일이 바로 그것이다. 앞서 설명했듯이 자석은 환자 내부에서 순자화를 만들어 내고, RF 코일은 횡자화를 만드는 데 필요한 자기에너지 펄스를 생성하는 동시에 패러데이 유도에 의해 MRI 신호를 받아들인다. 경사자계 코일은 세 공간 차원 각각에 대해서 양성자의 공명 주파수에 위치에 따른 선형적인 변화를 가해 준다.

이 세 가지 요소에 덧붙여서 경사자계를 스위칭하고 미리 정해진 지속 시간과 강도를 가진 RF 펄스를 만들어 내며 측정 신호를 증폭하고 디지털화하기 위한 전자회로도 있다. 그림 5.30은 MRI 시스템의 블록도(block diagram)를 단순화하여 보여 주고 있다.

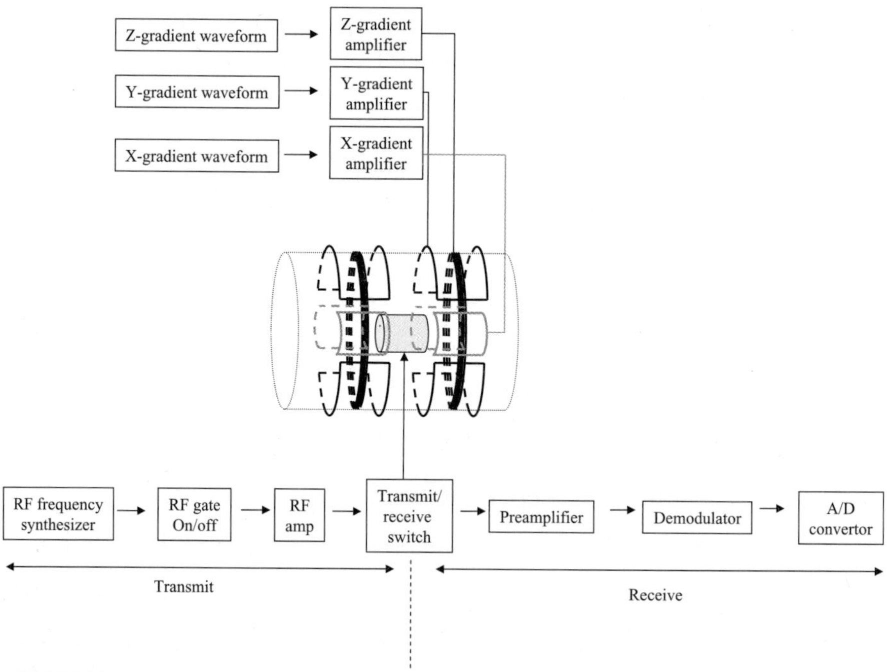


그림 5.30

경사자계와 RF 송신기/수신기를 제어하기 위해 사용되는 MRI의 하드웨어 요소들. 각각의 경사자계는 독립적인 파형과 증폭기를 가지고 있다. RF 회로의 송신부와 수신부는 송신/수신 스위치에 의해 분리된다.

## 5.14.1 초전도 자석 설계

대부분의 MRI 자석은 초전도 자석이다. 2000년대 초반부터 많은 1.5 Tesla 스캐너가 일반적으로 더 나은 영상 품질을 만드는 3 Tesla 시스템으로 교체되어 왔다. 5.4절에서 간략하게 언급한 것처럼 MRI 신호는 $B_0$ 자기장의 제곱에 비례해서 증가한다. 7 Tesla와 9.4 Tesla의 상용 인체용 자석도 개발되었지만 아직 일상적인 의료 응용에서는 쓰이지 않고 있다. 자석 설계의 두 가지 주요 목적은 다음과 같다: (i) 가장 긴 $T_2^*$ 이완 시간을 만들어 내기 위해서 대상체에 최대로 균일한 자기장을 걸어 주는 것과, (ii) MRI 검사 동안에 1 ppb(10억분율)의 수준의 변화만 발생하는, 안정적인 자기장을 만들어 내는 것이다.

강한 자기장을 만들어 내기 위한 기본은 직렬로 감겨진 도선을 통해 큰 전류를 흘리는 것이다. 가장 일반적으로 사용되는 형태는 솔레노이드 또는 나선형에 기반을 둔다. 긴 솔레노이드에서는 솔레노이드 중심부에서 매우 균일한 자기장이 생성된다. 솔레노이드 중심에서 자기장의 값은 다음 식과 같이 주어진다.

$$B = \frac{\mu_0 nI}{\sqrt{L^2 + 4R^2}}, \tag{5.40}$$

이때, $\mu_0$는 자유공간에서의 투자율($1.257 \times 10^{-6}$ T $mA^{-1}$)이며, n은 코일의 권선수, I는 도선을 통해 흐르는 전류, L은 솔레노이드의 길이, R은 솔레노이드의 반경을 나타낸다.

**예제 5.7** R = 50 cm, L = 1.5 m, cm당 100턴 감긴 도선(솔레노이드)이 있을 때 3 Tesla의 자기장을 만들기 위해서 필요한 전류를 계산하시오.

**풀이** 총 도선의 권선수는 15000이다(매우 가는 도선을 사용한다고 가정하자). 값들을 식 (5.40)에 대입하면 다음과 같다.

$$3(T) = \frac{1.257x10^{-6}(TmA^{-1})15000I(A)}{\sqrt{1.5 + 1}(m)}$$

식을 풀이하면 전류는 250 A이다.

위의 계산 예제에서 보여 주는 것처럼 단순한 구리 도선을 사용하는 것의 문제점은 솔레노이드로 매우 큰 전류가 흐르면서 발생하는 엄청난 크기의 열이다. 투입된 전력은 도선의 저항과 전류 제곱에 비례한다. 열에 의한 손실을 줄이기 위해서는 도선의 저항을 극히 작게 만들어야 하기 때문에 초전도 도선을 사용하기에 이르렀다. 어떤 물질들은 아주 낮은 온도에서 0의 저항 값을 가지는데, 이것이 바로 초전도로 알려진 현상이다. MRI 자석에서 사용되는 도선은 수백 암페어를 흘릴 수 있어야 하고 자신이 만들어 내는 강력한 자기장 내에서도 초전도 상태를 유지할 수 있어야 한다.

초전도 도선을 만들기 위해서 가장 일반적으로 사용하는 물질은 니오븀-티타늄(niobium-titanium) 합금이다. 이 합금은 매우 유연하며 여러 가닥의 필라멘트로 만들 수 있다. 이 필라멘트를 구리로 된 틀 안에 분산해서 집어넣으면 유연한 도선을 만들 수 있다. 간단한 솔레노이드로도 충분히 균일한 자기장을 만들어 내지만 그림 5.31에서처럼 솔레노이드의 수를 늘이거나 솔레노이드의 위치와 직경을 바꿈으로써 보다 더 균일한 자기장을 만들 수 있다. 일반적인 솔레노이드의 수는 6개이지만 어떤 자석 설계에서는 10개에 달하기도 한다. 도선은 알루미늄 틀에 있는 오목한 슬롯에 감은 다음 에폭시 접착제를 이용해서 고정한다. 전체 권선은 저온유지장치(cryostat)라고 불리는 스테인리스 스틸 용기 안에 놓이는데, 이 용기는 그림 5.31에 나타낸 것처럼 절대온도 4.2 K의 액체 헬륨을 담고 있다. 이 용기는 액체 헬륨의 증발을 최소화하기 위해 일련의 열복사 차폐막과 진공 용기로 둘러싸여 있다. 열복사 차폐막은 기포드-맥마흔(Gifford-McMahon) 사이클을 기반으로 한 극저온 냉각기를 이용해 냉각된다. 전통적인 자석들은 액체 질소가 채워진 외부 저장고를 이용해서 진공 용기와 열복사 차폐막의 바깥 부분을 냉각했다. 하지만 최근의 시스템은 콜드헤드(cold head)를 이용해 압축 헬륨 가스를 순환시켜 열복사 차폐막의 외부를 냉각한다. 기화로 인한 손실을 완전하게 없앨 수는 없기 때문에 액체 헬륨은 보통 일 년 단위로 보충된다.

자석은 주 필라멘트 권선에 전류(보통 100−300 A)를 흘려주면 동작하게 된다. 자석에 에너지를 공급한 이후에는, (도선이 초전도 상태이므로) 전원을 제거해도 전류는 자석 내에서 반영구적으로 순환한다. 제조자의 사양에 맞도록 자기장의 균일성을 미세 조정하기 위해서는 보정 코일(shim coil)이라고 불리는 일련의 독립된

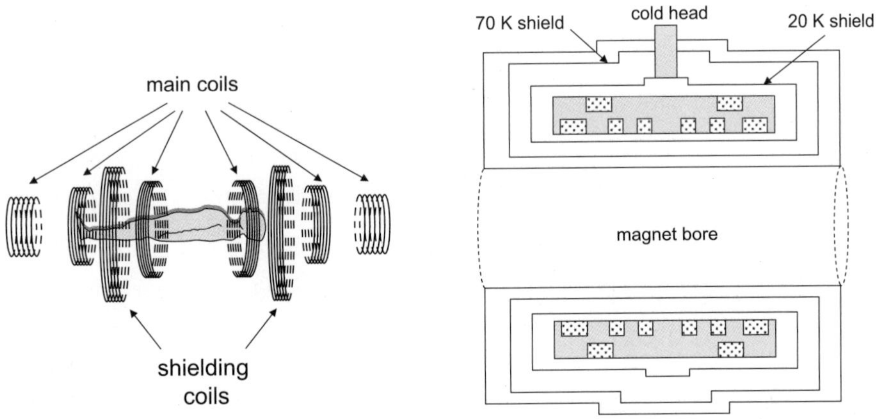


그림 5.31

(왼쪽) 균일한 정자기장을 만들어 내기 위한 솔레노이드 코일. 여섯 개의 솔레노이드(주 코일)가 z-축을 따라 위치해 있다. 두 개의 차폐 코일은 자석 외부로 흘러 나가는 누설 자장의 효과를 줄이기 위해서 사용된다. (오른쪽) 초전도 자석의 단면. 회색 영역은 도선을 초전도 상태로 만들기 위한 액체 헬륨이 들어 차 있는 영역을 나타낸다. 두 개의 알루미늄 열방사 차폐막은 20 K와 70 K 온도로 유지된다.

초전도 코일을 이용한다. 의료 검사에서는 경우에 따라서 자기장의 균일도를 최적화하기 위해 상온 보정 코일을 사용하기도 한다. 자기장 보정 과정은 일반적으로 검사를 준비하는 동안에 자동적으로 진행된다.

초전도 자석의 마지막 이슈는 설치 장소다. 보통 자석 외부에는 매우 큰 '주변 자기장'이 발생한다. 대부분의 전자 장비들이 강한 자기장 내에서 작동하지 못할 뿐만 아니라 심장박동조율기를 장착한 사람들에게 자기장이 위험할 수 있기 때문에 자석 주위에는 넓은 버려지는 공간이 생긴다. 이 문제에 대한 한 가지 해결책은 자석을 능동적으로 차폐하는 것이다. 다시 말해 그림 5.31에서와 같이 이차적인 차폐 코일을 집어넣는 것이다. 이 차폐 코일들은 자기장을 상쇄시킴으로써 자석 바깥으로 새 나가는 누설 자기장을 최소화하도록 설계된다. 또 다른 방법은 열처리된 저탄소강을 자석이 놓이는 방 안에 집어넣어서 자기장의 누설을 제한하는 방법이다.

### 5.14.2 경사자계 코일

그림 5.30에 나타낸 것처럼 독립적인 경사자계 증폭기들이 세 개의 분리된 경사자

계 코일(gradient coil)에 전원을 공급한다. 각 증폭기에서 발생하는 (수백 암페어에 이르는) 전류는 1 ms보다 짧은 시간 동안에 켜지고 꺼진다. 최대 경자자계의 세기는 과도한 열을 발생시키지 않으면서 경사자계 코일을 통해 흐를 수 있는 최대 전류에 의해 결정된다. 경사자계 코일은 구리로 만들며 보통 물을 이용해 냉각한다. 코일은 원통형 틀에 감긴 다음 자석의 내부 보어(bore)에 결착된다. 코일을 통해 흐르는 전류는 자기장 안에서 교차하는 로렌츠 힘(Lorenz force)을 발생시키는데 이 힘들은 경사자계 코일에 과한 압력을 주지 않도록 적절하게 균형이 잡혀야 한다. 사실 MRI 검사 때 발생하는 큰 소음은 전체 원통의 진동에 의해 발생하는 것인데, 이 진동은 기계적인 접촉을 통해 MRI 시스템 내에 있는 다른 구성 요소들에 아주 복잡한 움직임을 유발시키기도 한다[7]. 음향 감쇠를 사용해도 소음 수준이 여전히 100 dB 이상이 되기 때문에 귀마개와 헤드폰의 사용은 필수적이다.

경사자계 코일의 설계 목적은 다음과 같다: (i) 단위 전류당 최대의 경사자계를 만들어 내는 것, (ii) 경사자계의 상승 시간(즉, 얼마나 빨리 정해진 값에 도달할 수 있는가)을 최소화하는 것, (iii) 최대 크기의 경사자계 선형성 부피(일반적으로 경사자계 코일 정중앙에서의 값의 95%로 정의됨)를 달성하는 것. 그림 5.32에 나타

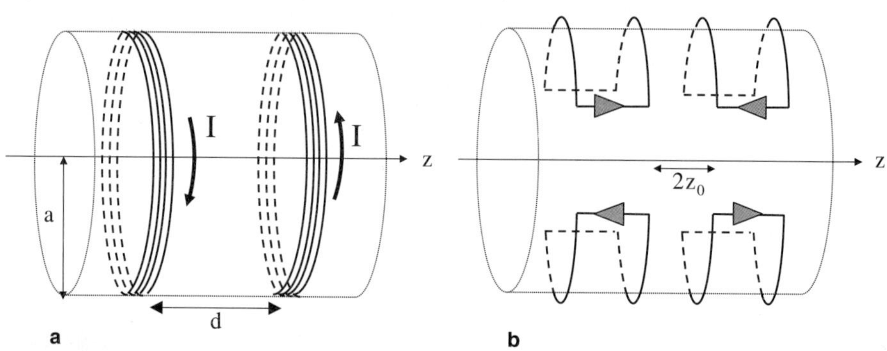


그림 5.32

(a) z-방향으로 경사자계를 만들어 내는 맥스웰 쌍 경사자계 코일의 기본 구조. 2개의 코일들은 같은 권선수의 도선으로 이뤄져 있으며 각각 크기는 같고 방향은 반대인 전류가 흐른다. 두 코일에서 발생하는 자기장은 전체 경사자계 시스템의 중앙에서 상쇄된다. 그림에서 보여지는 형태에서 왼쪽에 있는 코일은 $B_0$의 반대 방향 자기장을 만들어 내고(플레밍의 왼손 법칙), 따라서 공명 주파수는 양의 z-방향으로 갈수록 증가하게 된다. (b) 횡방향(이 경우에는 y-방향) 경사자계를 만들기 위해 사용되는 안장형 구조. 경사자계 코일의 동일한 형태의 4개 요소들에 흐르는 전류의 방향은 화살표로 표시되어 있다. x-경사자계를 만들기 위한 설계는 이와 동일하지만 90° 회전되어 있다.

낸 것처럼 매우 간단한 코일 설계는 폐회로 도선에 의해 만들어지는 자기장을 구하기 위한 해석적인 수식을 이용해서 도출할 수 있다. z-방향으로 경사자계를 만들어 내는 코일의 가장 간단한 형태는 그림 5.32의 왼쪽에 나타낸 '맥스웰 쌍(Maxwell pair)'인데 이것은 각각 여러 번 감긴 전선으로 구성이 된 두 개의 폐회로다. 이 두 개의 폐회로는 원통형 틀 주위에 반대 방향으로 감겨 있으며 폐회로 반경의 $\sqrt{3}$ 배의 거리만큼 떨어져 있다. 이 경사자계 코일에 의해 생성되는 자기장은 코일의 중앙에서 0이고 두 폐회로 거리의 1/3 정도 구간에 대해서는 z-방향 위치에 따라 선형성을 가진다. 반경 a를 가진 폐회로에 대해서 경사자계 효율 η는 다음과 같이 주어진다.

$$\eta = \frac{8.058 \times 10^{-7} \mathrm{nI}}{\mathrm{a}^2} \mathrm{Tm}^{-1}, \tag{5.41}$$

이때, n은 권선수이고 I는 도선을 통해 흐르는 전류이다.

x-와 y-경사자계 코일은 z-경사자계 코일과 완벽하게 독립적이며, 두 개의 서로 분리된 경사자계 증폭기들과 연결되어 있다. 대칭성을 고려하면 x-방향과 y-방향의 경사자계 생성 코일들에 대해서는 하나의 구조를 90°만큼 회전시키는 것만으로 완전히 동일한 설계를 적용할 수 있다. 가장 간단한 배치 형태는 그림 5.32의 오른쪽에 제시되어 있는 4개의 원호(arc)를 가진 '안장 코일(saddle coil)' 배열이다. 각각의 원호는 120°의 각으로 휘어 있으며 z-축을 따른 원호 사이의 거리는 경사자계 코일(원호) 반경의 0.8배, 각 원호의 축방향 길이는 원호 반경의 2.57배이다. 이 설계에 대한 효율은 다음 식과 같이 주어진다.

$$\eta = \frac{9.18 \times 10^{-7} \mathrm{nI}}{\mathrm{a}^2} \mathrm{Tm}^{-1}. \tag{5.42}$$

경사자계의 성능을 평가하기 위한 세 가지 기준(균일성, 스위칭 속도, 효율)은 성능지수(figure-of-merit) β로 합쳐질 수 있다. 성능지수는 다음 식과 같이 정의된다[8].

$$\beta = \frac{\eta^2}{\mathrm{L}\sqrt{\frac{1}{\mathrm{V}}\int\left(\frac{\mathrm{B(r)}}{\mathrm{B_0(r)}} - 1\right)^2 \mathrm{d}^3\mathrm{r}}}, \tag{5.43}$$

여기서 L은 코일의 유도용량, $B_0(r)$은 '원하는(desired)' 자기장, B(r)은 실제 자

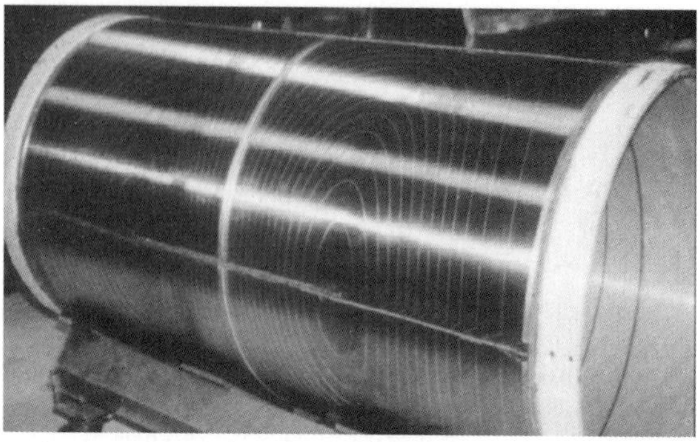

그림 5.33

y-경사자계를 생성하기 위해 사용되는 지문형 경사자계 세트. 보통은 고형의 구리 덩어리를 압연하여 섬유유리로 된 원통형 틀 위에 올린 다음, 자석 보어의 내부에 단단하게 결착한다.

기장, V는 적분을 수행하는 관심 영역의 체적을 의미한다. 성능지수를 높이기 위해서 수치적인 최적화 기법들을 이용하면 간단한 안장 형태 코일보다 더 복잡한 구조들도 설계할 수 있다. 그림 5.33은 한 가지 사례를 보여 주는데 이 코일들은 형태적인 특징으로 인해 '지문 코일(fingerprint coil)'이라고 불린다[9].

경사자계 코일 내에서 전류가 빠르게 전환될 때, 자석에 있는 열방사 차폐막과 같은 전도체 표면 근처에서 와전류가 생성될 수 있다. 와전류(eddy current)는 원치 않는 경사자계를 추가적으로 만들어 내는데, 원래의 경사자계가 꺼지고 난 뒤에도 남아 있다가 매우 천천히 사라진다. 이러한 와전류는 심각한 영상 인공물(image artifact)을 생성할 수 있다. 현재는 상용 MRI 시스템에 있는 모든 경사자계 코일에 와전류의 영향을 줄이기 위한 능동 차폐(active shielding)가 적용된다[10]. 능동 차폐를 위해서, 주 경사자계 코일 외부에 위치한 이차 코일들을 이용해 누설 경사자계를 최소화한다.

### 5.14.3 무선주파수 코일

RF 코일의 두 가지 역할은 RF 에너지 펄스를 신체에 전송하는 것과 패러데이 유도를 이용하여 세차운동을 하는 자화를 검출하는 것이다. 송신하는 주파수와 수신하는 주파수는 동일하기 때문에 하나의 RF 코일로 두 가지 일을 모두 수행할 수 있다. 하지만 보다 일반적으로는 송신과 수신을 위해 분리된 코일을 사용한다. 이때, 신호를 수신하기 위해서 작은 코일들의 어레이(배열)를 주로 사용한다.

기본 코일은 라모르 주파수에서 가장 효과적으로 작동할 수 있도록 설계된, '조율된(tuned)' RF 회로다. 'LC' 회로는 전도성 부품들로 인덕터(L)를 만들고 여기에 커패시터(C)를 더함으로써 코일을 적절한 주파수로 조율해 준다. 도체는 구리나 은으로 된 도선/테이프 중 하나를 쓰는데, 이들 금속이 가장 높은 전기전도도를 지니고 있기 때문이다. LC 회로의 공명 주파수는 다음 식과 같이 주어진다.

$$\omega_{res} \approx \frac{1}{\sqrt{LC}} \text{ or } f_{res} \approx \frac{1}{2\pi\sqrt{LC}}. \tag{5.44}$$

코일은 그림 5.34에 나타낸 것처럼 50 Ω의 특성 임피던스를 가지는 동축 케이블을 통해 송신과 수신 회로에 연결된다. 최대의 전력 전송을 위해서는 RF 코일도 같은 값의 특성 임피던스를 가져야 한다. 그림 5.34는 라모르 주파수로 조율되고 50 Ω의 임피던스로 정합된 가장 일반적인 회로를 보여 준다. 회로에 있는 저항은 코일

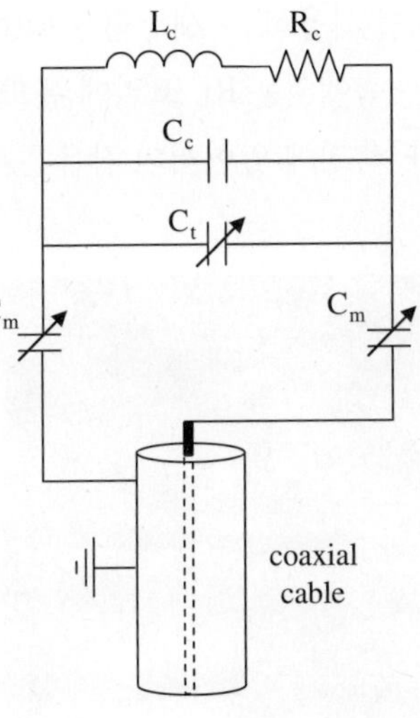


그림 5.34

RF 코일을 라모르 주파수에서 50 Ω의 임피던스에 정합하는 데 사용되는 기본 전기 회로. RF 코일의 자체적인 유도용량, 정전용량, 저항은 각각 $L_c$, $C_c$, $R_c$로 표시됐다. 세 개의 외부 커패시터($C_t$와 두 개의 같은 값 $C_m$을 갖는 커패시터들)가 임피던스 정합(impedance matching) 네트워크를 만들기 위해 RF 코일에 연결되었다. 화살표는 필요시에 환자들에 따라 값을 변화시킬 수 있는 가변 커패시터라는 것을 의미한다. 코일과 임피던스 정합 네트워크는 50 Ω의 임피던스를 가진 동축 케이블을 통해 MRI 시스템의 나머지 부분과 연결된다.

을 만드는 데 사용된 도체의 저항이다.

RF 코일의 크기를 영상화하고자 하는 신체 부위의 크기에 가능한 한 가깝게 맞추면 가장 높은 효율을 얻을 수 있다. 대부분의 시스템(7 Tesla 이상의 매우 높은 자기장 세기를 이용하는 경우는 제외)에서는 대형 원통형 바디코일이 경사자계 세트의 내부에 결착되어 MRI 시스템 내부에 통합된다. 예를 들면, 이런 종류의 코일은 복부 영상을 위해 사용된다. RF 코일이 클수록 더 큰 전력이 필요한데, 3 Tesla에서 사용하는 바디코일은 RF 증폭기가 약 128 MHz에서 30 kW의 전력을 공급할 수 있어야 한다. 머리나 무릎과 같이 (전체 기관을 촬영해야 하는) 비교적 작은 신체 부위에 대해서는 그림 5.35처럼 작은 원통형 RF 코일을 사용한다. 그림 5.35에 보이는 바디코일 및 작은 코일들은 전체 촬영 영역에 대해 공간적으로 균일한 $B_1$ 장을 만들도록 설계된다. 전자기 이론에 따르면, 매우 균일한 자기장을 얻기 위해서는 전류 밀도가 원통형 코일의 방위각의 사인(sine)에 비례해야 한다. 이 이론에 따른 실용적인 설계 결과는 그림 5.35에 보이는 것처럼 많은 수(보통 16에서 32개 사이)의 평행한 도체를 사용하는 '새장형 코일(birdcage coil)'[11]이다.

수신하는 측에서는 RF 코일에 유도되는 MRI 신호가 수십 밀리볼트 단위의 크기를 갖는다. 측정에 있어서의 잡음은 주로 (전도성을 가지고 전류가 흐르는) 신체

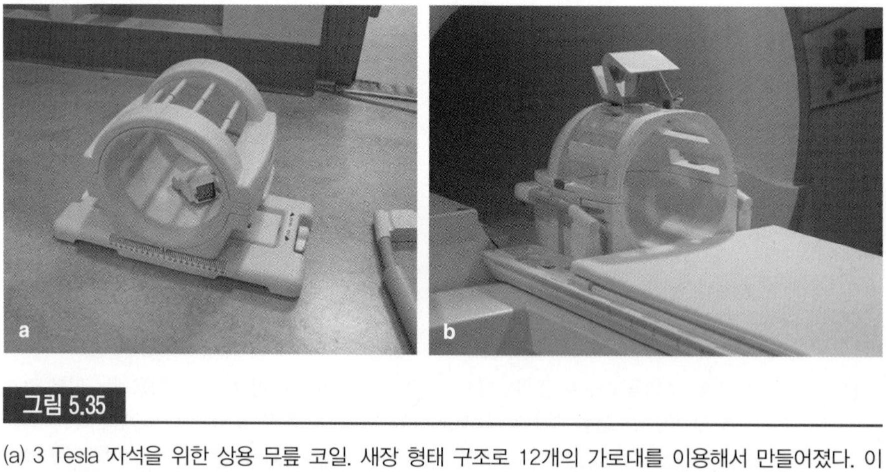

그림 5.35

(a) 3 Tesla 자석을 위한 상용 무릎 코일. 새장 형태 구조로 12개의 가로대를 이용해서 만들어졌다. 이 구조는 환자가 들어갈 수 있도록 위와 아래 절반이 분리/결합되는 구조다. (b) 비슷한 구조의 헤드코일. 환자가 자석의 끝에서 밖을 볼 수 있도록 거울이 부착되어 있다. 이 거울은 기능적 MRI 실험을 할 때 시각 자극이 필요한 경우에 특히 유용하다.

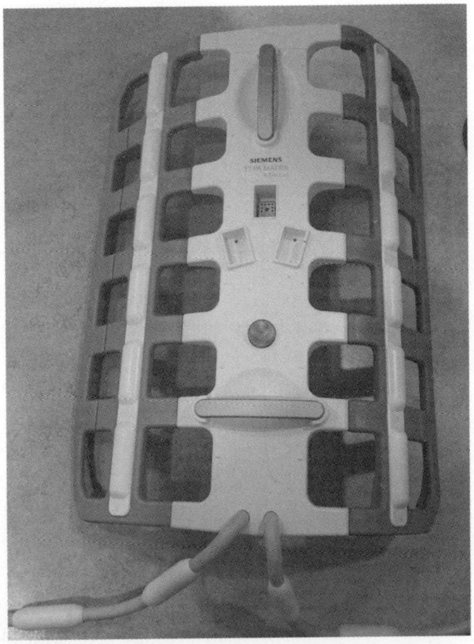


**그림 5.36**

24개의 분리된 요소로 구성된 3 Tesla 다중요소 바디 어레이. 각각의 요소들은 전기적으로 다른 요소들과 분리되어 있다. 어레이는 MR 신호를 획득하기 위해 사용되는데, RF 펄스의 전송을 위해서는 마그넷의 보어 내부에 고정된 대형 바디코일을 이용한다.

의 전기저항에서 발생하는데, 이 때문에 코일에서는 무작위적인 전압이 측정된다. (이를 해결하기 위해서는) 관심 영역을 코일 어레이(배열)라고 불리는 많은 수의 작고 민감한 코일들로 덮는 방법이 유용하다. 각각의 코일은 신체의 작은 부위에서만 발생하는 잡음을 측정하게 된다. 전체적으로 이 방법을 사용하면 하나의 큰 수신 코일을 사용할 때에 비해 신호대잡음비가 상당히 개선된다. 각각의 작은 코일들은 전기적으로 서로 분리되어야 하는데, RF 코일들은 보통 전기적 분리를 최대화하기 위해서 서로 구조적으로 포개진다. 또한 전치 증폭기를 차단하는 것도 코일들 사이의 상호작용을 감소시킬 수 있다[12]. 그림 5.36은 24개의 분리된 수신 코일을 갖는 커다란 상용 어레이 시스템을 보여 준다. 각 코일에서 측정된 신호는 독립된 수신 채널로 들어가고 이후 신호들은 하나의 합성된 영상으로 결합된다.

독립된 송신과 수신 RF 코일이 있을 때 각 코일들은 서로 전기적으로 분리될 필

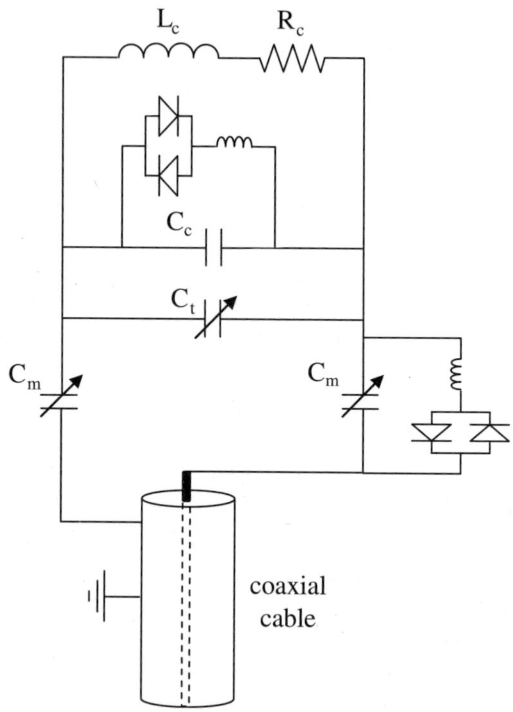


그림 5.37

수신 코일과 송신 코일을 분리하기 위해서 사용되는 회로. 송신 코일이 RF 펄스를 만들어 낼 때, 직류 신호가 다이오드로 보내져서 전류가 흐르게 한다. 이 과정에서 두 개의 추가적인 인덕터가 회로에 추가되는데, 각각은 대응되는 커패시터 $C_m$과 함께 병렬 회로를 구성한다. 만약 인덕턴스 값이 정확하게 선택된다면, 두 회로 모두 무한대의 임피던스를 가지게 되고 코일은 더 이상 공진하지 않는다. 신호를 얻기 위해서 수신 코일이 활성화되면, 직류 신호는 꺼지고 다이오드는 전류를 흘릴 수 없는 상태가 된다. 그러면 수신 공진 회로가 새로이 만들어진다.

요가 있다. 두 코일들은 같은 주파수로 조율이 되어 있기 때문에 두 코일 모두가 동시에 활성화된다면 RF 코일 사이에 간섭이 생겨 효율이 훨씬 낮아질 것이기 때문이다. 보통은 능동적으로 스위칭되는 비자성체 PIN 다이오드가 코일들을 분리하기 위해 사용된다[13]. 예를 들어 그림 5.37에서 표면 코일(surface coil)들의 어레이는 송신 과정에서는 꺼지고 수신 과정에서는 켜진다. 비슷한 회로를 이용하면, 송신 코일은 송신 과정에서만 켜지고 수신 과정에서는 꺼진다.

그림 5.30에 나타낸 것처럼, 송신부와 수신부는 송신/수신 스위치에 의해 분리된다. 이는 RF 송신 동안에 발생하는 고전력 펄스로부터 수신부를 보호(이 부분이 없다면 말 그대로 수신부를 파괴할 수도 있다)하고 모든 MR 신호가 (송신부로 돌아가는 대신) 수신부로 온전히 전달되게 하기 위해서 필요하다. 송신/수신 스위치는 매우 높은 전력을 다룰 수 있어야 하며, 수 마이크로초 안에 스위칭될 수 있어야 하고, 두 채널 사이에 우수한 분리특성을 지녀야 한다.

### 5.14.4 수신부 설계

수신 코일에 유도된 작은 전압은 고이득 저잡음 전치 증폭기에 의해 증폭된다. 이 신호들은 다시 저주파수로 복조(전통적인 FM 라디오와 비슷한 회로를 이용한다)되고 보통 80 MHz의 표본추출률(sampling rate)과 14-비트의 분해능으로 디지털 신호로 변환된다. 이 대역폭은 영상 실험에서 실제로 요구되는 대역폭보다 훨씬 높기 때문에(예제 5.8 참조), 경사자계의 비선형성에 대한 다양한 보정을 거친 다음에 다운샘플링되고(오버샘플링의 장점에 대해 기술했던 1.7절 참조) 대역폭을 보정하기 위해 디지털 필터를 이용해 필터링된다. 그러고 나면 이 신호들은 메모리에 저장되고 MR 영상을 만들기 위해 역푸리에 변환을 적용한 다음 복소수의 크기를 이용해 시각화된다. 만약 코일 어레이가 사용되면, 각 코일에서 발생하는 신호들은 독립적으로 저장된 뒤 영상을 만들기 위해서 결합된다. 데이터 획득 속도를 높이기 위해서 병렬 촬영 기법(다음 절에서 설명)이 사용된다면 후속 처리를 수행해야 한다.

**예제 5.8** 주파수 부호화 방향으로 25 cm의 길이로 머리에 대한 3 Tesla 영상을 촬영하고 있다. 만약 신호를 획득하는 동안의 최대 경사자계 강도가 40 mT/m라면, 얼마의 대역폭이 사용돼야 하는가?

**풀이** 대역폭은 $40\ \mathrm{mT/m} \times 0.25 = 0.01$로 주어진다. $1\ \mathrm{T} = 42.58\ \mathrm{MHz}$이므로 Hz 단위로 나타낸 대역폭은 약 425 kHz가 된다.

## 5.15 코일 어레이를 이용한 병렬 촬영

아마도 지난 10년 동안 MRI 분야에서의 가장 큰 기술적인 진보는 병렬 촬영(parallel imaging) 기술의 개발일 것이다. 병렬 촬영 기술은 k-공간 데이터의 일부(일반적으로 1/4에서 1/2 사이)만 얻기 때문에 영상을 훨씬 더 빠르게 획득할 수 있게 한다. 영상 획득 속도의 최종적인 한계는 경사자계가 켜지고 꺼지는 스위칭 속도에 달려 있다. 이는 TR의 값에 물리적인 제한을 가하게 되고 따라서 위상 부호화 방향으로 지정된 공간 분해능을 얻기 위해 소요되는 총 영상 시간에도 제한을 가하게 된다. 주어진 하드웨어 구성에서 공간 분해능을 유지하면서 영상 속도를 증가시

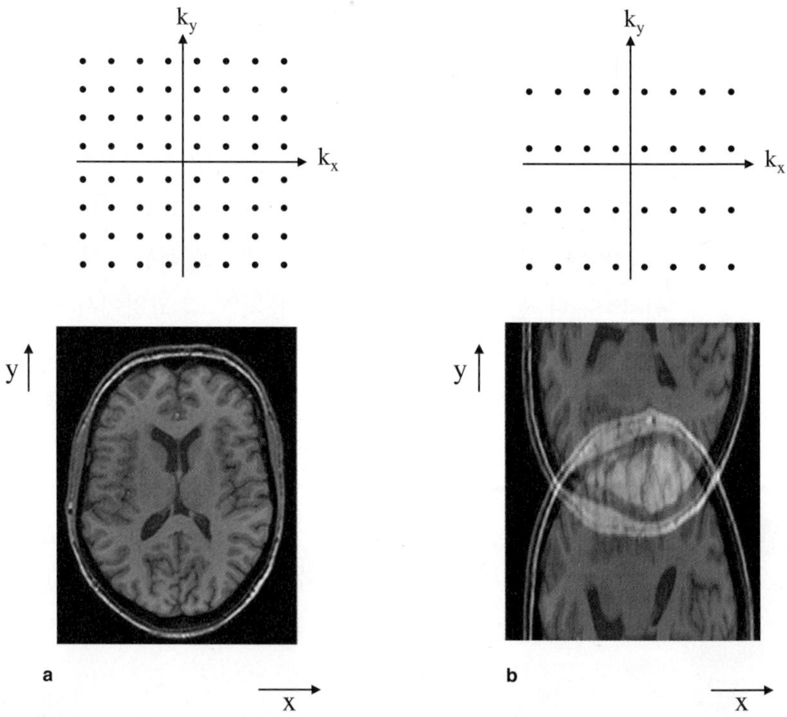


그림 5.38

(a) 증가량 $\Delta k_x$, $\Delta k_y$가 올바르게 설정되어 있다면 전체 k-공간 행렬(위)은 앨리어싱이 없는 영상(아래)을 만들어 낸다. (b) 만약 $k_y$ 선을 번갈아 가며 획득하는 방식을 통해 데이터 획득 속도가 2배만큼 증가한다면, $\Delta k_y$는 2배가 되므로 y-차원의 영상 영역은 반으로 줄어든다. 따라서 영상에는 y-방향을 따라 앨리어싱 현상이 나타난다.

키는 유일한 방법은 k-공간의 사용 범위를 줄이는 것뿐이다. 예를 들어 우리는 위상 부호화 단계를 하나씩 건너뛰며 영상을 획득하기로 결정할 수도 있다. 하지만 그림 5.38에서 볼 수 있듯이 이러한 방법은 획득 영상에 받아들이기 어려울 정도 수준의 앨리어싱(aliasing)을 유발한다(연습문제 5.15 참조).

병렬 촬영의 주요 개념은 영상 획득을 위해 수신 코일 어레이를 사용할 때 각 코일에서 측정되는 신호에 이미 공간적인 정보가 포함돼 있다는 것을 깨닫는 데서 출발한다. 즉, 신체의 특정한 부위에 가까이 놓인 코일들은 그 부분에서 발생하는 신호만을 획득할 것이고 신체의 반대 영역에서 발생하는 신호는 획득할 수 없을 것이다. 병렬 촬영을 위해 사용되는 알고리즘들은 수학적으로 복잡하므로 여기서는 단지 직관적인 설명만을 제시하기로 한다. 자세한 사항은 참고문헌 [14−17] 원문에서 찾아볼 수 있다. 가장 간단한 경우는 그림 5.39에 제시되어 있는데, 이 경우에는

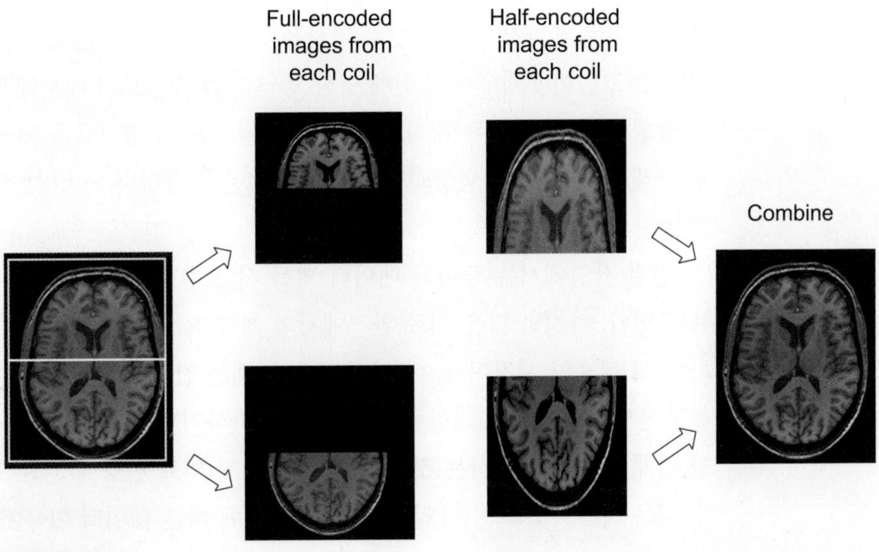


**그림 5.39**

병렬 촬영의 일반적인 원리. 왼쪽에 흰색 직사각형으로 표시된 두 개의 RF 코일을 이용해서 MR 신호를 획득한다. 만약 전체 영상 영역을 완전한 k-공간 부호화를 통해 얻는다면 두 개의 코일에서 얻어지는 영상은 뇌의 위나 아래 중 하나에서 발생한 신호만을 포함하게 된다. 만약 k-공간의 한 줄 건너 한 줄 값만 측정된다면 y-차원의 영상 영역은 반으로 줄어들게 되고 각 코일에서 만든 영상은 늘려져 보이지만 (그림 5.38과는 다르게) 앨리어싱은 일어나지 않는다. 두 영상을 이어 붙이고 인자(1/2)를 곱해서 다시 크기 조정을 하면 완전한 부호화 영상을 얻는 절반의 시간만으로도 앨리어싱이 없는 영상을 얻을 수 있다.

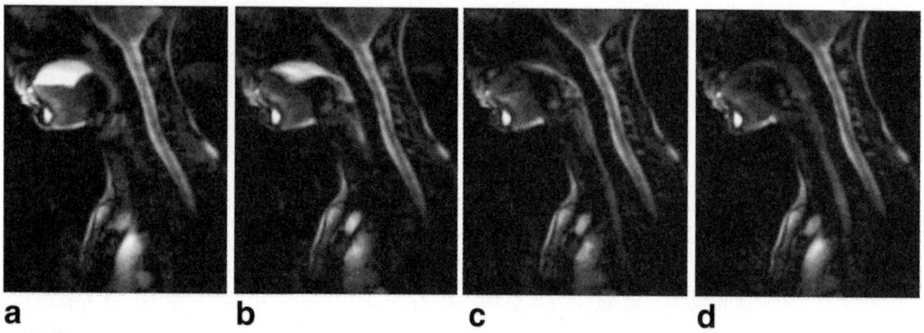

그림 5.40

(a–d) 한 피험자가 물(밝은 신호)을 삼키고 있는 동안 촬영한 연속 영상. 병렬 촬영을 사용함으로써 데이터 획득 속도가 일반적인 경우보다 4배 증가했다.

두 개의 수신 코일에서 얻어진 신호를 이용해서 머리 영상을 생성하고 있다. 각 코일은 뇌의 반쪽(위쪽 혹은 아래쪽)만을 '보게' 된다. 이 경우에는, $k_y$의 행을 번갈아 가면서 얻는 효과가 각 코일별로 영상을 y-방향으로 늘리는 결과를 가져오기는 하지만 각 코일이 y-차원에서 전체 영상 영역의 절반만 보기 때문에 영상에 앨리어싱이 발생하지 않는다. 두 개의 겹치지 않고 늘어난 뇌 영상들을 이어 붙이고 재축척을 통해 전체 영상이 생성되도록 하는 작업은 간단하다. 이런 방식으로 전체 영상을 절반의 시간 만에 획득할 수 있다.

병렬 촬영에서는 줄어든 데이터 획득 시간과 감소한 SNR 사이에 트레이드오프가 있다. 하지만 많은 의료 환경에서의 제약 요소는 SNR이 아니라 영상을 획득하는 데 필요한 시간이다. 한 가지 좋은 사례는 간에 대한 복부 영상 촬영인데, 이 촬영에서는 움직임에 의한 영상 인공물을 피하기 위해서 한 번 숨을 참는 시간 동안 전체 영상을 획득하는 것이 중요하다. 실제 의료 현장에서 환자들은 숨을 참을 수 있는 시간이 10초 이하일 수도 있기 때문에 빠른 데이터 획득이 요구된다. 그림 5.40의 사례는 한 모금의 물을 삼키는 역동적인 장면을 촬영 시간을 1/4로 단축시키는 병렬 촬영 기술을 이용하여 획득한 영상을 보여 주고 있다.

# 5.16 고속 영상 시퀀스

앞서 다룬 기본적인 경사에코 시퀀스와 스핀에코 시퀀스 이외에도 많은 수의 변형된 시퀀스들이 존재한다. 이 절에서는 두 가지의 매우 빠른 영상 시퀀스와 이들의 응용을 소개한다.

## 5.16.1 에코 평면 영상

다중슬라이스 경사에코 시퀀스를 이용하면 (예를 들어) 전체 뇌의 영상 데이터를 필요에 따라서는 수십 초 단위에서도 획득할 수 있다. 하지만 훨씬 빠른 영상이 요구되는 응용 분야들도 있다. 이러한 경우는 의료 현장에서 주어진 시간 내에 매우 많은 수의 영상을 획득해야 하는 경우에 발생한다. 한 가지 예는 확산 텐서 영상(diffusion tensor imaging)으로, 이 경우에는 수십 장의 (이상적으로는) 뇌 전체 영역을 커버하는 영상 데이터세트를 각 데이터세트마다 조금씩 다른 매개변수를 적용해서 얻어야만 한다. 다른 사례는 5.18절에서 다루게 될 기능적 영상으로, 이 경우에도 가능한 한 많은 뇌 영역을 포함하는, 수백 개의 다른 데이터세트들을 한 번의 검사 시간 안에 얻어 내야 한다.

지금까지 다뤄온 시퀀스들로부터 알 수 있듯이, 영상 획득에 걸리는 시간을 줄이는 데 있어서의 주요한 한계점은 시퀀스가 $N_{pe}$ 번 반복돼야만 하고 연속된 RF 여기들 사이에는 TR 지연이 매번 발생하게 된다는 점이다. 반면에, 가장 빠른 종류의 영상 시퀀스는 단 한 번의 슬라이스 선택 RF 펄스 이후에 신호가 $T_2^*$ 이완에 의해 감쇠되기 전에 k-공간 전체를 샘플링할 수 있다. 이러한 시퀀스는 전체 영상을 얻기 위해 단 한 번의 여기 펄스만 사용되기 때문에 '싱글-샷(single-shot)'이라고 불린다. 가장 일반적인 시퀀스는 에코 평면 영상(echo planar imaging, EPI) 시퀀스인데, 이 방식은 단일슬라이스의 128 × 128 영상을 100 ms보다도 짧은 시간 안에 얻을 수 있다[18]. 그림 5.41은 가장 간단한 EPI 시퀀스 및 이 시퀀스의 k-공간 샘플링 방법을 보여 준다.

전통적인 다중슬라이스 영상 방법들과는 다르게 다중슬라이스 EPI는 각 슬라이스를 순차적으로 획득한다. 왜냐하면 전통적인 TR 지연이 없기 때문이다. 각 슬라이스는 공간 분해능에 따라 약 50에서 100 ms 만에 획득될 수 있기 때문에 전체

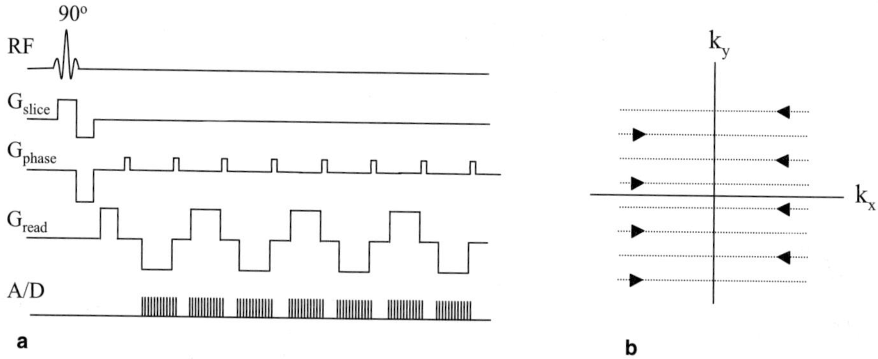


그림 5.41

(a) 싱글-샷 고속 MRI에서 사용하는 기본적인 에코평면 시퀀스와 (b) 이에 해당하는 k-공간 채움. 첫 번째 데이터 포인트는 $k_x$와 $k_y$ 모두 가장 낮은 음의 값(왼쪽 아래)에서 얻어지고 화살표 방향을 따라 지그재그로 진행하다가 $k_x$와 $k_y$ 모두 가장 높은 양의 값(오른쪽 위)에서 끝난다.

뇌 영상을 약 1초 만에도 획득할 수 있다. EPI 시퀀스의 주요한 단점은 각각의 연속된 위상 부호화 단계 사이에 신호 감쇠가 발생한다는 점인데 이 때문에 영상을 복원했을 때 위상 부호화 방향으로 흐릿해지는 현상이 발생한다. 이 현상은 공기/조직 경계처럼 매우 짧은 $T_2^*$를 가진 영역에서 보다 뚜렷하게 나타난다. 이때, 매우 짧은 $T_2^*$는 상당한 영상 왜곡 인공물을 만들거나 신호의 공백을 야기할 수도 있다. 이런 현상의 사례는 그림 5.42에서 확인할 수 있다. 빠른 영상 속도를 유지하면서도 이런 효과를 최소화하기 위해서 EPI 시퀀스는 종종 '부분-모드(segmented-mode)'로 동작한다. 부분-EPI는 예를 들어 k-공간에서 4줄씩 건너뛰며 측정한 다음 전체 k-공간 행렬을 얻기 위해 시퀀스를 4번 반복한다. 이 방식을 사용하면, 4번의 건너뛴 측정 각각 동안의 $T_2^*$ 이완이 한 번에 획득하는 경우보다 훨씬 더 줄어들게 되므로 영상의 흐려짐 효과가 크게 감소한다.

## 5.16.2 터보 스핀에코 시퀀스

위에서 간단히 언급한 것처럼, EPI 시퀀스의 주요한 단점은 신호가 $T_2^*$에 의해 강조되기 때문에 심각한 영상의 왜곡이 발생할 수 있다는 데 있다. 이러한 왜곡은 경사에코 기반의 시퀀스 대신에 스핀에코 기반의 시퀀스를 사용함으로써 저감할 수 있다. 빠른 영상 속도를 달성하기 위해서 한 번의 스핀에코 대신 여러 번의 스핀에코

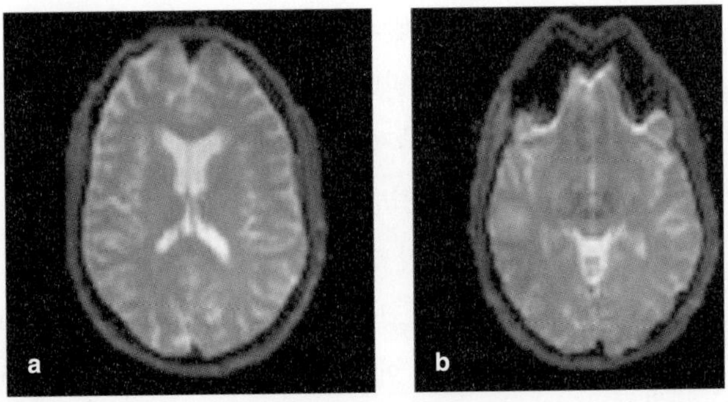


그림 5.42

환자의 뇌에서 얻어진 두 개의 싱글-샷 EPI 영상. 슬라이스 (a)는 뇌의 가운데에서 얻어진 반면 슬라이스 (b)는 비강 근처 영역에서 얻어졌다. (b)에서는 조직/공기 경계에 가까운 뇌 조직들이 매우 짧은 $T_2^*$ 값을 가지기 때문에 심각한 영상 왜곡이 발생한다.

를 사용할 수 있다: 이런 종류의 시퀀스를 터보 스핀에코(turbo spin echo, TSE) 시퀀스라고 부른다[19]. 그림 5.43은 EPI와 스핀에코 시퀀스의 혼합형으로 간주할 수 있는 기본적인 영상 시퀀스를 나타낸다.

물론 한 번의 펄스에 128 또는 256개의 에코를 획득해서 전체 영상을 얻는 것도

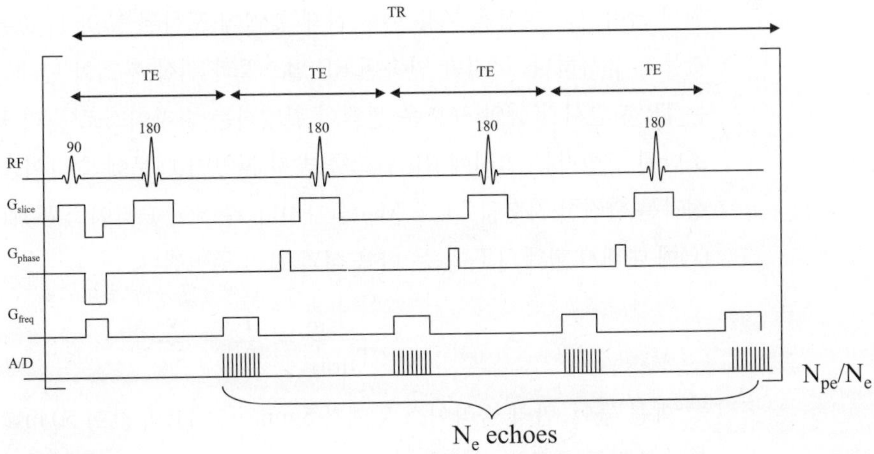


그림 5.43

각 TR 시간 동안 $N_e$개의 에코를 얻을 수 있는 터보 스핀에코 영상 시퀀스. 이 방식은 단순한 스핀에코 시퀀스와 비교해서 영상 획득 시간을 $N_e$ 배만큼 감소시킨다.

기술적으로 가능하지만, 8번이나 16번의 펄스로 각 펄스당 16개나 32개 정도의 에코를 얻는 것이 보다 일반적이다. 이 시퀀스의 변형에는 여러 가지가 있지만(예를 들면 위상 부호화 경사자계가 가해지는 방식의 차이들) 모든 시퀀스들은 그림 5.43에 있는 기본 원리를 기반으로 하고 있다. 연속적인 위상 부호화 단계 사이의 $T_2$ 감쇠에 의해 위상 부호화 방향의 영상 흐려짐이 발생할 수는 있지만 EPI와 같은 $T_2^*$-강조 시퀀스에서만큼 크지는 않다. TSE 시퀀스의 중요한 한계점은 특히 고자장에서 환자에게 축적되는 에너지의 양이 크다는 점이다(5.21절 참조).

## 5.17 자기공명 혈관조영술

2장에서 다룬 엑스선 혈관조영 기술과는 달리 자기공명 혈관조영술(magnetic resonance angiography, MRA)은 조영제를 반드시 필요로 하지는 않는다(조영제를 사용해서 혈류와 조직 간의 신호 차이를 증가시킬 수 있기는 하다). 가장 일반적인 기법은 비행시간 혈관조영술(time-of-flight angiography)[20]로 불린다. 이 기법은 그림 5.44에서처럼 슬라이스(또는 영역)가 혈류 방향에 수직으로 놓여 있을 경우에 촬영하는 슬라이스를 통과해서 흘러가는 혈류 때문에 혈액의 실질적인 $T_1$($T_{1,\mathrm{eff}}$)이 훨씬 짧아지는 현상을 이용한다. 실제 혈액에 포함된 물의 $T_1$ 값은 많은 조직들의 값들과 유사하다. 하지만 연속된 RF 펄스들과 위상 부호화 단계들 사이에 생겨나는 TR 지연시간 동안 새로운 혈액이 촬영하는 슬라이스로 흘러 들어온다. 혈액에 포함된 양성자는 이전에 RF 펄스를 받지 않았기 때문에 슬라이스가 얇다면 이 양성자는 완전한 자화값($M_z = M_0$)을 가진다. 주어진 슬라이스 두께($S_{th}$)와 혈류 속도 (v)에 대해서 혈액의 $T_{1(\mathrm{eff})}$는 다음 식과 같이 주어진다.

$$\frac{1}{T_{1(\mathrm{eff})}} = \frac{1}{T_1} + \frac{v}{S_{th}}. \tag{5.45}$$

예를 들어, 만약 슬라이스 두께가 5 mm이고 TR의 값이 50 ms라면 10 cm/s보다 빠른 속도로 흐르는 혈액은 연속된 위상 부호화 단계 사이의 시간 동안에 슬라이스를 완전하게 흘러서 빠져나갈 것이다. 따라서 $T_{1(\mathrm{eff})}$의 값은 0이 된다.

흐르는 혈액과 정지된 조직 사이를 구별하기 위해서는 큰 눕힘각을 가진 펄스

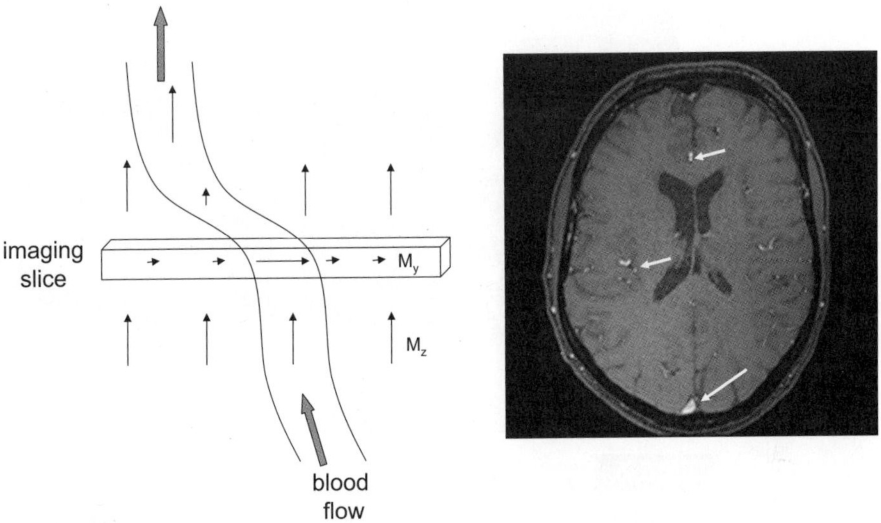


**그림 5.44**

(왼쪽) TOF MR 혈관조영술. 이미징하는 슬라이스로 흘러 들어오는 혈액은 90° 펄스 이전에는 완전한 $M_z$ 자화를 가지기 때문에 90° 펄스는 최대의 $M_y$ 자화를 만들어 낸다. 대조적으로, 슬라이스 내에 있는 정지된 조직은 이미징 시퀀스 동안의 모든 RF 펄스를 받는 데다 TR $\ll 3T_1$이기 때문에 열평형 상태일 때보다 훨씬 작은 $M_z$ 자화를 갖는다. 따라서 90° 펄스는 혈액 내에서보다 조직 내에서 훨씬 작은 $M_y$ 자화를 만들어 낸다. (오른쪽) 영상 슬라이스에 수직으로 흐르는 혈관(화살표)을 밝은 점으로 보여 주는 뇌 단면 영상.

(혈액으로부터 최대 신호를 얻기 위해서)와 짧은 TR 값(정지된 조직으로부터의 신호를 최소화하고 데이터를 빠르게 획득하기 위해)을 이용해서 매우 심하게 $T_1$-강조된 시퀀스를 사용해야 한다. TOF 이론을 가장 쉽게 구현하는 방법은 조직의 에른스트 각보다 더 큰 눕힘각으로 빠른 경사에코 시퀀스를 적용하는 것이다.

뇌 안의 특정 영역에서의 혈류 영상을 얻기 위해서 다중슬라이스 혈관조영술 또는 3차원 혈관조영술이 일반적으로 행해진다. 그림 5.44의 오른쪽 그림은 흘러가는 혈액이 밝은 신호로 보이는, 3차원 데이터세트에서 뽑아낸 한 장의 영상을 보여 준다. 영상들은 보통 그림 5.45에서와 같이 최대강도투영(maximum intensity projection, MIP) 알고리즘을 이용해서 시각화한다. 매우 작은 혈관을 관찰하기 위해서는 조영제(5.19절 참조)가 사용될 수도 있는데, 조영제의 사용을 통해 혈액의 실질 $T_1$을 더 낮출 수 있고, 흘러가는 양성자와 정지된 조직 사이의 대조도를 더욱

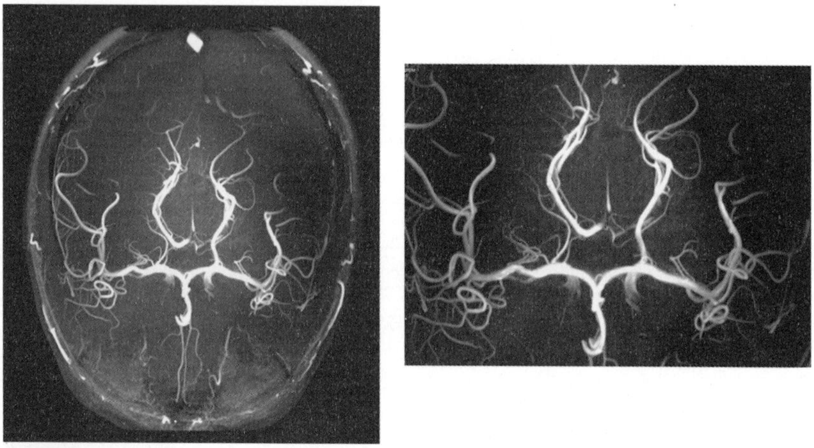

그림 5.45

(왼쪽) 3차원 TOF 시퀀스로부터 얻어진 최대 강도의 뇌 영상. 대뇌동맥륜(circle-of-Willis)이 뇌의 중심 근처에서 명확하게 관찰된다. (오른쪽) 확대한 영상은 MR 혈관조영술을 이용해서 얻어진 매우 세밀하고 자세한 혈관 구조를 보여 준다.

증가시킬 수 있다.

## 5.18 기능적 자기공명영상

기능적 자기공명영상(functional MRI, fMRI)은 말, 언어, 감각운동과 같은 일반적인 뇌 기능뿐만 아니라 특정한 인지 과제와 관련된 뇌 영역을 찾아낼 수 있는 기술이다. 이 방법은 MRI 신호 강도가 혈액의 산소농도에 따라 달라지는 혈중산소농도의존 효과(blood oxygen level dependent (BOLD) effect)[21]를 기반으로 한다. 신경 활동이 일어나는 영역에서는 적은 양의 산소농도 변화가 일어나므로 이 영역을 MRI를 이용해서 검출할 수 있다.

신경 활동이 뇌의 회백질에서 일어나면 모세혈관계에서 국소적인 혈류량이 증가하고 혈중산소농도가 증가한다. 이는 탈산화헤모글로빈의 농도가 감소하는 것을 의미한다. 탈산화헤모글로빈은 조직보다 자화율이 다소 높은, 약간의 상자성 값을 가지기 때문에, (탈산화헤모글로빈 농도가 감소하면) 모세혈관계에 있는 혈액과 조직 사이에 국소 자기장의 공간적 차이 역시 감소하게 된다. 결과적으로, 신경 활성과 관계된 뇌 영역에서는 $T_2$와 $T_2^*$의 값들이 국소적으로 증가하게 된다: $T_2$나 $T_2^*$ 강조 영상에서의 MR 신호의 증가가 기능적 자기공명영상을 만들어 낸다.

데이터의 획득을 위해서 가장 일반적으로 사용하는 MR 시퀀스는 다중슬라이스 에코평면 영상인데 이는 전체 뇌 영역 영상을 몇 초 만에 얻을 수 있을 만큼 데이터 획득이 빠르기 때문이다. 시각-, 운동-, 또는 청각-기반 자극과 같이 많은 다른 형태의 자극이 활용될 수 있다. 활성 영역에서의 영상 강도의 변화는 매우 작아서 3 Tesla 스캐너를 이용할 경우 보통 (영상 강도의) 0.2–2% 수준에 불과하다. 따라서 각 자극 구간 사이에 휴식 시간(기준치)을 주면서 실험을 여러 번 반복한다. 데이터 처리를 위해서는 그림 5.46에서와 같이 자극 파형과 각 픽셀에서의 MRI 신호 강도 사이의 상관관계를 구한 다음, 이 상관관계가 유의미한지를 결정하기 위한 통계 분석을 수행한다. 일반적인 검사는 10–40분이 소요되는데, 이 시간 동안 수백 번의 자극과 휴식이 반복되는 패러다임을 주로 사용한다.

fMRI는 현재 일상적인 의료용보다는 연구를 위해 주로 사용되고 있지만, 수술

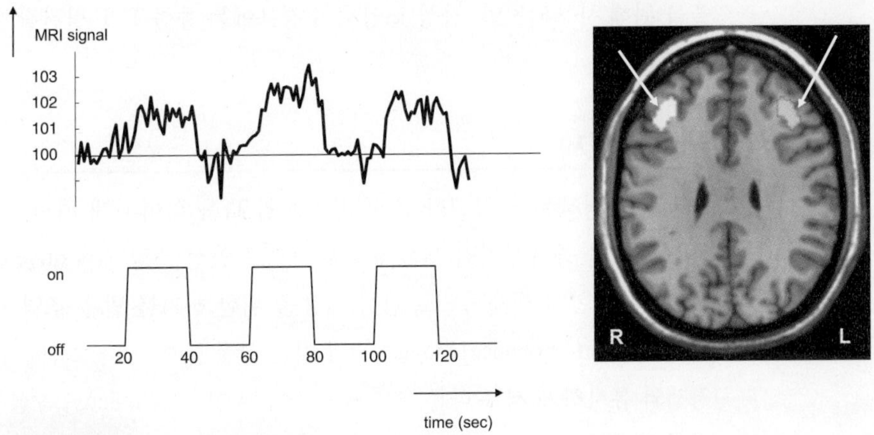


그림 5.46

(왼쪽) 활성화된 복셀 내에서 MR 신호 강도의 시간에 따른 변화 그래프로, 아래쪽은 제시된 특정 자극의 시간 경과 곡선이다. MRI 신호의 증가는 일정한 혈류역학적 반응시간 때문에 자극 기준으로 약 6초 정도 지연된다. 신호의 변화는 수 퍼센트의 수준이다. 픽셀별로 MRI 신호 강도와 자극 간의 상관관계를 구하면 통계적으로 유의미한 상관관계를 보이는 복셀(오른쪽 그림에서 화살표가 가리키는 두 영역)을 찾아낼 수 있다.

전 계획에 사용되는 빈도가 점차적으로 증가하고 있다. 예를 들어, 뇌에서 종양을 제거하기 위한 정확한 수술 경로를 계획할 때, (fMRI로부터 알아낸) 언어 인지와 운동 수행과 같은 중요한 기능과 관련된 영역을 피할 수 있다.

## 5.19 MRI 조영제

많은 의료 MRI 검사에서는 적절한 $T_1$-, $T_2$-, 또는 양성자밀도-강조 영상을 이용해서 충분한 대조대잡음비로 병변이 있는 조직과 정상 조직을 구별할 수 있다. 하지만 매우 작은 병변을 검출하는 경우—슬라이스 내에 부분용적효과(partial volume effect)가 나타날 수 있음—처럼 특수한 경우에는 확실한 진단을 내리기에는 CNR이 너무 낮을 수 있다. 이런 경우에는 정상 조직과 병변 조직 사이의 CNR을 증가시키기 위해 MRI 조영제를 사용할 수 있다. MRI 조영제에는 크게 두 가지 기본적인 종류가 있는데, 각각 양성 조영제와 음성 조영제로도 불리는, 상자성(paramagnetic) 조영제와 초상자성(superparamagnetic) 조영제가 그것이다. 조영제는 주로 병변 검출을 위해 사용되지만, 양성 조영제의 경우에는 종종 TOF 혈관촬영과 함께 사용되기도 한다.

### 5.19.1 양성 조영제

상자성 조영제는 조영제가 축적된 조직의 $T_1$을 짧아지게 해서 $T_1$-강조 영상에서 MRI 신호를 증가시키기 때문에 의료적으로 양성 조영제(positive contrast agent)라고 불린다. 현재 세계적으로 임상 적용을 위한 허가를 받은 조영제에는 여러 제품들(Omniscan, Prohance, Magnevist와 같은 상품명)이 있다. 2장에서 다룬 엑스선 조영제와 유사하게 서로 다른 조영제들 간에는 이온도(ionicity)와 삼투도(osmolarity)에서 차이가 난다. 모든 조영제는 그림 5.47처럼 중앙에 위치한 가돌리늄 이온을 특정한 킬레이트 화합물이 둘러싸고 있는 형태를 기본으로 갖는다. 가돌리늄이나 킬레이트 중 어느 것도 MR 신호를 직접 만들어 내지는 않는다. 킬레이트 분자는 조영제가 축적되는 조직 내의 물 분자에 영향을 줌으로써 영상에서 보여지게 된다. $Gd^{3+}$ 이온은 일곱 개의, 쌍을 이루지 않는 전자를 가지는데, 물의 양성자와 이들 전

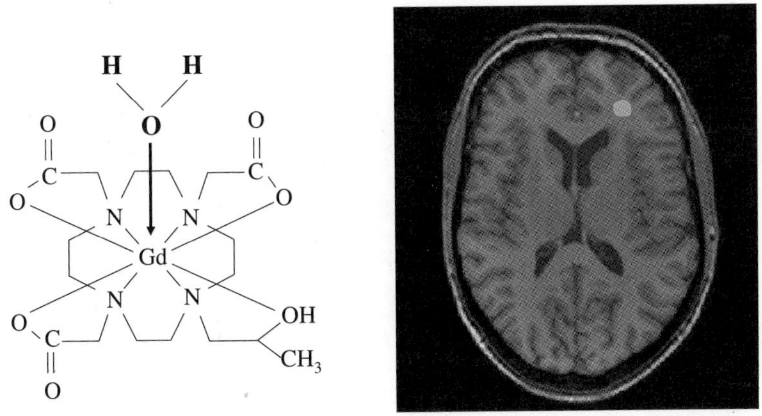

그림 5.47

(왼쪽) 양성 MRI 조영제(Prohance)의 화학적 구조. 하나의 결합 위치가 비어 있어서 물이 강하게 결합하지만 다시 Gd 이온으로 회복될 수 있다. 이를 통해 매우 빠른 $T_1$ 이완이 발생한다. (오른쪽) 작은 병변에 조영제가 쌓인 것을 보여 주는 한 장의 뇌 단면 영상. 병변이 $T_1$-강조 시퀀스에서 밝게 보인다.

자들 간의 상호작용에 의해 매우 효율적인 $T_1$ 이완이 일어나고, 결과적으로 조직의 $T_1$ 시간을 낮춰 준다. 조영제를 설계할 때는 Gd 이온에 킬레이트 구조와 결합되지 않은 빈 결합 위치 하나를 남겨 둔다. 이는 물 분자가 임시로 이 위치에 결합해서 매우 빠른 $T_1$ 이완이 일어난 뒤에 다시 분리되고 새로운 물 분자가 다시 결합하는 과정을 계속해서 반복하도록 하기 위해서다. 이러한 메커니즘을 '내권 이완(inner sphere relaxation)'이라고 한다. 물 분자의 $T_1$ 이완 시간을 감소시킬 수 있는 두 번째 방법은 물 분자가 떨어져 있는 Gd의 홀전자(unpaired electron)와 (물 분자의 확산을 통해) 상호작용을 하는 것이다. 이 메커니즘은 '외권 이완(outer sphere relaxation)'이라고 불리며, 내권 이완만큼 효율적이지는 않지만 훨씬 많은 물 분자들이 영향을 받는다.

Gd-기반(가돌리늄기반)의 상자성 조영제들은 암, 병변, 신경교종, 수막종과 같은 중추신경계(CNS) 이상을 진단하기 위해 주로 사용된다. 모든 조영제들은 사실상 혈관 내부에 그리고 세포 외부에 존재한다. 조영제가 검사 바로 직전에 정맥주사를 통해 주입되면, (예를 들어) 특정한 병리 요인에 의해 손상되어 구멍이 난 혈액뇌장벽(blood brain barrier, BBB)을 통과해서 뇌종양 내부로 퍼진다. 그림 5.47의 오른쪽에 나타낸 사례에서 $T_1$-강조 영상에 보이는 작고 국지화된 고강도 영역은 환자의 뇌에 생긴 작은 종양을 나타낸다. 조영제는 종양 내에서 수십 분에서 수 시간 동안 높은 수치로 머무른 다음 신장을 통해 빠르게 배출된다. 킬레이트는 높은 친수성을 가지고 있어서 혈액 단백질에 부착하지 않기 때문이다.

전형적인 가돌리늄 조영제의 환자 투여량은 0.5 M의 농도를 가진 10 ml 부피로, 체내에서 약 0.1 mmol/kg의 농도를 만들어 낸다. 조영제의 농도가 높을수록 $T_1$의 값은 짧아진다. 이때, 다음 식과 같은 관계가 성립한다.

$$\frac{1}{T_1^{CA}} = \frac{1}{T_1} + \alpha_1 C, \tag{5.46}$$

여기서 $T_1^{CA}$는 조영제를 투여한 이후의 조직의 $T_1$이고, $T_1$은 투약 전의 값, 그리고 $\alpha_1$은 조영제의 $T_1$-이완도를 의미한다.

Gd 조영제는 5.17절에서 소개한 MRA(자기공명 혈관조영술)에도 사용할 수 있다. 특히 Gadovist라는 이름의 새로운 조영제가 2008년 후반에 승인되었다. 이 조영제는 인간의 혈액에 있는 혈청 알부민에 강하게, 그렇지만 가역적으로 부착하기 때문에 약한 부착력을 갖는 다른 Gd-기반 조영제보다 혈액 속에서 더 긴 반감기를 갖는다. 이 때문에 Gadovist는 주로 혈액 속에서 분포한다. 이 조영제는 말초 혈관 질환에서 혈관 구조를 살펴보기 위해 사용되며 동맥 내의 혈관 협착이나 반의 생성을 검출하기 위해서도 사용된다.

Gd-기반 조영제들은 2005년까지는 완전히 안전한 것으로 판단됐지만 과거에 신장 질환을 앓았던 환자들에게는 신원성전신섬유증(NSF)의 발생 위험이 있다는 사실이 점차 보고되고 있다. 하지만 아주 일부의 환자들만이 이런 질환에 걸리며, 아직도 메커니즘이나 위험도에 대해서는 활발하게 연구되고 있다.

### 5.19.2 음성 조영제

두 번째 전형적인 조영제인 초상자성 MRI 조영제는 주로 음성 조영제(negative contrast agent)로 동작한다. 즉, 이 조영제는 조영제가 축적된 조직의 MR 신호를 감소시킨다. 음성 조영제는 간질환, 특히 간병변(liver lesion)이나 국소결절성과증식(focal nodular hyperplasia)의 존재를 확인하기 위해 사용된다. 이 조영제는 생체적합의 코팅된 산화철을 포함하는 작은 자성 입자들로 구성된다. 극소형 초상자성 산화철(USPIO)은 직경 30 nm보다 작은 코어를 갖고 있는 반면에 초상자성 산화철(SPIO)은 30–100 nm의 직경을 갖는다. 전 세계적으로 사용이 승인된 조영제는 약 100 nm의 직경을 가진 Feridex/Endorem이 유일하다. 또 다른 조영제인 Resovist는 유럽연합, 호주, 일본에서 사용되며 60 nm 직경의 코어를 갖고 있다. Feridex의 권장 정맥 투여량은 체중 1 kg당 철 0.56 mg으로, 5% 덱스트로스 용액 100 ml에 희석되어 30분 동안 정맥에 주입된다. 더 큰 덩어리들이 만들어지는 것을 방지하기 위해서 희석된 약물은 5마이크론의 필터를 통과하여 투여된다.

초상자성 조영제는 국소 자계에 매우 강한 불균일성을 유발한다. 이러한 국소적인 불균일성을 가진 자기장 내에서 확산하는 물 분자들은 매우 빠른 $T_2$와 $T_2^*$ 이완을 경험하게 된다. 따라서 $T_2^*$-강조 경사에코 시퀀스나 $T_2$-강조 스핀에코 시퀀스에서는 조영제가 쌓여 있는 조직에서 신호의 세기가 감소한다. 작은 입자들은 간에 있는 쿠퍼 세포에 우선적으로 수용되지만 림프절, 비장, 골수에도 쌓인다. 입자들은 간에 있는 정상 쿠퍼 세포에만 흡수되며 종양이나 다른 질환이 있는 구조물에는 축적되지 않는다. 따라서 이 입자들은 정상적인 조직의 신호 세기를 감소시키지만 종양의 신호 세기에는 영향을 주지 않기 때문에 그림 5.48에서와 같이 종양이 있는 영역이 상대적으로 밝게 나타난다.

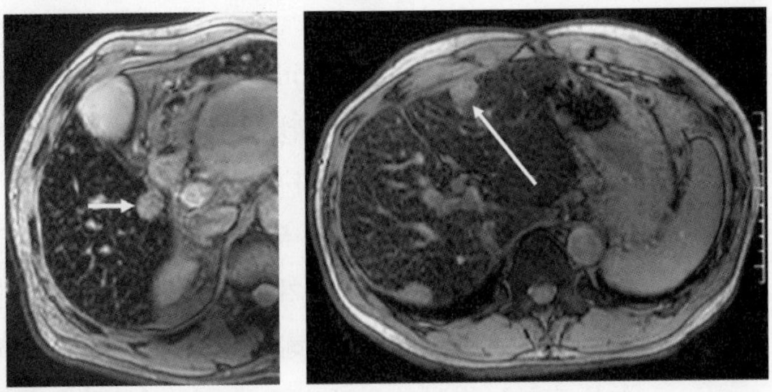

**그림 5.48**

USPIO 음성 조영제를 투여한 이후에 촬영한 두 가지 간세포 암종(흰색 화살표가 가리키는 곳)의 사례. 주변의 간 조직은 $T_2^*$-강조 경사에코 영상 시퀀스에서 검게 나타나지만 암종은 조영제를 흡수하지 않기 때문에 정상 조직에 비해 밝게 보인다.

## 5.20 영상의 특징

모든 영상 기법들에서와 같이 영상의 SNR, 공간 분해능, CNR 사이에는 트레이드오프가 있다. 아래 절들에서는 이 세 가지 파라미터 각각에 영향을 주는 주요한 요인을 소개한다.

### 5.20.1 신호대잡음

(i) $B_0$ 자기장의 세기. MR 신호는 순자화 $M_0$에 비례하며 $M_0$는 식 (5.10)에 따르면 $B_0$의 값에 직접적으로 비례한다. 패러데이 유도에 의해 측정된 신호는 식 (5.14)에 따라 세차 주파수에 비례하고 이는 다시 $B_0$의 값에 비례한다. 하지만 그림 5.28에서 보듯이 $B_0$가 커질수록 고정된 TR 값에 대해 $T_1$ 값은 증가하고 영상 강도는 줄어든다(식 (5.34)). 후자의 효과는 물론 조직의 특성과 자계의 세기에 따라 달라진다. $T_2$ 값 역시 조직에 따라 다르기는 하지만 고자기장에서는 짧아진다: 따라서 고정된 TE 값에 대해서는 신호가 감소한다. 영상에서의 잡음은 환자로부터 발생하여 RF 코일에 유도되는 무작위적인 전압에서 주로 발생하는데 이 잡음은 자기장 세기의 제곱근에 비례한다.

(ii) 이미징 파라미터. TR이 너무 짧거나 눕힘각이 너무 크거나 TE가 너무 길면 신호의 강도가 최적값에 비해 줄어든다. 예를 들어 영상의 평면 내 공간 분해능이 $1 \times 1$ mm에서 $0.5 \times 0.5$ mm로 두 배가 되었다면, 그림 5.49에서처럼, 다른 모든 촬영 파라미터가 유지된다고 가정했을 때 복셀당 SNR은 약 네 배 감소한다. 위상 부호화 단계의 수가 두 배가 되기 때문에 전체 촬영 시간도 두 배로 늘어난다. SNR은 슬라이스의 두께에 반비례하는데 이는 얇은 슬라이스를 사용하면 양성자의 수가 줄어들기 때문이다. 동일한 공간 분해능을 유지하면서 영상의 SNR을 증가시키기 위해서는 촬영 시퀀스를 여러 번 반복한 다음 각 영상들을 더하는 방법이 있다. MR 신호는 일관되게 발생하지만 잡음은 일관되지 않다. 따라서 전체 SNR은 영상의 수의 제곱근만큼 증가한다. 하지만 영상 획득 시간은 반복 촬영 횟수에 비례해서 늘어난다.

### 5.20.2 공간 분해능

대부분의 촬영 시퀀스에서 3차원 공간 분해능(spatial resolution)은 다음과 같이 간

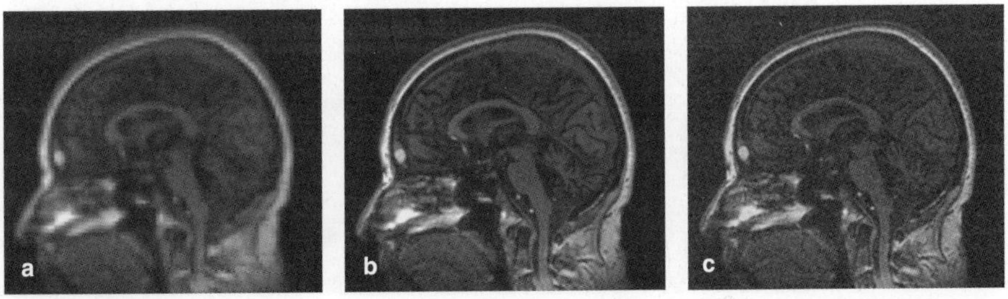


그림 5.49

SNR과 공간 분해능 사이의 트레이드오프. 세 장의 영상은 동일한 TR, TE, 슬라이스 두께로 얻어졌다. (a)의 영상은 64 × 64의 행렬 크기를 갖고 있다: SNR은 높지만 낮은 공간 분해능 때문에 영상이 고르지 않아 보인다. (b)의 영상은 128 × 128의 행렬 크기를 갖고 있다: SNR은 여전히 비교적 높다. (c)의 영상은 256 × 256의 행렬 크기를 갖고 있는데, SNR이 나빠서 영상이 거칠어 보인다.

단히 정의된다: (i) 슬라이스 두께, (ii) 위상 부호화 차원에서의 영상 영역의 크기를 위상 부호화 단계의 수로 나눈 값, (iii) 주파수 부호화 차원에서의 영상 영역의 크기를 그 차원에서 얻어진 데이터 포인트의 수로 나눈 값. 공간 분해능, SNR, 총 데이터 획득 시간 사이의 트레이드오프는 이전 절에서 이미 설명하였다. 앞에서 설명한 세 가지 요소에 더해 EPI와 같은 싱글-샷(single-shot) 시퀀스는 같은 수의 데이터 포인트를 이용해서 얻은 멀티-샷(multi-shot) 시퀀스에 비해 극히 낮은 공간 분해능을 갖는다. 이는 시퀀스 동안 일어나는 $T_2^*$ 감쇠에 의한 흐려짐 현상 때문이다.

### 5.20.3 대조대잡음

영상 대조도는 양성자밀도, $T_1$, $T_2$, $T_2^*$ 이완 시간, 혹은 이들 파라미터 중 하나 이상 혹은 모두에서의 차이에 의해 만들어진다. 대조도는 TR과 TE를 적절하게 선택함으로써 조절할 수 있다. $T_1$-강조 시퀀스에서의 대조도는 자기장의 세기가 증가하면 감소한다. 이는 그림 5.28에 보이는 것처럼 (자기장이 증가하면) 서로 다른 조직들에 대한 스펙트럼 밀도와 그로 인한 $T_1$의 값이 같은 값으로 수렴하기 때문이다. 작은 병변에 대해서는 부분용적효과를 최소화하기 위해 높은 공간 분해능을 이용함으로써 대조도를 높일 수 있다. 하지만 공간 분해능이 너무 높아지면 그림 5.50에서와 같이 SNR이 감소한다.

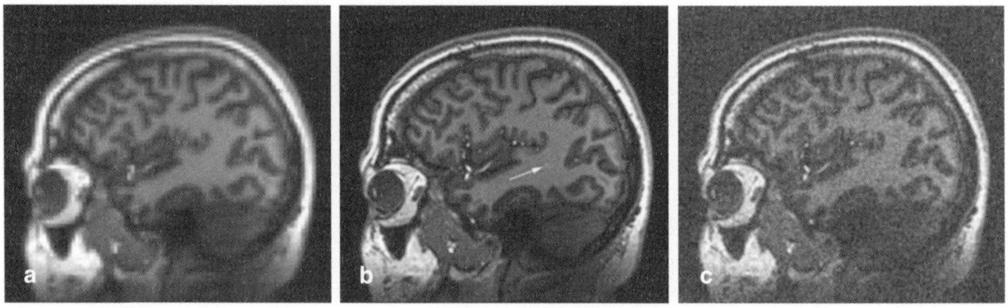


그림 5.50

MRI에서의 CNR, 공간 분해능, SNR 사이의 트레이드오프. 작은 크기의 강한 신호를 갖는 병변(흰색 화살표)이 128 ×128의 데이터 행렬을 갖는 영상 (b)에서 관찰된다. 64 × 64의 더 낮은 데이터 행렬을 이용하는 영상 (a)는 더 높은 SNR을 갖지만, 공간 분해능이 병변을 볼 수 있을 만큼 충분하지 않다. 256 × 256 데이터 행렬을 얻음으로써 공간 분해능을 증가시킨 영상 (c)는 SNR이 감소하여 다시 병변이 보이지 않는다. 이 경우에 가장 좋은 CNR을 갖는 최적의 공간 분해능을 가진 영상은 (b)이다.

## 5.21 안전에 대한 고려사항들–전자파 인체 흡수율(SAR)

RF 자기장에 동반하는 RF 전기장은 전도성 조직에 전류를 흐르게 한다. MRI에서 안전 측면에서 중요하게 고려해야 할 사항은 조직 내 에너지의 축적인데, 이는 킬로그램당 와트로 측정되는 국소 및 평균 전자파 인체 흡수율(specific absorption rate, SAR)를 이용해서 정량화한다. 국소 및 전체 관심 영역 모두에 대해서 SAR 값의 순시적 최대치 및 시간 평균에 관한 엄격한 규제 가이드라인이 만들어져 있다. SAR은 전기장(E) 분포로부터 계산될 수 있으며 다음 식과 같이 주어진다.

$$\mathrm{SAR} = \frac{\sigma}{2\rho}|\mathrm{E}|^2, \tag{5.47}$$

여기서 $\rho$는 조직의 밀도이고 $\sigma$는 조직의 전기전도도이다. SAR은 $B_1$ 자기장의 제곱과 $B_1$ 자기장이 인가된 시간의 곱에 비례한다. 따라서 TSE와 같은 시퀀스는 환자 내부에 상당한 에너지가 축적될 수 있다. 모든 상용 MRI 검사 장비는 각각의 시퀀스를 실행할 때마다 SAR을 추정해서 정해진 안전 범위를 벗어나지 않도록 파라미터를 조절하는 소프트웨어와 하드웨어를 설치하고 있다.

## 5.22 지질 억제 기법

특정한 장기 내에 있는 지질(lipid)의 공간적인 분포가 진단에서 중요한 정보를 제공하는 의료 응용 분야는 많지 않다. 지질은 검사 중인 병리를 감추는(덮어 버리는) 신호를 만들어 낼 수도 있다. 간이나 척수 내에 있는 작은 결절들이 지질에서 발생하는 상당한 크기의 신호에 의해 보이지 않게 되는 것이 그 사례다. 지질은 매우 짧은 $T_1$ 값과 긴 $T_2$ 값을 가지고 있기 때문에 대부분의 영상에서 매우 밝게 보인다. 다행히도 지질로부터 발생하는 신호를 최소화할 수 있는 여러 방법들, 소위 말하는 지질 억제 기법(lipid suppression technique)들이 있다. 그림 5.51에는 이 기법들 중 두 가지가 도식적으로 그려져 있다. 첫 번째 기법은 '화학적 이동 선택적 시퀀스'다. 5.6절에 기술했던 것처럼, 지질 내의 양성자는 물에 포함된 양성자와는 다른 주파수로 공명한다. 따라서 촬영 시퀀스 시작 전에 90° 주파수-선택적 RF 펄스를 가해서 지질 양성자의 자화만 횡평면으로 눕도록 만든다. 그런 다음 경사자계를 가해서 자화를 탈위상화하면 신호를 제거할 수 있다. 이제 정규 촬영 시퀀스가 시작되지만, 지질의 신호는 완전히 탈위상화되었기 때문에 지질로부터는 어떤 신호도 발생하지 않는다. 두 번째 시퀀스는 그림 5.51(b)에 보이는 것처럼 지질의 $T_1$

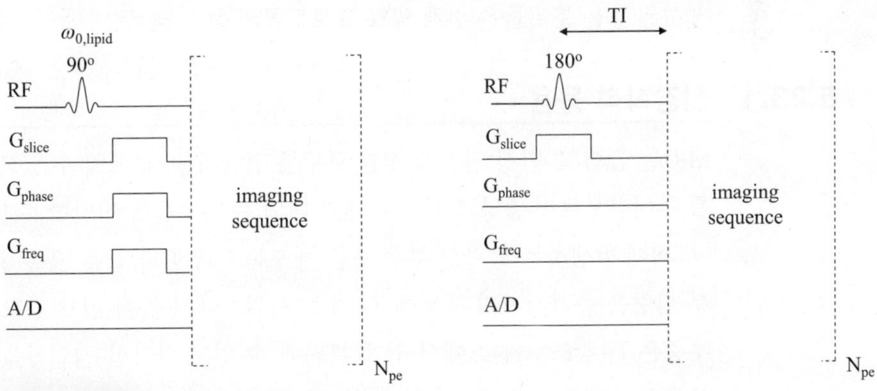


**그림 5.51**

(a) 주파수 선택적 여기를 이용한 지질 포화. RF 펄스는 지질의 양성자만을 횡평면으로 눕힌다: 자화는 '분쇄' 경사자계를 이용해서 빠르게 탈위상화된다. 그러면 조직 내 물에 포함된 양성자만 촬영 시퀀스에 의해 신호를 발생시킨다. (b) 지질 억제를 위한 다른 방법. 180° 펄스를 가한 뒤, 역전 지연(TI)이 사용된다. $T_I$ 값은 촬영 시퀀스가 시작하는 시점에서 지질의 신호가 $T_1$ 이완에 의해 0의 종방향 자화를 가지도록 선택된다.

이 다른 대부분의 조직들보다 훨씬 짧다는 사실을 이용한다. 180° '역전 펄스'를 가해서 슬라이스 내에 있는 모든 양성자들에 대해 $+M_z$ 자화를 $-M_z$ 자화로 전환시킨다. 펄스가 꺼지고 양성자가 $T_1$ 이완에 의해 평형 상태로 되돌아온다. 180° 펄스를 가한 뒤 역전 시간(TI)이라고 불리는 일정 시간이 지난 뒤에 정규 촬영 시퀀스가 시작된다. 이때, 역전 시간은 지질에 있는 양성자가 $M_z = 0$의 값으로 회복될 수 있는 특정 시간으로 선택된다. 따라서 촬영 시퀀스가 동작할 때 슬라이스 선택적 펄스는 지질에서 어떤 횡자화도 만들어 내지 않고 따라서 영상에는 어떤 신호도 발생하지 않는다. 이러한 지질-억제 시퀀스들은 '역전 회복(inversion recovery)' 시퀀스라고도 불리며 가장 일반적인 의학 용어로는 단기역전회복(short time inversion recovery, STIR)이라고 한다.

## 5.23 의료 응용

의료 환경에서는 MRI를 이용해 뇌와 척수, 근골격계 전체(어깨, 무릎, 관절, 손), 유방, 간, 신장, 요로, 전립선, 심장 등 대부분의 신체 부위를 촬영할 수 있다. 다음에 제시된 응용 분야들은 전체 의료 프로토콜의 작은 일부분만을 보여 준다.

### 5.23.1 신경학적 응용

MRI는 급성 및 만성 신경계 질환 모두를 진단하는 데 쓰일 수 있으며, 양성 조영제를 투여함으로써 종양과 같은 두개강 내의 큰 병변들을 진단할 수 있다.

뇌에 발생하는 혈관성 부종 또는 세포독소 부종과 같은 많은 병리 조건들은 수분 함량을 증가시키기 때문에 $T_2$-강조 시퀀스에서 높은 신호 강도를 만들어 낸다. 부종은 $T_2$-강조 시퀀스에서 쉽게 관찰될 수 있고 다양한 원인들을 지닌다. 간질성 부종은 다양한 형태의 뇌수종이 원인이며, 혈관성 부종은 원발 종양과 전이성 종양에서 혈액뇌장벽의 소실에 의해 발생하며, 세포독성 부종은 국소 빈혈과 관계되어 있다.

뇌수막종, 림프종, 신경초종과 같이 뇌 바깥에 위치하는 종양(축외종양)은 보통 양성 종양이며, 종양의 맥관질 때문에 조영제 투여 후에야 영상이 증강된다. 이런 종양들은 뇌 바깥에 있기 때문에 혈액뇌장벽을 갖지 않는다. 성상세포종이나 교아세포종과 같은 축내종양은 뇌 안에 발생한다. 이들도 역시 Gd 투여에 의해 증강되는데 보통 후기 종양이 초기에 비해 더 많이 증강된다.

뇌졸중은 큰 혈관의 폐색이 원인이다. 세포의 나트륨/칼륨 펌프에 이상이 생기면 세포독성 부종이 발생한다. 혈전용해 치료는 뇌졸중 이후 처음 수 시간 내에 행해져야 하기 때문에 조기 발견이 중요하다. 초기의 세포독성 부종은 세포종창에 매우 민감한 확산-강조 MRI를 이용해서 검출할 수 있다. 약 20%의 뇌졸중은 주요 대뇌동맥에서 뻗어 나온 작은 동맥의 협착으로부터 발생하며, 이 협착은 $T_2$-강조 검사에서 작고 둥근 병변으로 보여질 수 있다. 혹은 혈액뇌장벽의 손상으로 인해 조영제 투여 시 신호 증강을 보이기도 한다.

만성 질환들은 그림 5.52에 있는 다발성 경화증의 사례에서와 같이 백질에서의 병변이나 넓게 퍼진 낮은 신호 영역과 같은 특징을 통해 확인 가능하다. 이 중에서, 낮은 강도의 신호는 경막과 같은 영역에 철 성분이 장기간 축적되었음을 나타내는데, 이는 헌팅턴병과 알츠하이머병의 특징이다. 만성 질환의 진단은 특정한 병리를

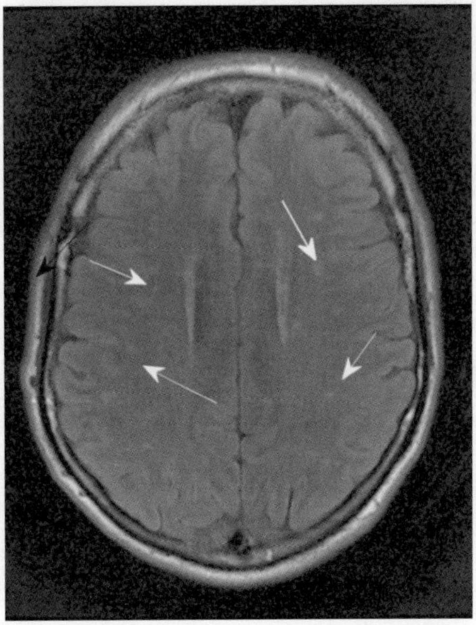

그림 5.52

다발성 경화의 조기 발견 징후가 될 수 있는 백질 병변들(화살표)을 보유한 한 피검자의 축면 영상.

찾는 것보다 훨씬 어려운데 왜냐면 비슷한 만성 증상을 나타내는 질환에는 여러 가지가 있기 때문이다. 실제로 정상적인 노화 과정에서도 백질의 불특정 병변이나 증가된 철의 퇴적이 나타날 수 있다.

### 5.23.2 신체 응용

확산된 간질환과 초점성 간질환 모두 MRI를 이용해서 진단이 가능하다. 영상은 보통 호흡에 의한 영상 인공물(image artifact)을 피하기 위해 10–20초 정도 숨을 참는 동안에 얻어진다. MRI는 지방간에서 병변을 진단하는 데 특별히 유용한데 이는 지방간 병변이 CT나 초음파에서는 잘 보이지 않을 수 있기 때문이다. 간샘종과 같은 병변은 양성 조영제를 투여한 뒤에 강하게 증강되어 보인다. 간경변은 비가역적인 섬유증식을 유발하며 다른 간엽들의 위축이 매우 흔하게 관찰된다. 간경변은 또한 간 내의 혈류에 영향을 주는데 이러한 변화는 조영제의 투약 유무와 관계없이 TOF 혈관촬영에서 관찰될 수 있다. 혈색소증과 용혈성 빈혈과 같은 질환들은 간경변과 관계가 있을 수 있다. 철분 과다는 $T_2$-강조 시퀀스에서 매우 낮은 신호로 나타나며, 이때 지방과 근육을 내부 신호 강도의 기준치로 활용할 수 있다.

전이암은 간 종양의 가장 일반적인 형태이며 조영제 투여를 통해 진단할 수 있다. 영상은 조영제 투여 후 매우 빠르게 얻어야 한다. 간낭종은 조영제에 의해 증강되지 않기 때문에 종양과 감별될 수 있다. 혈관종은 양성 초점성 간병변으로서 물로 채워져 있기 때문에 $T_1$-강조 시퀀스에서 낮은 신호 강도를 발생시키고 $T_2$-강조 시퀀스에서는 높은 신호 강도를 발생시킨다. 큰 혈관종의 경우에는 그림 5.53(b)에서처럼 말단 부위에서 먼저 신호가 증강된 뒤 전체 구조로 확산된다.

### 5.23.3 근골격 응용

MRI는 근골격(MSK)계 전체에 대한 고품질 영상을 만들어 낼 수 있다. 근골격계에 대한 응용 분야 중 하나는 무릎에 있는 연골의 보존 상태를 평가하는 것인데, 연골의 기능 저하는 류마티스 관절염이나 퇴행성 관절염 등의 질환과 연관되어 있다. 연골은 그림 5.54(a)에서처럼 슬개골 바로 아랫부분에 높은 신호 강도를 가진 뚜렷한 윤곽의 영역으로 보인다. 근골격 촬영을 하는 또 다른 영역은 (그림 5.54(b)에 보이는) 손/손목과 발목인데 이 부위는 다양한 관절염의 영향을 받을 수 있기 때문이

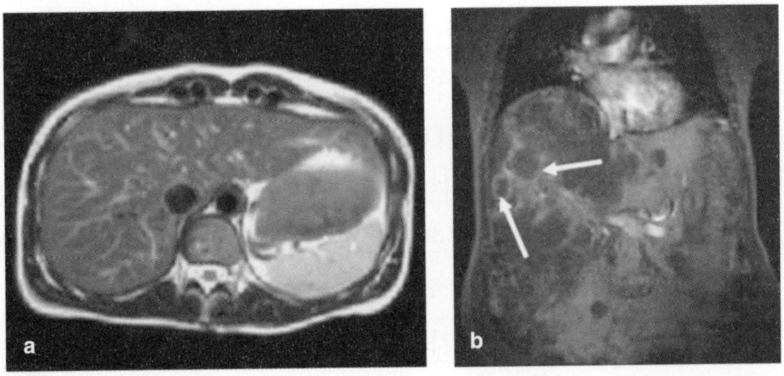

그림 5.53

(a) 전체 영상의 대부분을 차지하고 있는 간을 포함하는 축면 슬라이스. (b) 양성 조영제를 투여한 후 얻은 관상면 영상으로, 혈관종의 불균일한 증강 결과를 보여 준다.

다. 그림 5.54(c)에 보이는 척수에 발생하는 질환은 신경학적, 종양학적, 근골격계적인 측면에서 평가될 수 있다. 척수의 퇴행성 질환은 MRI를 이용해서 매우 흔하게 진단된다. $T_2$-강조 영상에서 정상적인 추간판은 밝게 보이지만 퇴행성 추간판 질환은 추간판의 수분 함량을 감소시켜서 어둡게 보이게 만든다. 척수에 발생하는 종양은 양성 조영제를 투여한 뒤 신호 증강을 통해 검출할 수 있다.

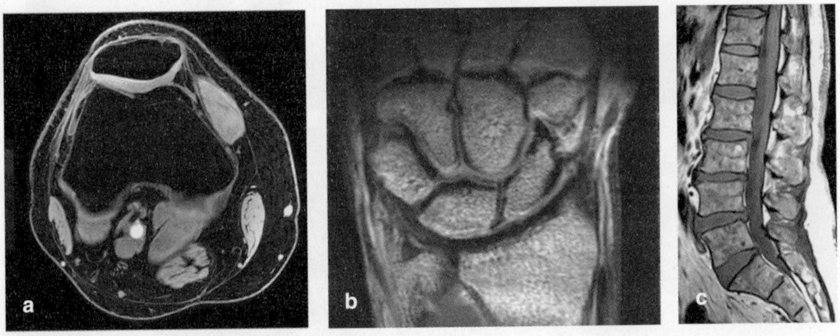

그림 5.54

(a) 무릎의 축면 영상. 슬개 연골이 밝은 색 영역으로 보이고 그 아래에는 소주골 구조에 의해 '얼룩덜룩한' 패턴이 관찰된다. (b) 손의 사상면 영상. 연골과 소주골 구조를 보여 준다. (c) 척수와 척주의 사상면 영상.

### 5.23.4 심장학 응용

모든 심장 검사에서는 심장 운동과 관련된 인공물을 저감하기 위해서 심장 주기(MRI-호환 장비를 이용해서 측정한 심전도를 이용)에 맞춰 데이터 획득 시점을 제어할 필요가 있다. 허혈성 심장 질환 연구에서는 MRI를 이용해 심근경색을 시각화한다. 심근경색은 심근 부종 때문에 $T_2$-강조 시퀀스상에서 높은 강도를 가진다. 양성 조영 증강을 통해 최근에 발생한 경색을 확인할 수 있다. 심장 벽의 두께 감소도 국지적인 경색의 증거가 될 수 있다. 그림 5.55(a)에서와 같이 심근 내의 혈액(밝은색)과 심근 벽 사이에는 보통 매우 우수한 대조도가 형성된다. 좌심실 부피와 좌심실 박출계수는 심장 기능의 매우 중요한 지표인데, 두 가지 모두 MRI를 이용해서 측정 가능하다. 또한, 스핀-태깅 기법을 이용하면 수축과 이완 시 심장 벽의 복잡한 운동의 이상을 알아낼 수 있다. 다양한 심근증과 관련된 심장의 형태학적 변화도 MRI를 이용해서 관찰할 수 있다.

좌전하관상동맥 질환은 심장마비의 가장 흔한 원인 중 하나로서 관상동맥의 협착은 그림 5.55(b)에 보이는 것처럼 혈관조영 기법을 이용해서 진단될 수 있다.

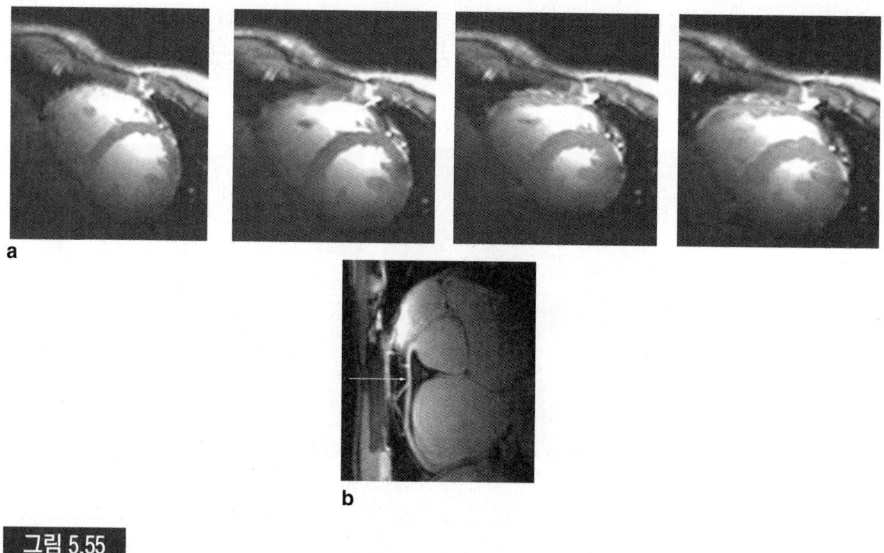

a

b

그림 5.55

(a) 심장 주기의 네 단계에서의 심장 단면 영상. 심근의 팽창과 수축을 보여 준다. 피는 밝은 신호로 나타난다. (b) 한 피검자의 좌측 관상동맥(화살표가 가리키는 부분) 영상.

## 연습문제

기본(5.2~5.4절)

**5.1** 1 $cm^3$의 물속에 $6.7 \times 10^{22}$개의 양성자가 있다고 가정하고, 자기장 강도가 3 Tesla일 때, 이 부피 속에 포함된 자화는 얼마인가?

**5.2** 고전 역학을 사용하여 x-축 둘레에 적용된 RF 펄스의 효과가 y-축을 향해 z-자화를 회전시키는 것임을 보이시오.

**5.3** 각각의 (i) $90_x°$ (ii) $180_x°$ (iii) $270_x°$ (iv) $360_x°$ 펄스의 열평형 자화(thermal equilibrium magnetization)에 대한 영향을 벡터 모델(vector model)을 사용하여 도식적으로 나타내시오.

**5.4** z-축 둘레로 펄스를 만들어 내기 위해서 RF 코일의 방향을 변경하면 어떤 효과가 발생하는가?

**5.5** 다음 3개의 펄스 시퀀스가 열평형 자화에 미치는 효과를 계산하시오(최종 답은 자화의 x-, y-, z-성분을 포함하여야 한다).

(a) $90°_x$ (눕힘각 90°의 펄스, x-축 둘레로 적용)

(b) $80°_x$

(c) $90°_x, 90°_y$ (두 번째 90° 펄스는 첫 번째 펄스 이후 즉시 적용됨)

$T_1$, $T_2$ 이완 시간

**5.6** 다음 문장의 참, 거짓을 말하고 한두 문장으로 간단히 설명하시오.

(a) 90° 펄스 후 z-축 방향으로의 자화의 회복은 반드시 xy-평면의 자화의 손실을 일으키지는 않는다.

(b) 균일한 정적인 자기장 $B_0$는 오랜 시간에 걸쳐 자유 유도 감쇠를 초래한다.

(c) 조직의 짧은 $T_1$은 느린 스핀-격자 이완 과정을 의미한다.

**5.7** 180° 펄스 이후의 $M_z$ 자화를 시간에 대한 함수로 표현하시오. 얼마 후에 $M_z$ 성분이 0이 되는가? 135° 펄스를 대신 인가한 이후의 자화를 그래프로 그리시오.

**5.8** 체내 수소 원자핵은 주로 지질과 물속에서 발견되며, 각각의 $T_2$ 값은 100 ms, 500 ms이다. 스핀-에코 실험에서 지질과 물의 신호 강도차를 최대화하는 90° 펄스와 180° 펄스 사이의 지연 시간을 계산하시오. 이때, 지질과 물의 전체 양

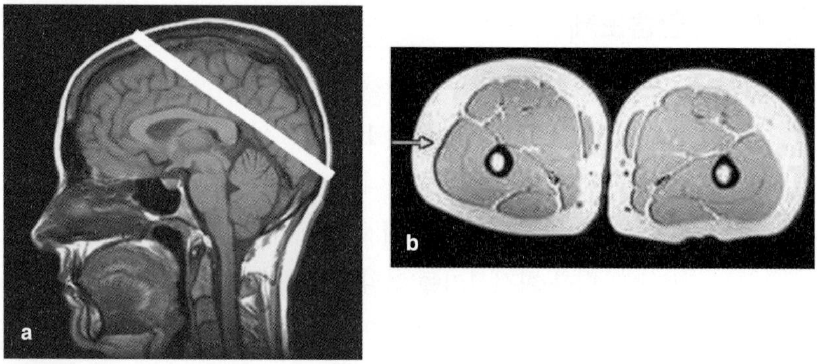


그림 5.56

성자 수는 같다고 가정한다.

MRI와 기본 영상 시퀀스

**5.9** 그림 5.56(a)의 흰색 막대로 표시된 방향의 비스듬한 슬라이스 영상을 얻으려 한다. 이러한 이미지를 얻을 수 있게 해 주는 경사에코 영상 시퀀스를 그리시오.

**5.10** 다중슬라이스 스핀에코 영상 시퀀스를 다음 파라미터로 실행한다: 256 × 256 데이터 행렬, TR 2 s, TE 20 ms, 10장의 슬라이스. MRI 스캔이 완료되려면 얼마나 걸리는가?

**5.11** 식 (5.35)에 주어진 에른스트 각도값을 유도하시오.

**5.12** 최대 경사자계가 40 mT/m로 주어졌을 때, 1 mm의 공간 분해능을 얻기 위하여 정자기장은 얼마나 균일해야 하는가? (단위: ppm; 백만분의 1)

**5.13** 푸리에 영상 실험에서, 원하는 위상 부호화 경사자계가 $G_n = n\Delta G_0$라고 가정하자. 경사자계 시스템이 오작동하여 실제 경사자계 $G_n = n(\Delta G_0/2)$이 인가되었다면 재구성된 영상에는 어떤 일이 생길 것인가?

**5.14** 표준 스핀-에코 시퀀스를 이용해 얻어진 그림 5.56(b)의 영상에서, 밝은 신호는 지질에 해당하고, 낮은 강도의 신호는 물에 해당한다. 지질과 물의 신호는 서로에 대해 공간적으로 이동되어 나타난다.

(a) 위의 사실을 감안할 때, 좌우 또는 상하 방향 중 어느 것이 주파수 부호화

방향에 대응하고, 어느 것이 위상 부호화 방향에 대응하는가? 상세하게 설명하시오.

(b) 영상은 3 Tesla의 자기장 강도에서 획득되었고, 영상의 검은색 띠의 너비는 3픽셀이다. 전체 영상 크기가 256 × 256이라면, 전체 데이터 획득 대역폭은 어떻게 되는가? 영상 영역은 5 × 5 cm이다. 주파수 부호화 경사자계의 강도는 얼마인가?

(c) 주파수 부호화 경사자계가 3배 증가되었다면, 이는 영상 인공물에 어떤 영향을 미치는가?

**5.15** 위상 부호화 차원에서의 영상 영역의 길이(field-of-view)를 유도하기 위해, 신호의 앨리어싱을 피하는 개념을 이용하시오. 답에는 위상 부호화 경사도 단계의 증가치와, 경사자계가 인가된 시간의 길이, 그리고 관련 물리 상수가 포함되어야 한다.

## 조직 이완 시간

**5.16** (a) 유동(mobile), 중간(intermediate), 그리고 점성(viscous) 액체에 인가된 자기장의 강도에 따른 $T_1$의 그래프를 정성적으로 그리시오.

(b) 액체의 유동성에 따른 $T_1$의 변화를 정성적으로 그리시오.

**5.17** 그림 5.57에 있는 다섯 개의 주파수(1−5)에 대하여, $T_1$ 값의 순서를 나타내시오(예: $T_1$(뇌) > $T_1$(뇌척수액) > $T_1$(안구 수양액)). 가능하다면, $T_2$ 값에 대하여도 동일한 작업을 수행하시오.

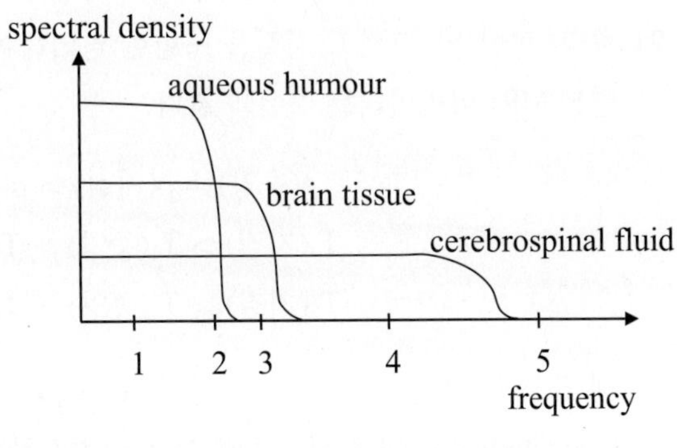


그림 5.57

### 이완 강조 영상 시퀀스

**5.18** 다음 (a)–(e) 중 옳은 것을 고르고 그 이유를 설명하시오.

다음 중 최대의 MR 신호를 얻을 수 있는 것은:

(a) 90° RF 펄스, 짧은 TE, 짧은 TR.

(b) 45° RF 펄스, 짧은 TE, 짧은 TR.

(c) 90° RF 펄스, 짧은 TE, 긴 TR.

(d) 90° RF 펄스, 긴 TE, 짧은 TR.

(e) 45° RF 펄스, 긴 TE, 짧은 TR.

**5.19** (a)–(e) 중 옳은 것을 고르고 그 이유를 설명하시오.

힘줄 내의 물 분자들은 매우 강하게 결합되어 있어 자유롭게 확산될 수 없고 매우 낮은 MR 신호 강도를 보인다. 왜냐하면:

(a) $T_1$이 매우 짧다.

(b) $T_2$가 매우 짧다.

(c) $T_2^*$가 매우 길다.

(d) $T_2$가 $T_1$보다 길다.

(e) $T_2^*$가 $T_2$보다 길다.

**5.20** 뇌종양은 주변의 정상 조직보다 물의 농도가 낮다. 종양 내 양성자의 $T_1$은 정상 조직의 $T_1$보다 짧지만, 종양 내 양성자의 $T_2$는 더 길다. 종양과 정상 조직 간의 확실한 대조를 얻기 위해서는 촬영 시퀀스에 어떤 가중(weighting) 방법이 사용되어야 하는가? 만약 고농도의 초상자성 조영제가 주입되고 오직 종양에만 축적된다면, 이때 최적의 가중 방법은 무엇인가?

**5.21** 종양, 정상 뇌, 그리고 지질을 포함한 영역들이 뇌 영상에 존재한다. 이때, 관련된 MRI 파라미터는 다음과 같다.

$$\rho(\text{종양}) = \rho(\text{지질}) > \rho(\text{뇌})$$

$$T_1(\text{지질}) > T_1(\text{종양}) > T_1(\text{뇌})$$

$$T_2(\text{지질}) > T_2(\text{종양}) > T_2(\text{뇌})$$

세 조직을 영상에서 구분할 수 있는 대조도를 얻기 위해서는 어떤 가중(weighted) 스핀에코 시퀀스가 사용되어야 하는가? 그 방법을 선택한 이유를

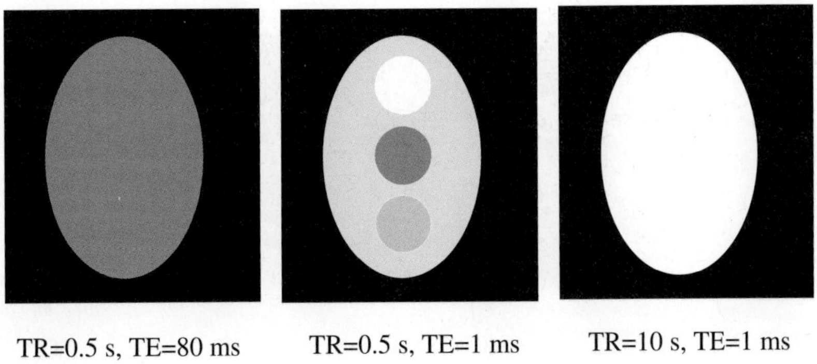


그림 5.58

다른 두 종류의 가중 방법은 사용할 수 없는 이유와 함께 설명하시오.

**5.22** 세 개의 뇌 MRI 영상이, TR과 TE 시간을 제외하고 모든 변수가 동일한 상태에서 촬영되었다. 그림 5.58과 같이, 세 개의 종양(위, 중간, 아래)이 하나의 영상에서만 관찰되었다. 모든 조직(뇌 및 종양)에서의 $T_1$이 2초 미만이고, 모든 조직의 $T_2$가 80 ms보다 크다고 할 때, 뇌 조직과 세 종양 간의 상대적인 양성자 농도, $T_1$, $T_2$ 값에 대해 기술하시오.

**5.23** 그림 5.59에는 각 영상의 척도가 달라 동일한 최댓값으로 정규화된 세 영상이 있다. 세 영상의 촬영 파라미터는 각각 (첫 번째) TR = 2000 ms, TE = 20 ms,

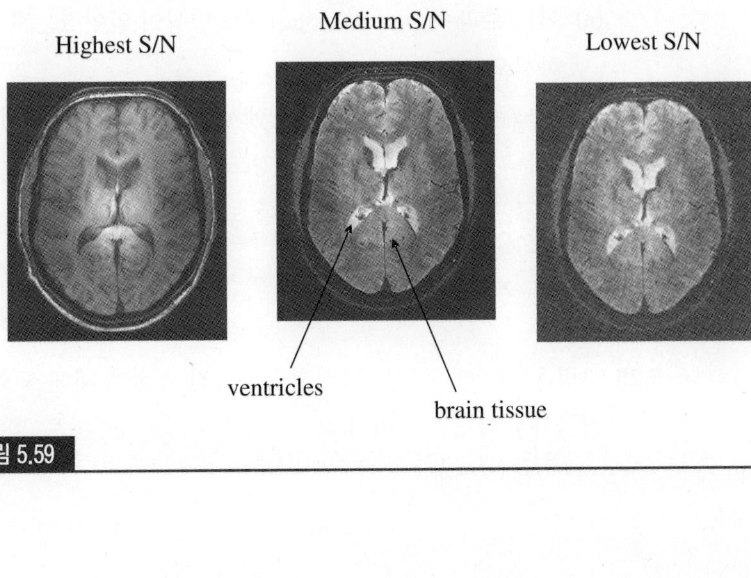


그림 5.59

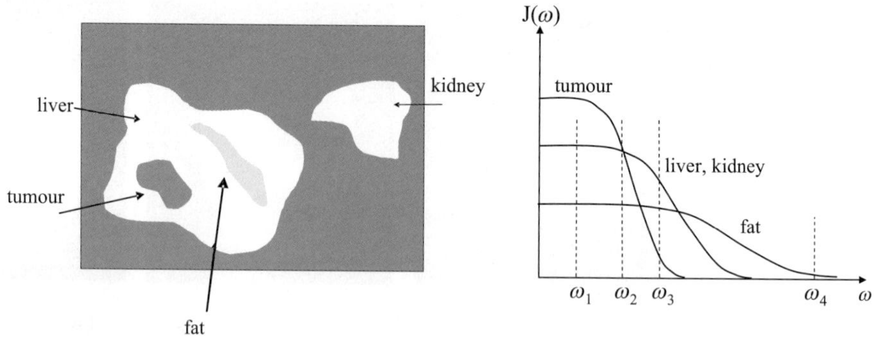


그림 5.60

(두 번째) TR = 750 ms, TE = 80 ms, (세 번째) TR = 2000 ms, TE = 80 ms라고 한다.

(a) 각각의 영상에 적절한 TR과 TE 값을 부여하시오.

(b) 작성한 답에 따르면, 뇌실은 뇌 조직에 비해 낮은 $T_1$ 값을 가지는가, 높은 $T_1$ 값을 가지는가? $T_2$에 대해서는 어떠한가?

**5.24** 그림 5.60의 $T_1$-강조 영상은 간, 신장, 종양, 지질을 포함한 복부 단면을 나타낸다. 다음 정보와 그림의 스펙트럼 밀도 그래프가 주어졌을 때, 아래 질문들에 답하시오.

$$\rho(\text{간}) = \rho(\text{신장}) < \rho(\text{지질}) < \rho(\text{종양})$$

(a) 어느 주파수($\omega_1, \omega_2, \omega_3, \omega_4$)에서 영상이 얻어졌는지 쓰고, 그 이유를 설명하시오.

(b) 어느 주파수($\omega_1, \omega_2, \omega_3, \omega_4$)에서 네 조직의 상대적인 신호 강도가 반대가 되는가, 즉 가장 높은 신호 강도를 보였던 것이 가장 낮은 신호 강도를 보이고, 가장 낮은 신호 강도를 보이던 것이 가장 높은 신호 강도를 보이게 되는가?

## k-공간

**5.25** 그림 5.61(a)에 표현된 나선형의 k-공간 궤적에 대해, x-와 y-경사자계에 대한 경사자계 파형을 그리시오.

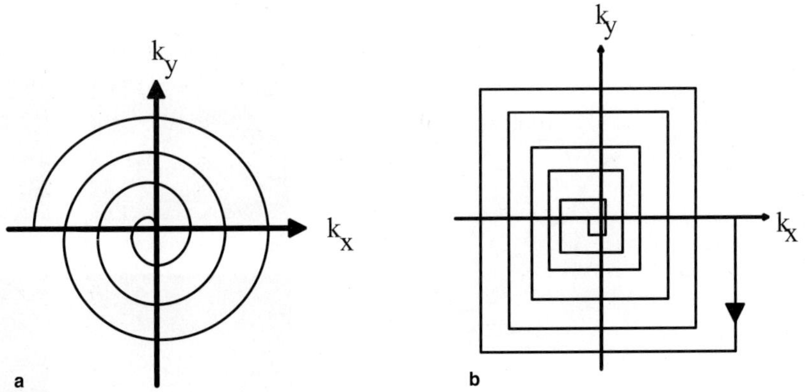


그림 5.61

**5.26** 그림 5.61(b)에 표현된 사각 나선형의 k-공간 궤적을 나타내는 EPI 펄스 시퀀스를 설계하시오.

MR 조영제

**5.27** Gd-DTPA(가돌리늄-디에틸렌트리아민 펜타-아세틱산)의 $\alpha_1$ 값은 약 5 $mM^{-1}$ $s^{-1}$에 해당한다. 3 Tesla에서 1.2초의 $T_1$을 가지는 작은 백질 병변 조직을 가정해 보자. 이때 병변 조직 내부의 가돌리늄-킬레이트 화합물의 농도는 2 mM이다. 조영제 투약 후 병변의 $T_1$은 얼마가 되는가? 만약 $T_1$-강조 경사에코 시퀀스가 100 ms의 TR과 10°의 눕힘각으로 가동된다면, 투약 후 얼마나 신호가 증가하는가?

**5.28** $T_1$이 1초인 조직과 혈액을 가정했을 때, 5 mm의 슬라이스 두께에 대해 5 cm/s의 혈류 속도의 함수로 $T_{1(eff)}$을 계산하시오. 50 ms의 TR과 60°의 눕힘각을 사용할 때, 혈액과 정적인 조직의 상대적인 신호 강도는 얼마인가? 만약 혈액의 $T_1$ 값을 200 ms로 줄이기 위해 조영제를 혈액에 추가할 경우에 상대적 신호 세기는 어떻게 되는가?

MRI 계측

**5.29** 환자를 대상으로 뇌 MRI를 촬영한다. 이때 그림 5.62에 나타난 것처럼 영상을 얻기 위하여 두 개의 RF 코일인 새장형 코일과 표면 코일이 사용된다. 각

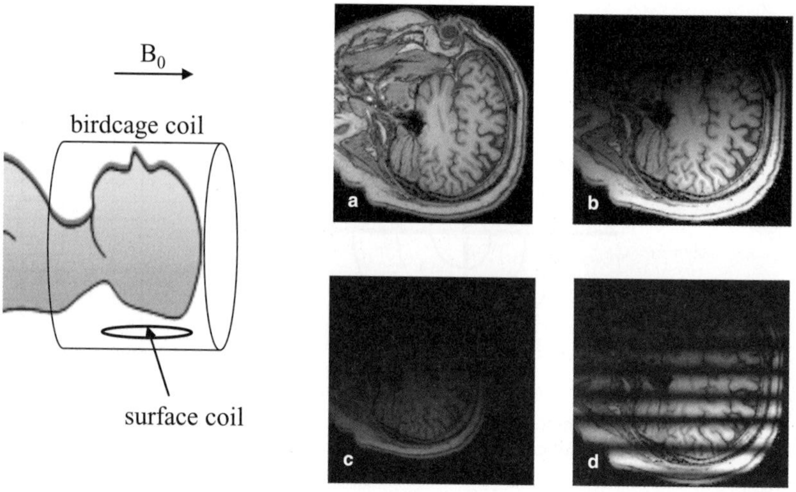


그림 5.62

각의 코일은 RF 펄스를 송신하거나, 신호를 수신하거나, 또는 송수신 모두에 사용 가능하다. 그림 (a)에서 (d)는 두 코일의 서로 다른 조합을 이용해서 송신, 수신, 혹은 송수신을 한 결과로 얻은 영상이다. 네 가지 각 영상 (a)–(d)에 대해서 어떤 송수신 코일의 조합인지와 그 이유를 서술하시오. (예시: 영상 (a), 표면 코일 송신, 새장형 코일 수신)

**5.30** 그림 5.37과 유사하게 송신 RF 코일에 사용될 수 있는 전기 회로 두 가지를 그리시오.

### 지질 억제

**5.31** 지질의 $T_1$ 값이 360 ms이고, 근육의 $T_1$ 값이 1420 ms일 때, 지질에서 측정되는 신호를 없앨 수 있는 역전 시간(inversion time)을 계산하시오. 이 역전 시간을 사용할 때, 조직에서 발생하는 신호는 얼마의 비율(%)로 관찰되는가?

**5.32** 양성 조영제 투약 이후에는, 지질 억제를 위해 역전 회복 시퀀스가 좋은 선택이 아닌 이유를 설명하시오.

### 리뷰

**5.33** 다음 문장의 참, 거짓을 말하고 한두 문장으로 간단히 설명하시오.

(a) 더 높은 주파수로 세차운동을 하는 양성자는 더 빠르게 평형 상태로 되돌아가게 되어 더 짧은 $T_1$ 이완 시간을 갖는다.

(b) RF 코일에서 발생하는 RF 자기장의 강도 증가는 90° 펄스의 지속시간 감소를 의미한다.

(c) $T_1$ 이완 시간이 길어지면 RF 코일 내에 유도된 전압이 더 오래 지속되기 때문에 더 큰 MRI 신호가 얻어진다.

(d) 위상 부호화 경사자계의 각 값에 대해 얻어진 k-공간 데이터의 한 줄은 영상에서 한 줄에 대응된다.

(e) 다른 조건이 모두 같을 경우, 스핀에코 영상 시퀀스에서 사용하는 RF 펄스가 길수록 더 낮은 신호대잡음이 생긴다.

(f) 매우 큰 자기장 내에서, 모든 조직의 $T_1$ 값은 거의 같아지게 된다.

## 참고문헌

[1] Bloch F. Nuclear induction. *Physical Review* 1946;**70**(7–8), 460–74.

[2] Lauterbur PC. Image formation by induced local interactions – examples employing nuclear magnetic-resonance. *Nature* 1973;**242**(5394), 190–1.

[3] Kumar A, Welti D and Ernst RR. Nmr Fourier Zeugmatography. *J Magn Reson* 1975;**18**(1), 69–83.

[4] Edelstein WA, Hutchison JMS, Johnson G and Redpath T. Spin warp Nmr imaging and applications to human whole-body imaging. *Physics in Medicine and Biology* 1980;**25**(4), 751–6.

[5] Ljunggren S. A simple graphical representation of Fourier-based imaging methods. *J Magn Reson* 1983;**54**(2), 338–43.

[6] Hahn EL. Spin echoes. *Physical Review* 1950;**80**(4), 580–94.

[7] Hedeen RA and Edelstein WA. Characterization and prediction of gradient acoustic noise in MR imagers. *Magn Reson Med* 1997;**37**(1), 7–10.

[8] Turner R. Gradient coil design – A review of methods. *Magnetic Resonance Imaging* 1993;**11**(7), 903–20.

[9] Chapman BLW and Mansfield P. Quiet gradient coils – active acoustically and magnetically screened distributed transverse gradient designs. *Measurement Science & Technology* 1995;**6**(4), 349–54.

[10] Mansfield P and Chapman B. Active magnetic screening of gradient coils in Nmr imaging. *J Magn Reson* 1986 Feb 15;**66**(3), 573–6.

[11] Hayes CE, Edelstein WA, Schenck JF, Mueller OM and Eash M. An efficient, highly homogeneous radiofrequency coil for whole-body Nmr imaging at 1.5-T. *J Magn Reson* 1985:**63**(3), 622–8.

[12] Roemer PB, Edelstein WA, Hayes CE, Souza SP and Mueller OM. The NMR phased array. *Magn Reson Med* 1990 Nov;**16**(2), 192–225.

[13] Edelstein WA, Hardy CJ and Mueller OM. Electronic decoupling of surface-coil receivers for Nmr imaging and spectroscopy. *J Magn Reson* 1986 Mar;**67**(1), 156–61.

[14] Carlson JW and Minemura T. Imaging time reduction through multiple receiver coil data acquisition and image reconstruction. *Magn Reson Med* 1993;**29**(5), 681–7.

[15] Sodickson DK and Manning WJ. Simultaneous acquisition of spatial harmonics (SMASH): fast imaging with radiofrequency coil arrays. *Magn Reson Med* 1997 Oct;**38**(4), 591–603.

[16] Pruessmann KP, Weiger M, Scheidegger MB and Boesiger P. SENSE: sensitivity encoding for fast MRI. *Magn Reson Med* 1999 Nov;**42**(5), 952–62.

[17] Griswold MA, Jakob PM, Heidemann RM et al. Generalized autocalibrating partially parallel acquisitions (GRAPPA). *Magn Reson Med* 2002;**47**(6), 1202–10.

[18] Mansfield P. Multi-planar image-formation using Nmr spin echoes. *Journal of Physics C-Solid State Physics* 1977;**10**(3), L55–L58.

[19] Hennig J, Nauerth A and Friedburg H. RARE imaging: a fast imaging method for clinical MR. *Magn Reson Med* 1986 Dec;**3**(6), 823–33.

[20] Crooks LE, Mills CM, Davis PL, *et al*. Visualization of cerebral and vascular abnormalities by NMR imaging. The effects of imaging parameters on contrast. *Radiology* 1982 Sep;**144**(4), 843–52.

[21] Ogawa S, Lee TM, Kay AR and Tank DW. Brain magnetic resonance imaging with contrast dependent on blood oxygenation. *Proc Natl Acad Sci U S A* 1990 Dec;**87**(24), 9868–72.

# 찾아보기

## 국문색인

### ㄱ



### ㄴ

ㄷ



ㄹ



ㅁ



ㅂ



ㅅ

### ㅇ



### ㅈ

### ㅊ



### ㅋ



### ㅌ



### ㅍ

### ㅎ



## 영문색인

### A



### B



### C

## D



## E



## F



## G

## P



## Q



## R



## S